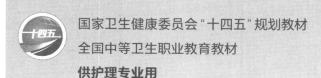

国家卫生健康委员会"十四五"规划教材

全国中等卫生职业教育教材

供护理专业用

健康评估

第3版

主　编　张　展　胡晓迎

副主编　孙凤利　崔　宏　范梁伟

编　者（以姓氏笔画为序）

计亚萍（桐乡市卫生学校）

孙凤利（秦皇岛市卫生学校）

张　玲（重庆市医药卫生学校）（兼秘书）

张　展（重庆市医药卫生学校）

范梁伟（云南省临沧卫生学校）

赵宇航（沈阳市中医药学校）

胡晓迎（珠海市卫生学校）

聂广馗（山东省济宁卫生学校）

郭　丹（重庆医科大学附属第一医院）

崔　宏（辽宁医药化工职业技术学院）

人民卫生出版社

·北　京·

图书在版编目（CIP）数据

健康评估 / 张展, 胡晓迎主编. — 3 版. — 北京：
人民卫生出版社, 2022.9
ISBN 978-7-117-33564-5

Ⅰ. ①健…　Ⅱ. ①张…②胡…　Ⅲ. ①健康－评估－
中等专业学校－教材　Ⅳ. ①R471

中国版本图书馆 CIP 数据核字（2022）第 170281 号

人卫智网	www.ipmph.com	医学教育、学术、考试、健康，购书智慧智能综合服务平台
人卫官网	www.pmph.com	人卫官方资讯发布平台

健康评估
Jiankang Pinggu
第 3 版

主　　编：张　展　胡晓迎
出版发行：人民卫生出版社（中继线 010-59780011）
地　　址：北京市朝阳区潘家园南里 19 号
邮　　编：100021
E - mail：pmph @ pmph.com
购书热线：010-59787592　010-59787584　010-65264830
印　　刷：保定市中画美凯印刷有限公司
经　　销：新华书店
开　　本：850×1168　1/16　　印张：16
字　　数：340 千字
版　　次：2008 年 1 月第 1 版　　2022 年 9 月第 3 版
印　　次：2022 年 11 月第 1 次印刷
标准书号：ISBN 978-7-117-33564-5
定　　价：55.00 元

打击盗版举报电话：010-59787491　E-mail：WQ @ pmph.com
质量问题联系电话：010-59787234　E-mail：zhiliang @ pmph.com
数字融合服务电话：4001118166　E-mail：zengzhi @ pmph.com

修订说明

为服务卫生健康事业高质量发展,满足高素质技术技能人才的培养需求,人民卫生出版社在教育部、国家卫生健康委员会的领导和支持下,按照新修订的《中华人民共和国职业教育法》实施要求,紧紧围绕落实立德树人根本任务,依据最新版《职业教育专业目录》和《中等职业学校专业教学标准》,由全国卫生健康职业教育教学指导委员会指导,经过广泛的调研论证,启动了全国中等卫生职业教育护理、医学检验技术、医学影像技术、康复技术等专业第四轮规划教材修订工作。

第四轮修订坚持以习近平新时代中国特色社会主义思想为指导,全面落实《习近平新时代中国特色社会主义思想进课程教材指南》《"党的领导"相关内容进大中小学课程教材指南》等要求,突出育人宗旨、就业导向,强调德技并修、知行合一,注重中高衔接、立体建设。坚持一体化设计,提升信息化水平,精选教材内容,反映课程思政实践成果,落实岗课赛证融通综合育人,体现新知识、新技术、新工艺和新方法。

第四轮教材按照《儿童青少年学习用品近视防控卫生要求》(GB 40070—2021)进行整体设计,纸张、印刷质量以及正文用字、行空等均达到要求,更有利于学生用眼卫生和健康学习。

第四轮教材修订编写工作于 2021 年正式启动,将于 2022 年 8 月开始陆续出版,供全国各中等卫生职业学校选用。

2022 年 7 月

前　言

本教材在第 2 版《健康评估》的基础上进行了修订。本次修订依据最新版《中等职业教育护理专业教学标准》，继承了上版教材的优点，基本框架保持不变。

本教材的编写原则：①注重价值引领，坚持立德树人，以社会主义核心价值观为价值引领，培养学生家国情怀、科学精神、职业操守和伦理观念；②坚持"三基、五性"，重点突出护理工作中健康评估的基本方法和基本技能；③体现专业特点，围绕健康新理念，按照专业标准和人才培养目标，以工作情景导入、任务引领，整合情感、态度、价值观、能力和知识目标；④符合认知规律，以健康评估基本技能为主线，按照整体护理和护理程序，以"护理诊断思维"为核心，让学生"做中学、学中做"。

本教材主要修订的内容：一是调整部分章节，如将第五章的心理评估方法和社会评估方法合并为一节；将第六章的尿液检测、粪便检测、浆膜腔穿刺液检测合并为排泄物及体液检测；将原第九章健康资料收集与护理诊断和原第十章护理评估记录合并为第九章护理病历书写等。二是增删部分内容，如健康史评估删除系统回顾，症状评估中增加了头痛、黄疸、意识障碍评估，神经反射评估调整为神经系统评估，增加感觉、运动功能评估，心理评估增加应激评估；第九章删除专项评估单、出院评估单书写，实践指导删除考核标准；附录删除常用实验室检测参考值，增加了常用心理社会评估量表等。三是增加和更换部分插图，更换了部分质量不高的插图。四是更新部分内容，更新部分实验室检测正常参考值，心电轴目测法改为观察 I 导联和 aVF 导联，更新 NANDA 护理诊断一览表等。五是丰富数字资源，优化了 PPT 课件，精选、设计自测题，制作重要操作视频和微课，可通过扫码学习。六是配套学习指导供师生教学参考。本教材适用于中职护理专业的教师和学生，亦可供临床护理工作者参考。

编写过程中，我们得到了编者所在单位的大力支持，各位编者以认真负责的态度和务实高效的作风参与文稿的编写、整理和审阅工作，特别是参与数字资源制作的编者付出了大量辛勤劳动，在此表示诚挚的感谢！由于编写的时间紧、编者的水平有限，书中难免存在不妥或错漏之处，敬请广大师生和读者不吝赐教、批评指正！

张　展　胡晓迎

2022 年 6 月

目 录

第一章 ｜ 绪 论

01章

01章 数字内容

随着健康观念的转变,护理已从单纯重视患者生活和疾病的护理,发展为全面重视生理、心理和社会等方面对人的健康的影响,实施以患者为中心、以护理程序为基础的整体护理。护理程序包括评估、诊断、计划、实施和评价五个环节,其中评估是执行护理程序的起始环节,又贯穿整个护理过程。健康评估(health assessment)就是运用医学基本理论、基本知识和基本技能收集护理对象的健康资料,并对其现存或潜在的健康问题或生命过程中的反应作出判断,为进一步拟订护理计划、制订护理措施、评价护理效果提供依据。健康评估是护理专业的一门重要专业核心课程,是学习临床护理课程的基础。

一、健康评估的发展

19 世纪中叶,人们就已经意识到评估在临床护理实践中的重要性。南丁格尔视评估为"对疾病的观察"。随着护理学的发展,对护士的健康评估技能有了更高的要求,护士开始在采集患者健康资料的基础上提供护理服务。

1967 年,布莱克在护理程序国际会议上提出了护理评估的重点在于评估患者的需要,并提议采用马斯洛人的需要论作为评估框架,指导护理评估,确立了护理评估的 4 项原则:①评估是护理程序的第一步;②评估是一个系统的、有目的的护患互动过程;③护理评估的重点在于个体的功能能力,如日常生活能力等;④评估过程包括采集资料和临床判断。

1982 年,戈登提出了具有明显护理特征的采集和组织资料的框架,即功能性健康型态(functional health patterns,FHPs)。FHPs 使有明显护理特征的、系统的、标准化的健康资料采集和分析方法成为可能。

20 世纪 70 年代,美国开始将健康评估的内容引入教学计划中,以培养护士采集健康资料的方法和全面身体评估的技巧。国际护士会(International Council of Nurses,ICN)

认为,护士拥有护理评估技能是高质量护理的标准之一。在临床实践中,临床护士也意识到整体评估、患者入院的护理评估以及根据病情变化的及时评估等的重要性,并且重视对健康评估结果的记录与使用。因此,健康评估成为临床护理实践的重要组成部分。

二、健康评估的目的

健康评估的目的在于:①了解个体的健康和生命过程中的经历,包括健康、疾病、康复和与社会关系等;②寻找促进健康和增进最佳身体功能的有利因素;③识别护理需要、护理问题,作为选择护理干预方案的基础;④评价治疗和护理效果。健康评估的基本任务是以临床基础知识、护理基本理论、护理程序为基础,以患者为中心的整体护理理念,掌握健康评估的基本原理和方法,学会健康资料的收集、整理、分析与判断,提出现存的或潜在的护理诊断与问题,正确书写健康评估记录,为确定护理目标、制订护理措施打下坚实的基础。

三、健康评估的内容

(一)健康史评估

健康史评估是评估者与被评估者或家属通过询问或交谈等方式收集被评估者目前及既往的健康状况、影响健康状况的相关因素以及对自己健康状况的认识与反应等健康资料的过程。健康史评估是护理诊断最重要、最基本的依据,也为身体评估、辅助检查提供重要的线索。

(二)症状评估

症状是患者主观感觉异常或不适,主要通过询问或交谈等方式获取,是健康史的重要组成部分。评估症状的发生、发展和演变过程是临床护理工作的重要内容,也是护理诊断和护理评价的重要依据。

(三)身体评估

身体评估是评估者通过自己的感官或借助简单的检查工具,如听诊器、血压计、体温表、叩诊锤等,对被评估者的身体进行全面检查,了解其身体健康状况的一种评估方法。通过身体评估所发现的异常称为体征。身体评估的基本方法包括视诊、触诊、叩诊、听诊和嗅诊,实践性很强,需要反复训练才能熟练掌握。

(四)心理社会评估

心理社会评估是对被评估者的心理活动、个性特征和社会状况等进行评估,评估方法主要有交谈法、观察法、心理测量法、医学检测法等。心理社会评估收集的资料受主观因素影响较大,在分析和判断时比较困难,下评估结论应慎重。

（五）实验室检测

实验室检测是通过物理学、化学和生物学等实验方法对被评估者的血液、体液、分泌物、排泄物、组织细胞等标本进行检测，获得反映机体功能状态、病理变化和病因等的客观资料，以帮助评估者观察和判断病情的变化，作出恰当的护理评估，从而提出正确的护理诊断。

（六）心电图检查

心电图检查是利用心电图机从体表记录心脏每一心动周期所产生电活动变化的曲线图形。心电图对心律失常和传导障碍有确诊价值，对诊断急性心肌缺血和梗死简便、快速、可靠而实用，对其他多种心脏疾病的诊断有重要参考价值，也广泛应用于重症监护、手术麻醉、用药观察等。

（七）影像学检查

影像学检查是借助不同的成像手段显示人体内部器官和结构的影像，了解人体解剖、生理及病理变化，以协助诊断疾病。临床常用的影像学检查有 X 线检查、超声检查、计算机体层摄影（CT）检查、磁共振成像（MRI）检查等。

（八）护理病历书写

护理病历是收集健康资料、提出护理诊断、制订护理计划、实施护理措施及其效果评价等过程的系统记录，是评估者为解决健康问题、提供护理服务全过程的记录，是护理临床、教学、科研的重要资料，也是重要法律依据。本教材主要介绍入院护理评估单的书写。

四、健康评估的学习方法与要求

健康评估是一门实践性很强的课程，在课堂教学中多用案例教学、情景模拟教学、角色扮演教学、项目教学、任务引领教学等方法，注重理论联系临床。同时，通过校内实训、医院临床见习、实习等环节加强实践教学，注重学生基本技能和临床思维的训练，提高学生的实践动手能力。在学习过程中，学生要勤于思考、勤于动口、勤于动手，反复训练，精益求精，注意职业素养的培养，学会与人交流和沟通，体现人文关怀。

本课程学习中应达到如下要求：

1. 具有"敬佑生命、救死扶伤、甘于奉献、大爱无疆"的职业精神，精益求精、传承创新的工匠精神，良好团队意识、协作精神和护理人文精神。关心爱护患者，尊重患者人格，保护患者隐私。

2. 熟悉常见症状的病因、评估要点，掌握健康史评估的主要内容，学会健康史的采集。

3. 掌握身体评估的主要内容、评估方法，常见异常体征的临床意义，学会运用身体评估的基本方法进行全面系统身体评估。

4. 了解心理社会评估的常用方法和主要内容。

5. 熟悉实验室检测标本采集方法,了解常用实验室检测的正常参考值及异常结果的临床意义。

6. 掌握正常心电图,熟悉常见异常心电图,学会正确描记心电图,能识别正常心电图和常见异常心电图。

7. 熟悉影像学检查的护理,了解常用影像学检查的临床应用。

8. 学会收集健康资料,通过综合分析提出护理诊断,正确书写入院护理评估单。

(张展 张玲)

 思考与练习

患者,男性,69岁。患慢性支气管炎、慢性阻塞性肺气肿、慢性肺源性心脏病多年,因天气变冷受凉后病情复发入院。

请问:
护士应从哪些方面对该患者进行评估?

第二章 | 健康史评估

02章 数字内容

1. 具有尊重被评估者、保护其隐私的意识,体验人文关怀的护理理念。
2. 掌握健康史评估的主要内容。
3. 了解健康史评估的方法及注意事项。
4. 学会使用正确的方法与沟通技巧进行健康史采集。

健康史(health history)包括被评估者目前、既往的健康状况及影响因素,被评估者对自己身体和心理的认识和反应。健康史评估是护理程序的第一步,通过评估者与被评估者之间有目的、有计划的交谈,系统收集被评估者的健康资料,为进一步提出护理诊断、制订护理措施、实施护理计划提供重要依据,也为身体评估提供线索。

第一节 健康史评估的方法及注意事项

一、健康史评估的方法

问诊是健康史评估的主要方法。问诊是评估者通过有目的的询问、交谈从而获得被评估者健康史有关资料,是护理人员必须掌握的基本技能之一。问诊方法在我国历史悠久,早在战国时期著名的医学家扁鹊在诊视疾病中已经运用望色、听声、写影、切脉的诊断方法,即后来中医总结的四诊法:望诊、闻诊、问诊、切诊。

临床护理工作将问诊分为以下四个阶段:

(一)准备阶段

1. 了解被评估者的情况 与其他医务人员、被评估者亲属或同事交流,了解被评估者的一般情况、病史及社会背景等,列出要提出的问题,以便问诊更有目的。

2. 环境的准备 环境应清洁、安静、舒适,具有私密性,涉及被评估者隐私时可关门、用屏风遮挡,让其他人离去。

3. 安排恰当的时间 一般安排好入院事项后,评估者即可通过问诊采集健康史。注意避免检查、治疗的干扰,避开被评估者进餐、睡眠等不方便的时间。

4. 评估者自身的准备 保持衣帽整洁、仪表端庄、态度诚恳。明确交谈的目的。

（二）开始问诊阶段

1. 评估者要有礼貌地称呼被评估者姓名,避免直接叫"床号"。为增加亲近感,有时也可根据被评估者的情况称呼"大爷""阿姨"等。

2. 佩戴好胸牌,做自我介绍,并说明职责,以增加信任感。

3. 讲明问诊的目的及重要性。

4. 交代谈话可能需要的时间,并承诺对其健康史特别是隐私性内容保密。

（三）沟通交流阶段

应用多种沟通交流技巧鼓励被评估者顺畅、清晰地说出自己的感受及病情变化过程,才能收集到需要的健康资料。主要的沟通技巧有:

1. 提问的技巧 一般使用开放式提问,有时也使用封闭式提问或半开放式提问。提问的方式一般根据问诊的目的、资料的内容来确定。①开放式提问所涉及的问题范围广泛、内容比较笼统,被评估者可根据自己的情况描述自己的感觉和观点等,评估者也能获得比较丰富的资料,避免主观判断,如"你怎么了?""你哪里不舒服?"等。②封闭式提问所涉及的问题范围狭窄、内容具体,被评估者只能在两者之间做选择或针对具体问题做简短回答,如"你头痛吗?""有没有发烧?""腹泻多长时间了?"等。③半开放式提问,如"除了腹痛外,你还有别的不舒服的地方吗?"等。

2. 倾听的技巧 倾听不只是要求听到被评估者的言语,而是要求评估者注意力集中,全身心地投入,抓住重要信息,把握关键点,引导被评估者深入交谈。

3. 把握问诊方向 当一个问题已经说清楚,评估者应适时地提出新的提问,避免被评估者滔滔不绝地诉说,对于被评估者谈到的关键点要进行核实及详细询问。当被评估者谈话方向偏离主题时,评估者应及时进行引导、启发或再次强调问题,使其回到正题。

（四）结束阶段

当评估者已经获得所需资料,不再提出新问题时,问诊结束。将所收集的资料进行概括,得到被评估者的确认,简单介绍下一步的计划,感谢被评估者的合作,结束此次问诊。

二、健康史评估的注意事项

1. 注意沟通方式 ①避免诱导式提问,以防被评估者随声附和使资料失真,导致信息错误;②避免重复提问,重复提问会使被评估者产生不信任感、烦躁等,影响继续问诊。评估者在提问时应注意力集中,记录重要信息,注意目的性和系统性。

2. 注意避免使用专业性、难于理解的医学术语 问诊中应使用通俗易懂、简单清楚的语言,避免使用难懂的医学术语,如"运动障碍""里急后重""心悸"等,以免被评估者顺口称"是"而影响资料的真实性。

3. 注意文化背景　被评估者的语言、知识水平、习惯、信仰等差异会影响评估者与被评估者的沟通,评估者应理解和尊重被评估者的信仰和价值观,灵活应用沟通方式,以保证问诊的有效进行。

4. 注意年龄差异　被评估者的年龄不同,沟通的能力存在差异。对于婴幼儿,评估者可通过与家长、照顾者沟通获取信息,通过对被评估者的观察等收集资料。老年人因听力、视力、记忆力等功能的减退,问诊时应注意语言简单、易懂,语速缓慢,音量提高,判断是否听懂,并给予足够的时间思考,必要时需问诊其照顾者。

5. 注意病情轻重　病情较轻者,入院后应尽早评估健康史。病情危重者,应在简要评估后实施抢救,待无生命危险后再进行健康史的评估。

6. 注意非语言沟通　问诊中要和患者保持适当的距离,面部表情适宜,保持视线接触,适时点头或应答,必要时运用适当的手势,避免分散患者的注意力。

第二节　健康史的内容

 工作情景与任务

导入情景:

某 15 岁患者,因受凉后出现发热、咳嗽、咯痰、胸痛而入院。患者神志清楚,入院时测体温 39℃。

工作任务:

1. 做好对该患者进行健康史采集的准备。
2. 对该患者进行健康史采集并记录整理采集的内容。

健康史评估所采用的理论框架不同,采集内容的组织形式也存在一定的差异。目前临床应用较多的是生理－心理－社会医学模式和功能性健康型态模式两种。本节是参照生理－心理－社会医学模式介绍健康史的主要内容,包括被评估者的一般资料、主诉、现病史、日常生活状况、既往史、家族史、心理社会状况等内容。

一、一 般 资 料

一般资料包括被评估者姓名、性别、年龄、国籍、民族、婚姻、职业、籍贯、信仰、电话、住址及邮政编码、文化程度、联系人及关系、入院日期及时间、入院方式、入院医疗诊断、记录日期、健康史资料来源及可靠程度、医疗费用支付方式等。了解性别、年龄、职业等可为某些疾病评估提供有用的信息。

二、主　诉

主诉(chief complaint)是被评估者感受到的最主要、最明显、最痛苦的症状或体征及其持续时间,是本次就诊最主要的原因。主诉要求语句简明扼要、高度概括,一般不应超过20个字,如"不规则下腹痛1d、阴道流血4h"。主诉一般为症状的描述,用医学术语,不采用医学诊断,若主要症状或体征超过1个,应按其发生的先后顺序记录,一般不超过3个主要症状或体征。

三、现　病　史

现病史(history of present illness)是围绕主诉详细描述被评估者自发病后健康问题的发生、发展、自我应对及诊治的全过程,是健康史的主体部分。内容包括:

1. 患病时间与起病情况　包括患病的具体时间、起病的急缓、病程的长短等,有无相关的病因或诱因。

2. 主要症状及发展　按症状发生的先后详细描述其发生部位、性质、强度、发作频率及持续时间,有无缓解或加重的因素,主要症状的变化过程及有无新的症状出现。

3. 伴随症状　与主要症状同时或随后出现的其他症状,详细记录其发生的时间、特点及演变过程,与主要症状之间的关系等。

4. 自我应对及诊治经过　患病后自服了何种药物,采取了何种护理措施,曾在何时、何地做过何种检查,相关诊断、治疗方法及所用药物情况,治疗效果等。

5. 被评估者一般情况　患病后的精神、体力状态、食欲及食量的改变、睡眠与大小便的情况等。

6. 健康问题对其影响　被评估者对自己目前健康状况的评价及疾病对生理、心理、社会各方面的影响。

四、日常生活状况

了解被评估者是否存在可能影响健康的不良习惯和行为,并根据不同的生活习惯找出适宜的方法帮助被评估者维持和恢复健康。主要内容如下:

1. 饮食与营养　包括:①每日餐次、进食量、饮食种类;②有无特殊饮食,如软食、流食、半流食、高蛋白饮食、低脂饮食等及其可能的原因;③饮水情况;④营养状况,有无食欲及体重等方面的变化。

2. 排泄　包括排便、排尿的次数、量、性状和颜色,有无异常改变及可能的原因,有无辅助排便、留置导尿等特殊情况。

3. 休息与睡眠　包括睡眠有无规律、每日睡眠时长、晚间入睡及晨起的时间、是否需要药物或其他方式辅助睡眠、醒后是否感觉精力充沛等。

4. 日常生活活动与自理能力　①自理能力,包括进食、穿衣、洗漱、如厕、做饭、购物等能力有无受限,受限的范围、程度、原因及表现等;②日常活动的主要形式、有无规律的身体锻炼活动、活动的强度及持续时间等。

5. 个人嗜好　主要询问有无烟、酒、麻醉品或其他特殊嗜好。若有,应详细询问应用的时间、摄入量以及有无戒除等。

五、既　往　史

既往史(past history)包括既往的健康状况和曾患过的疾病、外伤史、手术史、预防接种史、过敏史、月经史、婚育史等。主要内容有:

1. 一般健康状况　既往身体是否健康;曾患疾病的时间、主要表现、诊疗经过及转归情况等;有无慢性疾病如心脑血管疾病、糖尿病等。

2. 传染病史　是否有肝炎、结核等传染性疾病;是否生活、长期居住或到过疫源地。

3. 手术外伤史　有无外伤史、手术史以及住院经历等。若有,应详细询问时间、原因、手术名称、外伤的诊疗与转归等;是否输过血及血型。

4. 过敏史　有无对食物、药物或其他接触物过敏。若有,应详细询问发生的时间、过敏原及过敏反应的具体表现。

5. 月经婚育史　女性被评估者,包括:①婚姻史(marital history),包括婚姻状况、结婚年龄、夫妻关系,配偶情况如健康状况、职业、习惯等。②月经史(menstrual history),包括月经初潮年龄、月经周期及经期时间,经血量和颜色,经期有无特殊症状如痛经、胃肠功能紊乱等,末次月经时间,闭经时间等;月经史记录如下:初潮年龄 $\dfrac{行经天数}{月经周期}$ 末次月经时间或绝经年龄。③生育史(childbearing history),包括妊娠、生育次数及时间,流产次数及时间,有无死产、手术史、分娩史,新生儿状况等。

六、家　族　史

家族史(family history)主要了解被评估者的父母、兄弟姐妹、子女及其他亲属的健康状况。特别要了解是否有与被评估者相同的疾病,有无与遗传有关的疾病,以明确遗传、环境及家庭对被评估者健康的影响。

七、心理社会状况

心理社会状况评估包括认知功能、自我概念、情绪、对疾病的认识、应激与应对、价值观与信念、文化习俗、职业状况、生活与居住环境、家庭关系等,详见第五章"心理社会评估"。

本章小结 本章学习重点是健康史的内容,包括一般资料、主诉、现病史、日常生活状况、既往史、家族史、心理社会状况等。学习难点是在健康史的采集过程中如何与患者进行有效的沟通。在学习的过程中注意运用护理礼仪的相关知识去理解沟通的技巧;通过与同学之间的互相问诊练习来熟悉健康史的内容。

（张展　张玲）

 思考与练习

1. 健康史评估的注意事项有哪些?
2. 什么叫主诉? 如何表述?
3. 健康史采集的主要内容有哪些?
4. 现病史包括哪些内容?

第三章 | 症状评估

03章 数字内容

症状（symptom）是指患者主观上感觉的异常或不适。许多疾病的主要症状是患者就诊的主要原因。正确评估症状是提出护理诊断的基础。

在学习症状评估时应运用辩证思维分析症状，提升临床思维能力。唯物辩证法是马克思、恩格斯所创立的研究自然界、人类社会和思维发展最一般规律的科学，是唯物主义和辩证法的统一。在症状评估这一章中，包括整体和部分、主要矛盾和次要矛盾以及现象和本质等内容。比如，被评估者是一个整体，当局部器官、系统出现紊乱后就会表现出相应的局部症状；被评估者同时患有多种疾病出现多种症状时，应认清对患者影响最大的主要症状，提出护理问题。

第一节 发　热

正常人的体温在体温调节中枢的调控下，维持产热和散热呈动态平衡。正常人体温是相对恒定的，体温一日内波动范围不超过 1℃，超过正常范围称为发热（fever）。

【病因】

1. 感染性发热　由各种病原微生物如病毒、细菌、支原体、螺旋体、立克次体等引起，以细菌和病毒最常见。

2. 非感染性发热　见于：①无菌性坏死物质的吸收，如大手术后、大面积烧伤、急性心肌梗死等；②抗原－抗体反应，如风湿热、药物热等；③内分泌与代谢疾病，如甲状腺功能亢进(简称甲亢)、重度脱水或失血等;④体温调节中枢功能失常,如中暑、脑出血、脑外伤等;⑤其他,如皮肤病所致散热减少、自主神经功能紊乱所致原发性低热等。

 知识拓展

发热的发生机制

正常情况下,人体的产热和散热保持动态平衡。由于致热原和非致热原因素导致的产热增加和散热减少,则出现发热,以致热原性发热为主。

1. 致热原性发热 致热原有外源性和内源性。外源性致热原包括各种病原微生物及其产物,其分子大,不能通过血-脑屏障作用于体温调节中枢,因此不直接引起发热。内源性致热原存在于中性粒细胞和巨噬细胞中,其分子小,可通过血-脑屏障。外源性致热原进入机体后激活内源性致热原,作用于体温调节中枢,使调定点上升,引起发热。

2. 非致热原性发热 体温调节中枢直接受损,如颅脑外伤、出血、炎症等;产热过多,如癫痫持续状态、甲状腺功能亢进等;散热减少,如广泛性皮肤病、心力衰竭等。

【评估要点】

1. 分期

(1)体温上升期:产热大于散热,表现为疲乏、不适感、肌肉酸痛、皮肤苍白、干燥无汗、畏寒,有时伴寒战等症状。

(2)高热期:产热与散热维持在较高水平保持相对平衡,体温维持在较高的水平,表现为皮肤潮红而灼热,呼吸、心率增快。

(3)体温下降期:由于病因的消除或药物的应用使散热大于产热,体温恢复正常。

2. 热型 将每天测得的体温数值描记在体温单上,用直线将各点连接起来形成体温曲线,该曲线的形态(状)称热型(表3-1,图3-1~图3-6)。

表3-1 常见热型

种类	特点	临床意义
稽留热	体温39~40℃,24h内波动<1℃,持续数天或数周	大叶性肺炎、伤寒等
弛张热(败血症热)	体温>39℃,24h内波动>2℃,体温最低时仍高于正常水平	败血症、重症肺结核、风湿热等
间歇热	体温骤升>39℃,持续数小时后又骤然降至正常水平,经过数小时或数天后又突然升高,高热期与无热期交替出现	疟疾、急性肾盂肾炎等

种类	特点	临床意义
波状热	体温逐渐上升≥39℃,几天后降到正常,维持数天后又逐渐升高,交替出现	布鲁氏菌病等
回归热	体温骤升≥39℃,数天后又骤降到正常,维持数天后又骤升,交替出现	回归热、霍奇金病等
不规则热	发热的体温曲线无一定规律	结核病、风湿热、渗出性胸膜炎、癌性发热等

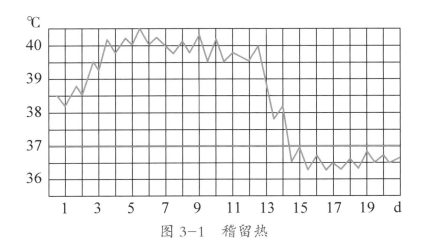

图 3-1　稽留热

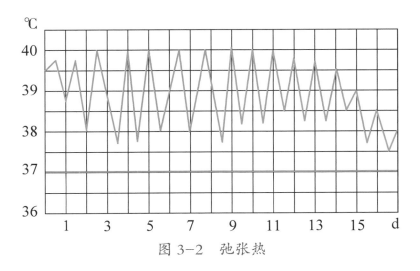

图 3-2　弛张热

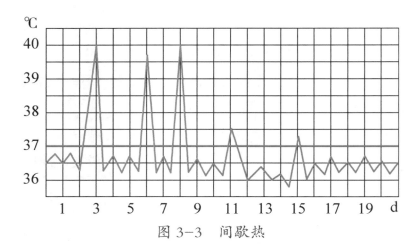

图 3-3 间歇热

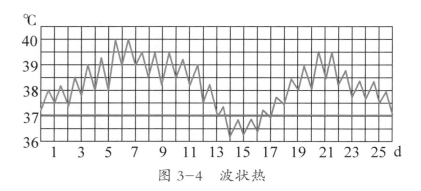

图 3-4 波状热

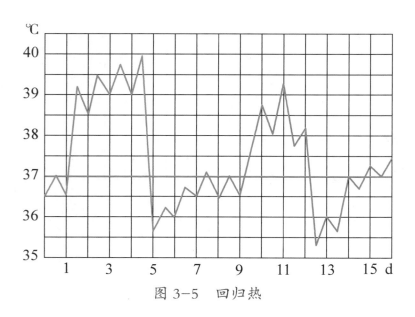

图 3-5 回归热

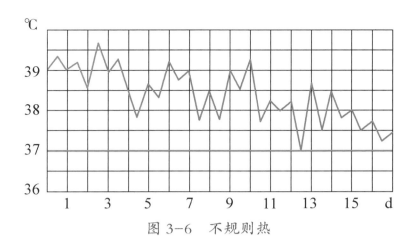

图 3-6　不规则热

3. 伴随症状　见表 3-2。

表 3-2　发热常见伴随症状

伴随症状	常见疾病
寒战	肺炎球菌性肺炎、败血症、胆囊炎、流行性脑脊髓膜炎、疟疾等
结膜充血	麻疹、流行性出血热、钩端螺旋体病、斑疹伤寒等
单纯疱疹	肺炎球菌性肺炎、疟疾、流行性脑脊髓膜炎等
皮疹	麻疹、风疹、水痘、伤寒、猩红热、药物热、风湿热等
皮肤黏膜出血	流行性出血热、败血症、急性白血病、急性再生障碍性贫血等
淋巴结肿大	传染性单核细胞增多症、淋巴结结核、局灶性化脓性感染、白血病、转移癌等
肝、脾大	病毒性肝炎、肝及胆道感染、疟疾、伤寒、急性血吸虫病、白血病、恶性淋巴瘤等
关节肿痛	风湿热、败血症、猩红热、痛风等

4. 诊疗与护理经过　是否采取物理降温措施及疗效,是否用药,药物名称、剂量及疗效。

【相关护理诊断 / 问题】

1. 体温过高　与病原体感染及体温调节中枢功能障碍等有关。

2. 体液不足　与出汗过多和 / 或液体摄入不足有关。

3. 潜在并发症:惊厥。

第二节 疼 痛

 工作情景与任务

情景导入：

患者，男性，64岁。间断心前区不适1年，院外曾诊断为心绞痛，一直服用药物治疗。1h前患者进食后突发压榨样胸骨后疼痛，伴恶心、呕吐及濒死感急诊入院。

工作任务：

1. 对该患者的疼痛进行评估。

2. 根据疼痛的特点提出护理问题。

疼痛是一种不愉快的感觉，常提示有机体损伤。任何形式的刺激达到一定的强度都能引起疼痛。疼痛对机体的正常生命活动具有保护作用，但强烈或持久的疼痛可导致生理功能紊乱甚至休克。疼痛主观性强，临床上多采用患者自述式评估，如用"0～10"表示疼痛的程度，"0"表示无痛，"10"表示剧痛，被评估者根据自我感受选择一个数字代表其疼痛的程度；也可将疼痛分为4级（无痛、轻度痛、中度痛、重度痛）或5级（无痛、轻度痛、中度痛、重度痛、剧痛），被评估者根据自我感受描绘疼痛的程度。

本节主要介绍头痛、胸痛和腹痛。

一、头 痛

头痛（headache）是指额、顶、颞及枕部的疼痛，可见于多种疾病，大多数无特异性，但反复发作或持续性头痛可能是某些器质性疾病所致。

【病因】

1. 颅脑病变 常见于颅脑感染，如脑膜炎、脑膜脑炎、脑脓肿等；颅脑血管病变，如蛛网膜下腔出血、脑出血、脑血栓形成、脑血管畸形等；颅脑占位性病变，如脑肿瘤、颅内转移瘤、颅内寄生虫病等；脑外伤，如脑震荡、脑挫裂伤、硬膜下血肿、脑外伤后遗症等；其他，如偏头痛、丛集性头痛、头痛型癫痫、腰椎穿刺术后等。

2. 颅外病变 常见于颈部疾病，如颈椎病及其他颈部疾病；神经痛，如三叉神经、舌咽神经及枕神经痛；其他，如眼、耳、鼻疾病所致的头痛等。

3. 全身性疾病 常见于急性感染，如流行性感冒、伤寒、肺炎等发热性疾病；心血管疾病，如高血压、心力衰竭；中毒，如铅、酒精、一氧化碳、有机磷农药中毒等；其他，如尿毒症、低血糖、贫血、中暑、月经期头痛等。

4. 神经症 如神经衰弱及癔症性头痛。

【评估要点】

1. 有无与头痛有关的健康史 如感染、高血压、颅脑外伤、精神疾病、五官科疾病等。

2. 头痛的特点 起病时间、急缓、病程、部位与范围、性质、程度、频度(间歇性、持续性)、诱发和缓解因素等。

（1）发病情况：急性疾病并伴有发热者，常为感染性疾病所致；急剧的持续性头痛，并伴有不同程度的意识障碍，而无发热者，提示颅内血管性疾病；长期反复发作性头痛或搏动性头痛，多为血管性疾病或神经症；慢性进行性头痛，并有颅内压增高的症状，应注意颅内占位性病变；青壮年慢性头痛，但无颅内压增高，常因焦虑、情绪紧张所致，多为肌肉收缩性头痛。

（2）头痛部位：偏头痛及丛集性头痛，多在头部一侧；颅内病变的头痛，多向病灶同侧放射；高血压引起的头痛，多在额部或整个头部；全身性或颅内感染性疾病的头痛，多为全头痛；眼源性头痛，多局限于眼眶、前额或颞部；鼻源性或牙源性头痛，多为浅表性疼痛。

（3）头痛的程度与性质：三叉神经痛、偏头痛及脑膜刺激征的疼痛最为剧烈；脑肿瘤的头痛多为中度或轻度；高血压性、血管性及发热性疾病的头痛往往带有搏动性；神经痛多呈电击样痛或刺痛；肌肉收缩性头痛多为重压感、紧箍感。

（4）头痛出现的时间与持续时间：如颅内占位性病变的头痛往往在清晨加剧；鼻窦炎的头痛常发生于清晨或上午；丛集性头痛常在晚间发生；女性偏头痛常与月经期有关；脑肿瘤的头痛多为持续性，可有长短不等的缓解期。

（5）加重、减轻或诱发头痛的因素：咳嗽、打喷嚏、摇头、俯身可使颅内高压性头痛、血管性头痛、颅内感染性头痛及脑肿瘤性头痛加剧；丛集性头痛在直立时可缓解；颈肌急性炎症所致的头痛可因颈部运动而加剧；慢性或职业性的颈肌痉挛所致的头痛可因活动、按摩颈肌逐渐缓解；偏头痛在应用麦角胺后可缓解。

3. 伴随症状 见表3-3。

表 3-3 头痛常见伴随症状

伴随症状	临床意义
剧烈呕吐	颅内压增高
眩晕	小脑肿瘤、椎基底动脉供血不足
发热	感染性疾病，包括颅内或全身感染
慢性头痛伴精神症状	颅内肿瘤
突发加剧并有意识障碍	脑疝
视力障碍	青光眼或脑肿瘤

伴随症状	临床意义
脑膜刺激征	脑膜炎或蛛网膜下腔出血
癫痫发作	脑血管畸形、脑内寄生虫病或脑肿瘤
神经功能紊乱症状	神经功能性头痛

4. 头痛对患者的影响　有无焦虑、恐惧等应激与应激应对型态的改变。

【相关护理诊断／问题】

1. 焦虑　与头痛病程长,治疗效果不佳有关。
2. 急性疼痛／慢性疼痛　与头痛有关。

二、胸　痛

【病因】

1. 呼吸系统疾病　胸膜炎、自发性气胸、支气管肺癌等。
2. 心血管疾病　冠状动脉硬化性心脏病(心绞痛、心肌梗死)、急性心包炎、夹层动脉瘤等。
3. 胸壁疾病　带状疱疹、肋间神经炎、肋骨骨折等。
4. 其他　如纵隔肿瘤、食管炎、食管癌等。

【评估要点】

1. 部位　胸膜炎引起的胸痛多在腋下。心绞痛及心肌梗死的胸痛多在胸骨后方和心前区或剑突下,可向左肩和左臂内侧放射,甚至达无名指与小指。胸壁疾病的胸痛常固定在病变部位,局部伴有压痛;带状疱疹疼痛常沿病侧肋间神经分布,不超过体表中线。

2. 性质　气胸在病初胸痛呈撕裂样疼痛;胸膜炎常呈隐痛、钝痛和刺痛;心绞痛和心肌梗死的胸痛呈压榨性;夹层动脉瘤常突然发生胸背部撕裂样剧痛或钻痛伴窒息感、恐惧、濒死感;带状疱疹呈刀割样或灼热样剧痛;食管炎多呈烧灼痛。

3. 持续时间　心绞痛发作时间短暂(持续 1～5min),而心肌梗死疼痛持续时间很长(数小时或更长)且不易缓解。炎症、肿瘤、栓塞或梗死所致疼痛呈持续性。

4. 诱发与缓解因素　胸膜炎的胸痛可因咳嗽或用力呼吸而加剧;心绞痛发作可在劳力或精神紧张时诱发,休息后或含服硝酸甘油后缓解,而心肌梗死所致疼痛则无明显诱因和缓解方式;胸壁疾病所致的胸痛常于局部压迫或胸廓活动时加剧;反流性食管炎的胸骨后烧灼痛在服用抗酸剂后减轻或消失。

5. 伴随症状　见表 3-4。

表 3-4　胸痛常见伴随症状

伴随症状	常见疾病
吞咽困难	食管疾病如反流性食管炎等
咳嗽或咯血	肺部疾病可能为肺炎、肺结核或肺癌等
呼吸困难	肺部较大面积病变的大叶性肺炎或自发性气胸、渗出性胸膜炎以及通气过度综合征等
面色苍白、大汗、血压下降或休克	急性心肌梗死等

【相关护理诊断 / 问题】

1. 急性疼痛：胸痛　与心肌缺血有关。
2. 焦虑　与疼痛引起不适有关。
3. 恐惧　与剧烈疼痛有关。

三、腹　痛

【病因】

1. 腹腔脏器炎症　胃肠炎、胆囊炎、阑尾炎、胃肠穿孔等。
2. 腹腔脏器梗阻　肠梗阻、胆结石、尿路结石等。
3. 脏器扭转或破裂　肠扭转、卵巢扭转，肝、脾破裂，异位妊娠破裂等。
4. 消化性溃疡　胃溃疡、十二指肠溃疡等。
5. 消化系统肿瘤　胃癌、肝癌、胰腺癌、结肠癌等。

【评估要点】

1. 部位　腹痛的部位多为病变部位。胆囊炎、胆结石症多引起右上腹痛；胰腺炎、胰腺癌多引起左上腹痛；阑尾炎引起右下腹疼痛等。

2. 性质与程度　突发的刀割样痛多见于胃十二指肠溃疡急性穿孔；阵发性剑突下钻顶样痛见于胆道蛔虫病；阵发性绞痛多见于胆道结石、泌尿道结石；突发全腹部持续性剧痛伴腹肌紧张提示急性弥漫性腹膜炎。

3. 诱发与缓解因素　胆囊炎、胆石症的疼痛常因进食高脂饮食而诱发；胃十二指肠溃疡急性穿孔、急性胰腺炎、急性胃扩张多因暴饮暴食而诱发；胃溃疡的疼痛为餐后痛；十二指肠溃疡的疼痛为空腹痛或夜间痛；反流性食管炎患者烧灼痛在躯体前屈时明显，直立位时减轻。

4. 伴随症状　见表 3-5。

表 3-5 腹痛常见伴随症状

伴随症状	常见疾病
寒战高热	急性腹痛的腹腔脏器急性炎症,如急性胆道感染、肝脓肿等;慢性腹痛伴有发热,见于腹腔脏器慢性炎症、脓肿和恶性肿瘤等
休克	急性腹痛的肝、脾破裂,异位妊娠破裂,急性胃肠穿孔等
黄疸	肝胆系统疾病及胰腺疾病
呕吐	肠梗阻、急性胃肠炎、幽门梗阻等
血便	溃疡性结肠炎、结肠癌、肠结核、急性出血性坏死性肠炎等
血尿	尿路结石、急性膀胱炎等

【相关护理诊断/问题】

1. 疼痛:腹痛　与腹部炎症、腹腔脏器梗阻有关。

2. 焦虑　与腹痛经常发作及担心疾病预后不良有关。

第三节　咳嗽与咳痰

咳嗽(cough)是机体的一种保护性反射动作,借以排出呼吸道内的异物、分泌物等。但频繁的剧烈咳嗽会损伤机体。咳痰(expectoration)是借助咳嗽动作将呼吸道内的分泌物、异物排出口腔的现象。

【病因】

咽、喉、气管和支气管黏膜受到刺激可引起咳嗽。呼吸道发生炎症,黏膜充血、水肿,黏液分泌增多,毛细血管壁通透性增加,浆液渗出;肺淤血、肺水肿时肺泡和小支气管内有不同程度的浆液渗出,均可引起咳痰。

1. 呼吸道疾病　呼吸道感染、过敏反应、理化因素刺激、肿瘤等,以呼吸道感染最常见。

2. 胸膜疾病　各种原因所致的胸膜炎、自发性气胸等。

3. 心血管疾病　左心衰竭引起肺淤血或肺水肿、肺栓塞等。

4. 其他　脑炎、脑膜炎、服用血管紧张素转化酶抑制剂、胃食管反流性疾病、心理性咳嗽等。

【评估要点】

1. 咳嗽的性质　咳嗽分为干性和湿性。①干性咳嗽:咳嗽无痰或痰量甚少,多为刺激性咳嗽,如急性咽喉炎、急性支气管炎初期、胸膜炎、轻症肺结核、肺癌、肺炎支原体肺炎等。②湿性咳嗽:咳嗽伴排痰,如慢性支气管炎、细菌性肺炎、支气管扩张、肺脓肿等。

2. 咳嗽的时间　骤然发生的咳嗽见于气管异物、吸入刺激性气体等;长期慢性咳嗽见于慢性支气管炎、支气管扩张等；夜间阵发性咳嗽见于左心功能不全。

3. 咳嗽的音色　咳嗽时声音嘶哑见于声带炎、喉炎、喉癌等；犬吠样见于会厌、喉头疾病等；金属调见于纵隔肿瘤、支气管肺癌等。

4. 痰的性状　白色或无色黏液痰见于慢性咽炎、急性支气管炎、慢性支气管炎、支气管哮喘等；黄色脓痰见于呼吸道化脓性感染；铁锈色痰见于大叶性肺炎；棕红色胶冻样痰见于肺炎克雷伯菌肺炎；粉红色泡沫样痰见于急性肺水肿；绿色痰见于铜绿假单胞菌感染。

5. 伴随症状　常伴有发热、胸痛、呼吸困难、咯血等。

6. 诊断、治疗与护理经过　已做过的诊断性检查及结果，是否服用过祛痰止咳药，是否采取促进排痰的措施。

【相关护理诊断 / 问题】

1. 清理呼吸道无效　与痰液黏稠、极度虚弱、胸腹部手术有关。

2. 睡眠型态紊乱　与夜间咳嗽频繁有关。

3. 活动耐力下降　与长期频繁咳嗽或机体组织缺氧有关。

第四节　咯　　血

咯血（hemoptysis）是指喉部及喉以下的呼吸道和肺部出血经口腔咯出。

【病因】

1. 支气管－肺部疾病　因血管通透性增加、血管壁侵蚀破裂、血管机械性损伤或肺血管内压力增高等引起，见于支气管扩张症、支气管肺恶性肿瘤、肺结核、慢性支气管炎、肺炎、肺梗死、肺血管畸形等。

2. 心血管疾病　由于肺血管内压力增高、肺淤血引起，见于风湿性心脏病二尖瓣狭窄、原发性肺动脉高压症、肺栓塞等。

3. 其他　某些急性传染性疾病，如钩端螺旋体病、流行性出血热；止血和凝血功能障碍性疾病，如血小板减少性紫癜、白血病、再生障碍性贫血、血友病等；肺出血－肾炎综合征等。

肺结核、风湿性心脏病二尖瓣狭窄、支气管扩张症、原发性支气管肺癌是临床上最常见的四大咯血病因。

【评估要点】

1. 年龄　青壮年咯血主要见于肺结核、支气管扩张和风湿性心脏病二尖瓣狭窄；中老年人咯血考虑原发性支气管肺癌。

2. 咯血量　一般认为，每日咯血量在100ml以内为少量咯血，在100～500ml为中量咯血，在500ml以上或一次咯血量在100～500ml为大量咯血。大量咯血主要见于支气管结核、支气管扩张，支气管肺癌常表现为痰中带血。

3. 窒息的先兆　观察有无胸闷、气急、发绀、烦躁、神色紧张、面色苍白、呼吸不畅等表现。

4. 伴随症状　常伴发热、胸痛、咳嗽等。

 护理学而思

患者，女性，21岁。近1个月来出现晨起时咳嗽，咳少量白色黏痰，乏力、食欲差、盗汗，1d前出现咳嗽时痰中带血，之后咯鲜红色血约60ml，伴右侧胸痛，无胸闷、呼吸困难。追问病史，诉半年前曾到患有肺结核病的亲戚家中居住。

请问：
1. 问诊该患者时应重点询问哪些内容？
2. 该患者的主要护理诊断有哪些？

【相关护理诊断 / 问题】
1. 有窒息的危险　与大量咯血引起气道阻塞有关。
2. 焦虑　与反复咯血久治不愈有关。
3. 恐惧　与大量咯血有关。

第五节　呼 吸 困 难

呼吸困难（dyspnea）是指患者主观上感觉空气不足、呼吸费力，客观上表现为呼吸运动用力，严重时出现张口呼吸、鼻翼扇动、端坐呼吸甚至发绀，可有呼吸频率、节律和深度的改变。

【病因】

1. 呼吸系统疾病　常见于：①气道阻塞性疾病，如呼吸道炎症、水肿、肿瘤或异物所致的狭窄、阻塞或支气管哮喘、慢性阻塞性肺疾病等；②肺部疾病，如肺的炎症病变、肺不张、肺淤血、肺水肿、支气管肺癌等；③胸壁、胸廓、胸膜疾病，如胸壁及胸膜炎症、胸腔积气或积液、严重胸廓畸形、广泛性胸膜粘连、外伤等。

2. 循环系统疾病　心力衰竭、心包压塞、肺栓塞等。

3. 中毒性疾病　镇静麻醉剂类药物中毒、有机磷农药中毒、一氧化碳中毒、氰化物中毒等。

4. 神经精神性疾病　脑出血、脑肿瘤、脑膜炎等。

5. 血液疾病　重度贫血、异常血红蛋白血症等。

【评估要点】

1. 肺源性呼吸困难　最常见，分为吸气性呼吸困难、呼气性呼吸困难和混合性呼吸困难。吸气性呼吸困难由喉、气管、主支气管大气道阻塞或狭窄引起,表现为吸气显著费力,吸气缓慢,时间延长,严重者可出现"三凹征";呼气性呼吸困难由肺组织弹性下降或终末细支气管狭窄与阻塞导致,表现为呼气显著费力,呼气缓慢,时间延长,伴有哮鸣音;混合性呼吸困难由肺或胸膜腔病变使呼吸面积减少导致换气功能障碍所致,表现为吸气、呼气均感费力。

2. 心源性呼吸困难　表现为:①劳力性呼吸困难,即活动时发生或加重,休息时消失或缓解;②端坐呼吸,即患者不能平卧,被迫采取半卧位或坐位呼吸;③夜间阵发性呼吸困难,即患者夜间睡眠中突然胸闷、气急,被迫坐起,恐慌不安,轻者数分钟后症状逐渐消失,重症可见端坐呼吸,面色发绀,大汗淋漓,咳粉红色泡沫痰,肺部可出现湿啰音和哮鸣音,心率增快,可有奔马律,多发生于急性左心功能不全。

 知识拓展

夜间阵发性呼吸困难的发生机制

心血管疾病引起的夜间阵发性呼吸困难又称心源性哮喘。夜间阵发性呼吸困难的发生机制与以下因素有关:①患者平卧入睡后,下半身静脉血回流增多,在白天因重力作用积聚在下垂部位组织间隙的水肿液也因体位改变而回流入血,导致肺部的淤血水肿明显加剧;②入睡时迷走神经紧张性升高,支气管口径变小,通气阻力增大;③熟睡时神经反射的敏感性降低,只有当肺淤血发展到比较严重的时候,才能刺激呼吸中枢,引起突然发作的呼吸困难,迫使患者坐起而张口呼吸。

3. 中毒性呼吸困难　表现为呼吸缓慢、变浅伴有呼吸节律异常,如潮式呼吸或间停呼吸。

4. 神经精神性呼吸困难　神经性呼吸困难表现为双吸气、呼吸遏制;精神性呼吸困难表现为表浅而频率快,伴有叹气样呼吸或出现手足抽搐。

5. 血源性呼吸困难　表现为呼吸表浅、急促,心率增快。

6. 诊疗与护理经过　是否接受氧疗及其使用浓度、流量、疗效。

【相关护理诊断/问题】

1. 低效性呼吸型态　与上呼吸道阻塞、狭窄及心肺衰竭有关。

2. 活动无耐力　与呼吸困难加重能量和血氧消耗有关。

3. 气体交换受损　与心肺功能不全所致通气血流比例失调、气体交换面积减少等有关。

第六节　黄　疸

黄疸(jaundice)是由于胆红素代谢紊乱障碍,引起血中胆红素增高,使皮肤、黏膜和巩膜黄染。

【病因】

正常情况下,血液中衰老红细胞经单核吞噬细胞系统破坏和分解,生成游离胆红素,又称非结合胆红素(unconjugated bilirubin,UCB)。非结合胆红素不溶于水,无法从肾小球滤出,被肝细胞摄取,与葡萄糖醛酸基相结合,形成结合胆红素(conjugated bilirubin,CB)。结合胆红素为水溶性,可通过肾小球滤过,从尿中排出,也可经胆管排入肠道,大部分随粪便排出,小部分经肠重吸收进入体循环(即肠肝循环),经肾排出(图3-7)。当胆红素代谢异常,引起血中胆红素增高出现黄疸。

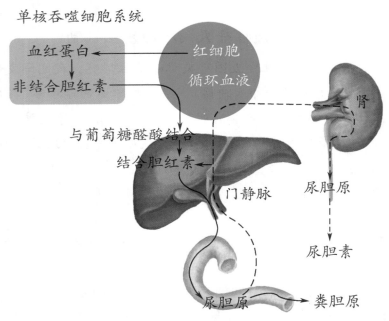

图 3-7　正常胆红素代谢

1. 溶血性黄疸　红细胞大量破坏,非结合胆红素生成过多,超过了肝细胞对胆红素的处理能力,见于自身免疫性溶血性贫血、蚕豆病、新生儿溶血等。

　知识拓展

蚕豆病

蚕豆病是红细胞葡萄糖-6-磷酸脱氢酶(G6PD)缺乏症的一种类型,是由于红细胞内先天缺乏 G6PD 的遗传性疾病。进食蚕豆、蚕豆制品、接触蚕豆花粉或某些药物时,可以引起红细胞破坏加速,产生严重的急性溶血性贫血,若不及时抢救,可危及生命,目前尚不能治愈,为终身疾病。

2. 肝细胞性黄疸 肝细胞损害,非结合胆红素转化为结合胆红素的能力下降,血中非结合胆红素升高;未受损的肝细胞将生成的结合胆红素输入毛细胆管,通过坏死的肝细胞及破裂的小胆管反流入血,血中结合胆红素升高。见于病毒性肝炎、中毒性肝炎、肝癌、肝硬化、钩端螺旋体病、败血症等。

3. 胆汁淤积性黄疸(阻塞性黄疸) 肝内或肝外胆管阻塞,结合胆红素不能随胆汁排入肠道,阻塞上方的胆汁淤积,胆管内压力增高,最终使小胆管与毛细胆管破裂,胆汁中的结合胆红素反流入血中,血中结合胆红素含量升高。见于原发性胆汁性肝硬化、胆管炎、胆道蛔虫病、胆管癌、胰头癌、壶腹癌等。

4. 先天性非溶血性黄疸 包括吉尔伯特综合征、迪宾－约翰逊综合征等。

【评估要点】

1. 确认有无黄疸 通过实验室检测,与胡萝卜素性黄皮病等引起的皮肤黄染相区分。

2. 临床特点 伴寒战、发热、头痛、四肢腰背酸痛、呕吐等表现,尿呈酱油色,见于溶血性黄疸;伴全身乏力、食欲缺乏、厌油、恶心、腹胀、肝区不适或疼痛、肝大等,见于肝细胞性黄疸;黄疸颜色较深,伴皮肤瘙痒、心动过缓、粪便色变浅,见于胆汁淤积性黄疸。

【相关护理诊断／问题】

1. 体象紊乱 与黄疸导致皮肤、黏膜黄染有关。

2. 舒适度减弱 与皮肤瘙痒有关。

3. 有皮肤完整性受损的危险 与皮肤瘙痒有关。

第七节 恶心与呕吐

恶心(nausea)为上腹部不适、紧迫欲吐的感觉。呕吐(vomiting)是胃强烈收缩导致胃或部分小肠的内容物经食管逆流口腔而排出体外的现象。

【病因】

1. 反射性呕吐 常见于:①咽部受到刺激,如吸烟、剧咳、鼻咽部炎症等;②胃、十二指肠疾病,如胃肠炎、消化性溃疡、急性胃扩张或幽门梗阻等;③肠道疾病,如急性阑尾炎、各型肠梗阻、急性出血坏死性肠炎等;④肝胆胰疾病,如急性肝炎、肝硬化、肝淤血、急性胆囊炎、慢性胆囊炎或胰腺炎等;⑤其他疾病,如急性腹膜炎、肾及输尿管结石、急性肾盂肾炎、急性盆腔炎、异位妊娠破裂、心肌梗死等。

2. 中枢性呕吐 常见于:①神经系统疾病,如颅内感染、脑血管疾病、颅脑损伤等;②全身疾病,如尿毒症、肝性脑病、糖尿病酮症酸中毒等;③药物引起,如抗生素、抗肿瘤药、洋地黄、吗啡等。

3. 前庭功能障碍性呕吐　常见于内耳迷路病变、梅尼埃病、晕动症等。

【评估要点】

1. 呕吐的时间　晨起出现呕吐见于尿毒症、慢性酒精中毒或功能性消化不良、鼻窦炎等；育龄期妇女晨起呕吐见于早期妊娠。晚上或夜间呕吐见于幽门梗阻。

2. 呕吐与进食的关系　餐后近期呕吐，特别是集体发病者，多由食物中毒所致。餐后即刻呕吐，可能为精神性呕吐。餐后 1h 以上呕吐称为延迟性呕吐，提示胃张力下降或胃排空延迟。餐后较久或数餐后呕吐，见于幽门梗阻。

3. 呕吐的特点　恶心较轻或缺如，见于精神性或颅内高压性呕吐，后者呈喷射状呕吐。

4. 呕吐物的性质　发酵、腐败气味提示胃潴留，粪臭味提示低位小肠梗阻，不含胆汁提示梗阻多在十二指肠乳头以上，含多量胆汁则提示在此平面以下。含有大量酸性液体者多有胃泌素瘤或十二指肠溃疡，无酸味者可能为贲门狭窄或贲门失弛缓症所致。

5. 诊疗及护理经过　是否做过 X 线钡餐、胃镜，血糖、尿素氮、血清电解质等检查及结果。

【相关护理诊断 / 问题】

1. 体液不足　与呕吐导致的体液丢失及摄入不足有关。

2. 有电解质失衡的危险　与长期频繁呕吐及摄入不足有关。

3. 有误吸的危险　与呕吐物误吸入肺内有关。

第八节　呕　　血

 工作情景与任务

导入情景：

患者，男性，56 岁。肝硬化病史 10 余年。近 2d 自觉上腹部不适，解黑色大便，今日在家进食较硬食物后感上腹不适，呕鲜血约 300ml，伴头晕、眼花、心悸，急诊入院。

工作任务：

评估该患者的呕血情况。

呕血（hematemesis）是上消化道疾病（十二指肠悬韧带以上包括食管、胃、十二指肠、肝、胆、胰腺疾病）或全身性疾病所致的急性上消化道出血，血液经口腔呕出。同时有部分血液经肠道排出，形成黑便。呕血一般都伴有黑便，而黑便不一定伴有呕血。

【病因】

1. 食管疾病　如食管静脉曲张破裂、食管癌、食管异物损伤等。

2. 胃、十二指肠疾病　如消化性溃疡、急性糜烂性出血性胃炎、胃癌等。

3. 肝、胆、胰腺疾病　如肝硬化门静脉高压、肝癌、胆管癌、胰头癌等。

4. 急性传染病　如流行性出血热、钩端螺旋体病等。

5. 血液病　如白血病、再生障碍性贫血、血小板减少性紫癜、血友病等。

上述病因中，以消化性溃疡最为常见，其次为食管或胃底静脉曲张破裂，再次为急性糜烂性出血性胃炎和胃癌。

【评估要点】

1. 与咯血鉴别　见表3-6。

表3-6　咯血和呕血鉴别

鉴别要点	咯血	呕血
病史	呼吸道疾病或心脏病史	有胃病或肝硬化病史
出血前表现	常有咽喉发痒或咳嗽	恶心、上腹部不适
出血方式	咳出	呕出
血液颜色	鲜红	暗红或棕褐色
血液内混合物	常混有泡沫及痰，碱性	常混有食物残渣，酸性
黑便	除非咯血咽下，否则不会有黑便	常有黑便，呈柏油样便
出血后痰的颜色	咯血后继续有痰中带血	无血痰

2. 出血的颜色　上消化道出血时，呕血量多且在胃内停留的时间短，则血色鲜红或暗红。呕血量少或在胃内停留时间长，呈咖啡渣样棕褐色。上消化道或小肠的出血因在肠道停留时间长，红细胞破坏后释放出的血红蛋白与食物中的硫化物结合形成硫化亚铁，使粪便转为黑色，又因黏液附着，血便黑而发亮，似柏油状，称柏油样便。

3. 出血量判断　黑便提示上消化道出血量一般在50ml以上；上消化道出血量在250~300ml会出现呕血；出血量达800~1 000ml，有头晕、乏力、出汗、面色苍白、四肢厥冷、心慌、脉搏增快等急性失血表现；出血量>1 000ml，出现血压下降、脉搏细弱、呼吸急促等急性循环衰竭表现。

4. 伴随症状　伴有慢性、节律性中上腹疼痛，提示消化性溃疡；伴有脾大、肝掌、腹壁静脉曲张或腹水，提示肝硬化门静脉高压导致的食管或胃底静脉曲张破裂出血；若同时伴有其他器官出血，则提示白血病、流行性出血热等全身性疾病。

【相关护理诊断/问题】

1. 活动无耐力　与出血导致的贫血有关。

2. 外周组织灌注无效　与出血引起的血容量不足有关。

3. 有休克的危险　与大量失血有关。

第九节　腹泻与便秘

一、腹　泻

正常人每日排便 1～2 次,黄褐色成形软便,不含异常成分。腹泻(diarrhea)是指排便次数增多,粪便稀薄,或带有黏液、脓血或未消化的食物。

【病因】

腹泻按病程可分为急性腹泻和慢性腹泻(表 3-7),病因以肠道感染最常见。

表 3-7　腹泻分类

分类	病变部位	常见疾病
急性腹泻	肠道病变	细菌、病毒、寄生虫等感染引起的肠炎,急性出血坏死性肠炎、溃疡性结肠炎等
	急性中毒	服食毒蕈、河豚、鱼胆、发芽马铃薯、桐油、有机磷农药、砷、汞等中毒
	全身性感染	败血症、伤寒、钩端螺旋体病等
	其他	过敏性肠炎、腹型过敏性紫癜
慢性腹泻	胃肠道疾病	肠结核、慢性细菌性痢疾、慢性阿米巴痢疾、血吸虫病;慢性萎缩性胃炎、胃大部切除术后、胃酸缺乏;肠道肿瘤;局限性肠炎、溃疡性结肠炎、吸收不良综合征等
	肝、胆、胰疾病	慢性胰腺炎、胰腺癌;肝硬化、慢性胆囊炎、胆汁淤积性黄疸等
	全身疾病	尿毒症、甲状腺功能亢进、糖尿病、系统性红斑狼疮等
	药物作用	利血平、新斯的明、甲状腺素、洋地黄类等
	神经功能紊乱	神经功能性腹泻、肠易激综合征等

【评估要点】

1. 临床表现

(1)急性腹泻:起病急骤,排便每天可达 10 次以上,粪便稀薄,常含致病性微生物等病理成分。伴有肠鸣音、肠绞痛或里急后重。重者可引起脱水、电解质紊乱、代谢性酸中毒等。

(2)慢性腹泻:起病缓慢,病程 >2 个月。可为腹泻与便秘交替,便稀薄,可含黏液、脓细胞等病理成分。长期腹泻导致营养障碍,体重减轻,甚至营养不良。

2. 伴随症状　腹泻常伴有发热、腹痛、里急后重、重度脱水、消瘦等伴随症状。

【相关护理诊断／问题】

1. 腹泻　与肠道感染、炎症等有关。

2. 有体液不足的危险　与急性腹泻导致的体液大量丢失有关。

3. 营养失调：低于机体需要量　与长期慢性腹泻有关。

二、便　秘

便秘（constipation）是指每周排便次数不足2～3次，便质干燥，甚者呈球形，排便困难。

【病因】

便秘分为功能性便秘和器质性便秘（表3-8）。

表3-8　便秘分类

分类	常见病因
功能性 便秘	饮食因素，如进食过少或食物中纤维素不足
	习惯性便秘，如工作关系或精神因素导致排便习惯改变
	结肠运动障碍，如老年人、体质虚弱或活动少
	肌肉张力不足，如多次妊娠
	滥用泻药，形成药物依赖
器质性 便秘	结肠的良性及恶性肿瘤、肠梗阻、肠粘连等
	腹腔或盆腔肿瘤压迫，如子宫肌瘤、巨大卵巢囊肿等
	因排便疼痛引起，如肛裂、肛瘘、痔疮及肛周脓肿
	肠蠕动及张力不足或紊乱，如甲状腺功能减退、糖尿病、尿毒症及铅中毒等

【评估要点】

1. 排便的改变　排便量及次数明显减少，便质干燥，可呈球形。

2. 伴随症状　可出现腹胀、腹痛，排便时出现下坠或排不尽感，排便时易出现肛周疼痛及肛裂，病程长者易患痔疮。

3. 诊疗及护理经过　是否采取缓解便秘的措施及效果，用药名称、剂量及效果。

【相关护理诊断／问题】

1. 便秘　与食物纤维素量过少、液体摄入不足、排便环境改变等有关。

2. 知识缺乏：缺乏便秘形成和促进排便的相关知识。

第十节 意识障碍

意识是大脑功能活动的综合表现,正常人意识清晰,定向力正常,反应敏锐精确,思维和情感活动正常,语言流畅、准确,表达能力良好。凡能影响大脑功能活动的疾病均可引起不同程度的意识改变,称为意识障碍(disturbance of consciousness)。评估意识状态多采用问诊,通过交谈了解被评估者的思维、反应、情感、计算及定向力等方面的情况。对较为严重者,还应进行痛觉试验、瞳孔反射等检查,以确定被评估者意识障碍的程度。

【病因】

1. 重症急性感染 如败血症、中毒性菌痢、肺炎、伤寒、颅内感染性疾病(脑炎、脑膜炎)等。

2. 颅脑非感染性疾病 ①脑血管疾病:脑栓塞、脑血栓形成、脑出血等;②颅脑损伤:外伤性颅内血肿、脑震荡、脑挫裂伤、颅骨骨折等;③脑占位性疾病:如脑肿瘤、脑脓肿;④癫痫等。

3. 内分泌与代谢性障碍 如甲状腺危象、甲状腺功能减退(简称甲减)、糖尿病昏迷、低血糖、尿毒症、肝性脑病、肺性脑病等。

4. 心血管疾病 心律失常引起的阿-斯综合征。

5. 水、电解质平衡紊乱 如高氯性酸中毒、低氯性碱中毒、稀释性低钠血症等。

6. 外源性中毒 如一氧化碳、酒精、吗啡、镇静催眠药、有机磷农药等中毒。

7. 物理性损害 如高温中暑、日射病、触电等。

【评估要点】

1. 询问相关健康史和诱因 询问有无与意识障碍相关的健康史和诱发因素,如糖尿病、尿毒症、低血糖等。

2. 评估意识障碍的程度 根据意识障碍的程度可将其分为嗜睡、意识模糊、昏睡、谵妄及昏迷。

(1)嗜睡:是程度最轻的意识障碍。被评估者处于持续睡眠状态,可被唤醒,醒后能正确回答问题及作出各种反应,刺激停止后又很快入睡。

(2)意识模糊:较嗜睡更深的意识障碍。被评估者能保持简单的精神活动,但对时间、地点、人物等的定向力发生障碍。

(3)昏睡:被评估者处于熟睡状态,不易唤醒,强刺激下虽可被唤醒,但很快又入睡,醒时答话含糊或答非所问。

(4)谵妄:以兴奋性增高为主的失调状态,表现为意识模糊、定向力丧失、感觉错乱、躁动不安等。

(5)昏迷:为意识的持续中断或完全丧失,是最严重的意识障碍。昏迷与昏睡最主要的区别是能否被唤醒,昏睡的被评估者能被唤醒,而昏迷的被评估者不能被唤醒。昏迷的程度与特点见表3-9。

表 3-9　昏迷的程度与特点

程度	特点
轻度昏迷	意识大部分丧失，无自主运动，对疼痛刺激可出现防御反应，角膜反射、瞳孔对光反射、眼球运动等可存在
中度昏迷	对周围事物及各种刺激均无反应，对强烈刺激可出现防御反射，角膜反射减弱、瞳孔对光反射迟钝、无眼球运动
深度昏迷	全身肌肉松弛，深浅反射均消失，对各种刺激全无反应

 知识拓展

格拉斯哥昏迷评分法

格拉斯哥昏迷评分法是医学上评估患者昏迷程度的方法，包括睁眼反应（4分）、语言反应（5分）和肢体运动（6分）三个方面，三者分数相加，最高分为15分，表示意识清楚；12～14分为轻度意识障碍；9～11分为中度意识障碍；8分及以下为昏迷。分值越低则意识障碍越严重；得分值越高，提示意识状态越好。选评判时的最好反应计分。注意，运动评分左侧、右侧可能不同，用较高的分数计分。改良的评分法应记录最好／最差反应，左侧／右侧运动评分。

【相关护理诊断／问题】

1. 急性意识混乱　与脑出血、肝性脑病等有关。

2. 清理呼吸道无效／有感染的危险　与意识障碍所致的咳嗽、吞咽反射减弱或消失有关。

3. 功能性尿失禁　与意识障碍所致的排尿失控有关。

4. 排便失禁　与意识障碍所致的排便失控有关。

5. 有皮肤完整性受损的危险　与意识障碍所致的自主运动消失，大小便失禁有关。

第十一节　抽搐与惊厥

抽搐（tic）是指全身或局部骨骼肌群的不自主、无节律性收缩，导致关节运动或强直，伴或不伴意识丧失。当肌群收缩表现为强直性和阵挛性时，称惊厥（convulsion）。

【病因】

抽搐与惊厥的病因可分为特发性与症状性。特发性抽搐与惊厥常由先天性脑部不稳定状态所致,和遗传因素有密切关系。症状性抽搐与惊厥由脑部疾病、全身性疾病、神经症等病因引起(表3-10)。

表3-10　症状性抽搐与惊厥的病因

分类	病变	病因
脑部疾病	感染	细菌性脑膜炎、脑脓肿、病毒性脑炎、脑结核瘤等
	外伤	颅脑外伤、产伤等
	肿瘤	原发性肿瘤、脑转移瘤等
	血管疾病	脑出血、蛛网膜下腔出血、高血压脑病、脑栓塞、脑血栓形成、脑缺氧等
	寄生虫病	脑型疟疾、脑血吸虫病、脑包虫病、脑囊虫病等
	其他	先天性脑发育障碍和原因未明的大脑变性等
全身性疾病	感染	急性胃肠炎、中毒性菌痢、链球菌败血症、中耳炎、破伤风、狂犬病等
	中毒	尿毒症、肝性脑病;酒精、苯、铅、砷、汞、氯喹、阿托品、樟脑、白果、有机磷等中毒
	心血管疾病	高血压脑病或阿-斯综合征等
	代谢障碍	低血糖、低钙及低镁血症、急性间歇性血卟啉病、子痫、维生素 B_6 缺乏等
	风湿性疾病	系统性红斑狼疮、脑血管炎等
	其他	突然撤停安眠药、抗癫痫药,异烟肼、阿托品过量,热射病、溺水、窒息、触电等
神经症		癔症性抽搐和惊厥

【评估要点】

1. 发病年龄　婴幼儿突发抽搐、惊厥,常见于高热、急性感染、低血钙、癫痫等;老年人突发抽搐、惊厥,多见于脑血管病、脑代谢障碍性疾病等。

2. 发作范围

(1) 全身性抽搐:全身骨骼肌痉挛,典型为癫痫大发作。患者突然意识模糊或丧失,全身强直,呼吸暂停,面色自苍白转发绀,继而四肢阵挛性抽搐,呼吸不规则,小便失禁,持续1～2min,可反复发作或呈持续性状态。发作时瞳孔散大,对光反应减弱或消失,病理反射阳性,眼球上翻,可咬破舌头。发作停止不久,意识恢复,醒后头痛,全身乏力、酸痛等。

(2) 局限性抽搐:身体部分肌肉收缩为主,如口角、眼睑、手足。低钙血症患者可出现腕及手掌指关节屈曲、指间关节伸直、拇指内收、踝关节伸直、脚趾下屈、足呈弓状。

3. 伴随症状　可伴发热、血压增高、脑膜刺激征、瞳孔扩大与舌咬伤、剧烈头痛和意识丧失等。

【相关护理诊断 / 问题】

1. 有受伤的危险　与抽搐、惊厥导致的短暂意识丧失有关。

2. 照顾者角色紧张　与患者病情不稳定及发作情景不可预测有关。

3. 有窒息的危险　与发作时呼吸道分泌物或异物误吸及发作时舌根后坠阻塞呼吸道有关。

> **本章小结**
>
> 　　本章学习重点是发热的热型及临床意义、胸痛与腹痛的评估要点、痰液的性状、咯血的病因及评估要点、呼吸困难的评估要点、呕血的评估要点、意识障碍的评估要点、抽搐的评估要点。学习难点为疼痛的病因、咯血的护理诊断 / 问题、黄疸的评估要点、恶心与呕吐的病因、腹泻与便秘的病因、意识障碍的病因。在学习的过程中注意比较咯血与呕血的区别、肺源性呼吸困难和心源性呼吸困难的区别、不同程度昏迷的特点。

（张展　张玲）

❓ 思考与练习

1. 简述发热常见的热型及临床意义。

2. 心绞痛患者胸痛的评估要点有哪些？

3. 常见的痰液性状变化有何临床意义？

4. 咯血与呕血如何鉴别？

5. 简述常见的呼吸困难类型及其特点。

6. 引起黄疸的常见原因有哪些？

7. 意识障碍评估要点及相关护理问题有哪些？

8. 抽搐与惊厥的评估要点有哪些？

第四章 | 身体评估

04章 数字内容

　　身体评估是评估者运用自己的感官或借助体温计、血压计、听诊器等简单的评估工具,了解身体健康状况的评估方法。一般开始于健康史采集结束后。身体评估的目的是发现被评估者的体征,进一步支持、验证问诊中得到的有临床意义的症状,了解被评估者在治疗及护理后的反应,为确定护理诊断提供客观依据。

第一节　身体评估基本方法

 工作情景与任务

导入情景:

　　某老年男性患者慢性支气管炎、肺气肿、肺心病复发,咳嗽了3个多月,病情日益加重,只好住院治疗。当班护士在详细地了解了患者的健康史后,拟对他进行身体评估。

工作任务:

1. 请说出身体评估的基本方法。
2. 请说出对该患者评估后可能出现的异常体征。

一、评估前准备

身体评估前需进行知识准备、器材准备、环境准备、态度准备。

1. 知识准备 评估者需熟悉评估的主要内容、基本方法、正常顺序、注意事项。评估前后应洗手,避免医源性交叉感染;评估动作应轻柔、准确、规范。常用顺序是先观察一般状态,再依次对头、颈、胸、腹、脊柱、四肢、神经系统进行评估,避免重复和遗漏;视病情需要进行生殖器、肛门和直肠的评估。

2. 器材准备 根据被评估者情况备好血压计、体温计、听诊器、棉签、压舌板、手电筒、叩诊锤等器材,最好一次到位。

3. 环境准备 环境安静,温度适宜,光线充足,以自然光线为佳。

4. 态度准备 评估前和评估时耐心给被评估者进行相关解释说明,态度和蔼、亲切可信,取得被评估者配合。

二、基 本 方 法

身体评估的基本方法包括视诊、触诊、叩诊、听诊和嗅诊。

(一)视诊

视诊是利用视觉观察被评估者全身及局部状态的评估方法,分全身视诊和局部视诊。视诊相对简单,适用范围广,可提供重要的评估资料。眼底、呼吸道、消化道等特殊部位的体征需要借助某些仪器(如检眼镜、内镜等)的帮助才能视诊。

(二)触诊

触诊是通过手接触被评估者体表后得到的感觉来判断该部位状态的评估方法。触诊适用于全身,最常用于腹部评估。触诊可明确和补充视诊所不能确定的体征,如体表的温度和湿度、脏器的状况、包块的大小与性质等。手对触觉最敏感的部位是指腹及掌指关节的掌面。

1. 触诊方法 因触诊的目标不同而施以轻重不等的压力,分浅部触诊法和深部触诊法。

(1)浅部触诊法:将一手轻轻放在被评估处,利用掌指关节及腕关节的协同动作,以滑动或旋转的方式轻压触摸,适用于体表病变,如关节、软组织、表浅的动脉、静脉、神经、阴囊及精索等。腹部浅部触诊可触及深度 1～2cm,一般不引起被评估者痛苦和肌肉紧张,主要用于评估腹部有无压痛、抵抗感、搏动、包块等(图 4-1)。

(2)深部触诊法:评估时可用单手或两手重叠,由浅入深逐渐加压,以达到深部触诊的目的(图 4-2)。可触及深度多超过 2cm,适用于评估腹腔病变及脏器情况。根据评估目的及手法的不同又可分为以下 4 种:

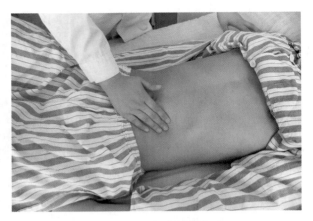

图 4-1　浅部触诊法

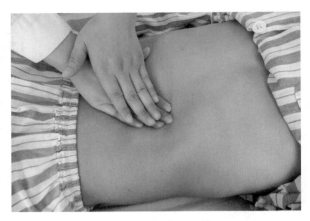

图 4-2　深部触诊法

1）深部滑行触诊法：评估时嘱被评估者张口平静呼吸，或与之谈话以转移注意力，尽量放松腹肌；评估者同时以并拢的示指、中指、无名指末端逐渐触向腹腔脏器或包块，在被触及的脏器或包块上做上、下、左、右的滑动触摸。若为肠管或索条状包块，则需做与长轴相垂直方向的滑动触诊。常用于腹腔深部包块和胃肠病变的评估。

2）深压触诊法：用 1～2 个并拢的手指逐渐深压被评估部位（图 4-3）。适用于探测腹腔深处病变的部位或确定腹部压痛点，如阑尾压痛点、胆囊压痛点等。检查反跳痛时，在手指深压的基础上稍停留 2～3s，迅速将手抬起并询问被评估者是否感觉疼痛加重，或查看面部是否出现痛苦表情。

3）双手触诊法：右手中间三指并拢平置于被评估脏器或包块的表面，左手掌置于相应部位背部，将之推向右手方向，且更接近于体表，以便右手触诊（图 4-4）。多用于肝、脾、肾和腹腔肿物的评估。

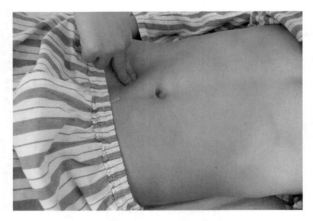

图 4-3　深压触诊法

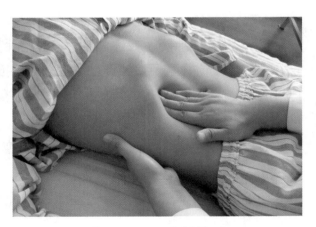

图 4-4　双手触诊法

4）冲击触诊法：又称浮沉触诊法。用右手示、中、无名指并拢取 70°～90° 角，稍用力反复急促地向下冲击被评估部位，通过指端感触有无浮沉的肿块或脏器。此法一般用于有大量腹水难以触及肝、脾及腹腔包块者。因在指端的急促冲击下腹水可暂时移开而较易触及其下的脏器或肿块（图 4-5）。

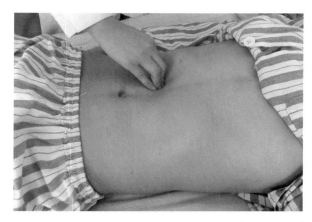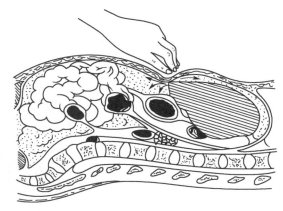

图 4-5　冲击触诊法

2. 注意事项

（1）触诊前应向被评估者介绍评估的目的及配合方式,充分暴露被评估部位,放松肌肉。触诊时手应温暖、轻柔,避免引起肌肉紧张,影响评估效果。

（2）根据检查需要被评估者取适宜体位。触诊腹部时,被评估者排空膀胱,取仰卧位,双手置于体侧,双腿稍屈;通常评估者应站在被评估者右侧,面向被评估者,随时观察其面部表情。

（3）触诊时评估者应多思考,结合病变的解剖位置及毗邻关系,明确病变的性质及来源。

（三）叩诊

叩诊是用手指叩击、手掌拍击被查部位表面,使之振动而产生音响,根据振动和音响的特点来判断被查部位的脏器状态的评估方法。主要用于肺、心脏及腹部评估。

1. 叩诊方法　因叩诊的手法与目的不同,分间接叩诊法和直接叩诊法。

（1）间接叩诊法:是临床上应用最多的叩诊方法,分为指指叩诊和捶叩诊,后者较前者更易操作。

指指叩诊时,评估者的左手中指第二指节紧贴于叩诊部位,勿施重压,以免影响被叩组织的振动,其余四指稍微抬起,勿与体表接触;右手指自然弯曲,以中指指端叩击左手中指第二指骨的前端,叩击方向与叩诊部位的体表垂直;叩诊时以腕关节与指掌关节的活动为主,避免肘关节及肩关节参与运动（图 4-6）。

捶叩诊又称叩击痛检查,评估者将左手掌平放于被评估部位,右手握拳以尺侧缘叩击其左手背,观察并询问被评估者有无疼痛（图 4-7）。常用于评估肝区、脾区、肾区等有无叩击痛。

（2）直接叩诊法:方法是评估者用右手示、中、无名指的掌面直接拍击被评估部位,借拍击的反响和指下的振动感来判断病变情况（图 4-8）。主要用于评估胸部、腹部面积较广泛的病变,如大量胸腔积液或腹水等。

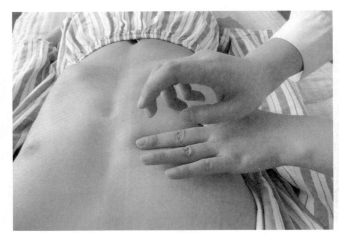
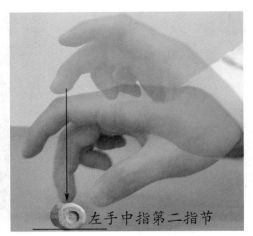

左手中指第二指节

图 4-6　指指叩诊

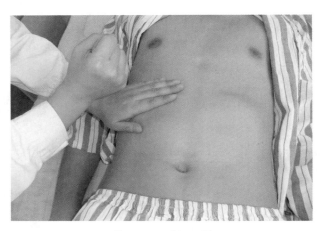

图 4-7　捶叩诊

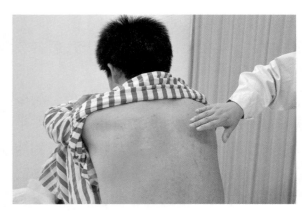
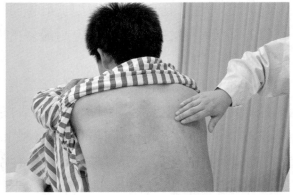

图 4-8　直接叩诊法

　　2. 叩诊音　即叩诊被叩击部位时产生的音响。因被叩击部位组织器官的密度、弹性、含气量以及与体表的距离不同而产生不同的音响。根据音调、音响强度、持续时间等差别可分为清音、浊音、实音、鼓音、过清音。叩诊音的特点及临床意义见表 4-1。

表 4-1　叩诊音的特点及临床意义

叩诊音	音调	音响强度	持续时间	临床意义
清音	低	较强	长	正常肺部
浊音	较高	较弱	较短	心、肝被肺覆盖部分；肺炎、肺不张、胸膜增厚
实音	最高	最弱	最短	心脏、肝脏；大量胸腔积液、肺实变
鼓音	中等	强	较长	胃泡区、腹部；气胸、肺空洞
过清音	最低	最强	最长	正常时不出现；肺气肿

3. 注意事项

（1）环境应安静，以免影响叩诊音的判断。

（2）叩诊时被评估者应充分暴露被评估部位，肌肉放松。被评估者体位因不同检查部位而变化，如胸部叩诊时取坐位或卧位，腹部叩诊时取仰卧位。

（3）注意左右对称部位叩诊音的对比。

（4）叩击动作要灵活、短促、富有弹性。叩击后右手应立即抬起，以免影响音响的振幅与频率。连续叩击一般不超过 3 次，叩击力量的轻重应视不同的评估部位、病变组织的性质、范围大小或位置深浅等具体情况而定。叩击力量要均匀适中，使产生的声响一致，以正确判断叩诊音的变化。

（四）听诊

听诊是评估者用耳或借助于听诊器听取被评估者身体内各部位发出的声音，来识别健康与否的评估方法，常用于肺、心血管、胃肠道等部位的评估。

1. 听诊方法　可分为直接听诊法和间接听诊法。

（1）直接听诊法：用耳直接贴在被评估者的体表上进行听诊，是听诊器出现前的听诊方法，目前只在某些紧急及特殊情况下使用。

（2）间接听诊法：采用听诊器进行听诊。主要用于心、肺、腹部、血管的听诊。常用的听诊器由耳件、体件及软管三部分构成（图 4-9）。体件分为钟型和膜型，钟型适用于听取低调声音，如二尖瓣狭窄的隆隆样舒张期杂音；膜型适用于听诊高调的声音，如主动脉瓣关闭不全的杂音等。

2. 注意事项

（1）听诊环境要安静、温暖、避风。寒冷可引起被评估者肌束颤动，出现附加音，影响听诊效果。

（2）听诊前应注意耳件方向是否正确，

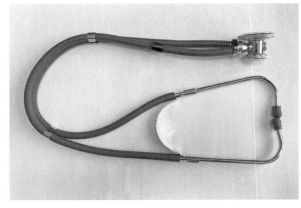

图 4-9　听诊器

管腔是否通畅;体件是否紧贴于被评估的部位,避免与皮肤摩擦而产生附加音。

（3）听诊时可根据病情让被评估者采取适当的体位。对衰弱不能起床者,为避免翻身所引起的痛苦,多使用膜型听诊器听诊。

（4）听诊时注意力要集中。听诊心脏时,为排除呼吸音的干扰,可嘱被评估者屏气;听诊肺部时需留意辨别心音造成的干扰。

（五）嗅诊

嗅诊是评估者用嗅觉判断来自被评估者的异常气味与其疾病间关系的评估方法。具有重要临床意义的异常气味主要有:恶臭的脓液可见于气性坏疽;痰液恶臭味提示厌氧菌感染,多见于支气管扩张或肺脓肿;呼气具有浓烈的酒味见于饮酒后,出现刺激性蒜味提示有机磷农药中毒,肝腥味见于肝性脑病,烂苹果味见于糖尿病酮症酸中毒;尿液呈浓烈的氨味见于尿潴留及膀胱炎;粪便腥臭味见于细菌性痢疾。

第二节　一般状态评估

工作情景与任务

导入情景:

患者,女性,59岁。因纠纷在与人争执中突然倒地,呼之不应,急送入院。查体:体温36.5℃,呼吸19次/min,血压168/108mmHg,脉搏92次/min,无自主运动,全身肌肉松弛,对各种刺激均无反应。头颅CT示脑出血。

工作任务:

1. 判断该患者的生命体征。
2. 判断该患者的意识状态。

全身状态评估为身体评估的第一步,以视诊为主,配合触诊、听诊及嗅诊,是对被评估者全身状态的概括性观察。评估内容包括性别、年龄、生命体征、意识状态、发育与体型、营养状态、面容与表情、体位、步态等。

一、性　　别

判断性别的主要依据是生殖器和第二性征的发育状况。正常成人的性征明显,性别判断不难。某些疾病可导致性征发生改变,如肾上腺皮质肿瘤既可使男性乳房女性化,也可令女性发生男性化改变;性染色体异常引起两性畸形等。

二、年　　龄

年龄大小一般通过健康史采集获知。但在死亡、昏迷或隐瞒年龄时,需要通过观察皮肤的弹性及光泽、毛发的颜色及分布、肌肉及牙齿的状态等粗略估计。年龄与某些疾病的发生存在相关性,如麻疹、佝偻病等多发生于儿童,风湿热、结核病多发生于青少年,冠状动脉疾病多发生于老年人。

三、生 命 体 征

生命体征(vital sign)是评价生命活动存在与否、质量如何的指标,包括体温、脉搏、呼吸和血压,是进行身体评估必需的检查项目之一。生命体征的测量方法及注意事项详见《基础护理》相关章节。

(一)体温

目前临床常用体温计有水银体温计、电子体温计、红外线体温计。

1. 正常体温　腋测法 36～37℃,口测法 36.3～37.2℃,肛测法 36.5～37.7℃。

2. 临床意义　生理情况下,早晨体温略低,下午略高,24h 内波动幅度不超过 1℃;运动或进食后、月经期前或妊娠妇女体温略高,老年人体温略低。体温高于正常范围称为发热,其临床意义见第三章第一节"发热"。体温低于正常范围称为体温过低,主要见于休克、严重营养不良、甲状腺功能减退及过久暴露于低温环境中。

(二)脉搏

评估脉搏时,主要触诊浅表动脉,最常用桡动脉,特殊情况下可触诊股动脉、足背动脉、颈动脉等。测量时须注意脉搏的脉率、脉律、动脉壁状态、强弱及波形。

1. 脉率　脉率是指每分钟脉搏的次数。正常成人脉率为 60～100 次/min,超过 100 次/min 为脉率增快,低于 60 次/min 为脉率减慢。各种生理、病理情况或药物影响均可使脉率增快或减慢。生理情况下,老年人稍慢,女性和儿童脉率较快,未满 3 岁的儿童多在 100 次/min 以上;情绪激动、运动等可使脉率增快。病理状态下,发热、贫血、甲状腺功能亢进、心力衰竭、快速性心律失常、休克时脉率增快;颅内压增高、阻塞性黄疸、甲状腺功能减退、缓慢性心律失常时脉率减慢。正常时脉率与心率一致,某些心律失常如心房颤动或频发期前收缩时,脉率可慢于心率。

2. 脉律　脉律是指脉搏的节律,可反映心脏的节律。正常人脉律规则,心律失常时脉律不规则,窦性心律不齐时脉律可随呼吸改变,吸气时增快,呼气时减慢;心房颤动时脉律绝对不规则。

3. 动脉壁状态　正常人动脉管壁柔软、光滑、有弹性,用手指压迫将血流阻断后,远端的动脉应触不到,如仍触及且硬而缺乏弹性似条索状迂曲或结节状,提示动脉硬化。

4. 强弱 脉搏的强弱与心搏出量、脉压和外周血管阻力大小相关。脉搏增强见于高热、甲状腺功能亢进、主动脉瓣关闭不全等。脉搏减弱见于心力衰竭、主动脉瓣狭窄与休克等。

5. 波形 波形是指脉搏的形态变化,可通过触诊或脉搏示波器描记得知。常见的异常脉搏波形有:

(1)交替脉:是指节律规则而强弱交替出现的脉搏,为左心室收缩强弱交替的结果,是早期左心功能不全的重要体征之一。常见于高血压心脏病、急性心肌梗死等。

(2)水冲脉:脉搏骤起骤落,急促有力。提示脉压增大,常见于甲状腺功能亢进、严重贫血、主动脉瓣关闭不全、先天性心脏病动脉导管未闭、动静脉瘘等。评估者握紧被评估者手腕掌面,将其前臂高举过头部,可明显感知。

(3)奇脉:吸气时脉搏明显减弱或消失,又称吸停脉。见于大量心包积液、缩窄性心包炎等,因心脏舒张受限,吸气时体静脉血液向右心回流受限,右心室心输出量不能补偿吸气时的肺循环容量增加,导致肺静脉血液回流减少、左心输出量减少、脉搏减弱。

(三)呼吸

1. 呼吸运动 呼吸运动的类型包括胸式呼吸和腹式呼吸,女性以胸式呼吸为主,男性及婴幼儿以腹式呼吸为主。胸式呼吸减弱可见于肺炎、重症肺结核、胸膜炎、肋间神经痛、肋骨骨折等;腹式呼吸减弱可见于腹膜炎、大量腹水、肝脾极度大、腹腔内巨大肿瘤及妊娠晚期。

2. 呼吸频率与深度 静息状态下,正常成人呼吸频率为 12~20 次 /min,呼吸与脉搏之比为 1:4;新生儿呼吸频率约为 44 次 /min,随着年龄增长而逐渐减慢。常见呼吸频率和深度异常如下:

(1)呼吸频率异常:①呼吸过缓,呼吸频率低于 12 次 /min,见于镇静剂或麻醉剂过量、颅内压增高等;②呼吸过速,呼吸频率超过 20 次 /min,见于发热、疼痛、贫血、甲状腺功能亢进、心力衰竭等。一般情况下体温每升高 1℃,呼吸频率约增加 4 次 /min。

(2)呼吸深度异常:呼吸深快可见于剧烈运动、情绪激动、过度紧张。糖尿病酮症酸中毒和尿毒症酸中毒可出现深长而快的呼吸,又称库斯莫尔呼吸。呼吸浅快常见于肥胖、呼吸肌麻痹、严重腹胀、大量腹水、肺炎、胸膜炎、胸腔积液、气胸等。

3. 呼吸节律 静息状态下,正常成人呼吸均匀、节律整齐。病理状态下,可出现呼吸节律的变化(图 4-10)。

(1)叹气样呼吸:在正常呼吸节律中出现一次深大呼吸,并常伴叹息声,多为功能性改变。见于神经衰弱、精神紧张或抑郁症。

(2)潮式呼吸:又称陈-施呼吸,呼吸由浅慢逐渐变为深快,再由深快转为浅慢,继而出现一段呼吸暂停,如此周而复始。其周期为 30~120s,暂停期可持续 5~30s,需较长时间仔细观察才能了解周期性节律变化的过程。

(3)间停呼吸:又称比奥呼吸,表现为有规律地呼吸几次后,突然停止一段时间又开

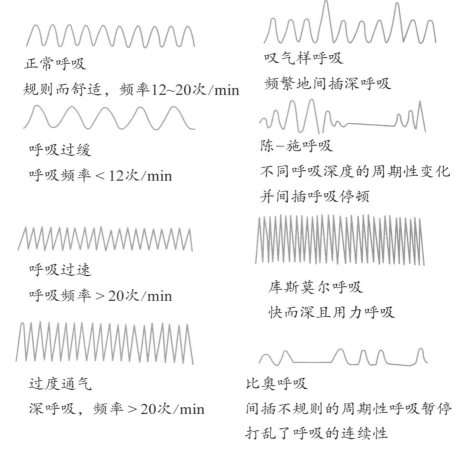

正常呼吸
规则而舒适，频率12~20次/min

叹气样呼吸
频繁地间插深呼吸

呼吸过缓
呼吸频率＜12次/min

陈-施呼吸
不同呼吸深度的周期性变化
并间插呼吸停顿

呼吸过速
呼吸频率＞20次/min

库斯莫尔呼吸
快而深且用力呼吸

过度通气
深呼吸，频率＞20次/min

比奥呼吸
间插不规则的周期性呼吸暂停
打乱了呼吸的连续性

图 4-10 常见呼吸频率、节律与深度的变化

始呼吸,即周而复始的间停呼吸。为伴有长周期呼吸暂停的不规则呼吸。

潮式呼吸和间停呼吸多发生于中枢神经系统疾病,如脑炎、脑膜炎、颅内压增高及糖尿病酮症酸中毒、巴比妥中毒等。间停呼吸较潮式呼吸更为严重,预后多不良,常在临终前发生。

（四）血压

血压是血管内的血液对血管壁产生的侧压力,通常指动脉血压或体循环血压。心室收缩时,主动脉内压力在收缩中期达最高值,称为收缩压;心室舒张时,主动脉内压力在舒张末期达最低值,称为舒张压;收缩压与舒张压之差称为脉压。

1. 血压标准　正常成人血压标准的制订已经过多次修订,中国高血压防治指南（2018 年修订版）的标准见表 4-2。

表 4-2　成人血压水平的定义和分类

类别	收缩压 /mmHg		舒张压 /mmHg
正常血压	<120	和	<80
正常高值	120 ~ 139	和 / 或	80 ~ 89

类别	收缩压 /mmHg		舒张压 /mmHg
高血压	≥140	和 / 或	≥90
1 级高血压（轻度）	140～159	和 / 或	90～99
2 级高血压（中度）	160～179	和 / 或	100～109
3 级高血压（重度）	≥180	和 / 或	≥110
单纯收缩期高血压	≥140	和	<90

注：收缩压与舒张压分属不同级别时，按较高级别分类。

2. 血压变化的临床意义 新生儿血压平均为 50～60/30～40mmHg，成年期后血压随年龄的增长而略增，一般男性较女性略高，这种性别差异在老年期减小。由于体质、情绪激动、紧张、运动、气温等多种因素均可影响血压测值，故需根据多次测量的结果综合判断。常见血压变化意义如下：

（1）高血压：在安静、清醒的条件下用标准测量方法，至少 3 次非同日血压的收缩压达到或超过 140mmHg 和 / 或舒张压达到或超过 90mmHg 为高血压；如果仅收缩压达到标准则称为收缩期高血压。高血压绝大多数原因不明，称为原发性高血压；少数继发于其他疾病，称为继发性或症状性高血压，见于肾动脉狭窄、慢性肾炎等。

（2）低血压：血压低于 90/60mmHg 时为低血压。多见于休克、急性心肌梗死、极度衰弱等。低血压与体位变化有关者称体位性低血压。

（3）血压不对称：正常双侧上肢血压差为 5～10mmHg。若两上肢血压相差大于 10mmHg 即为血压不对称，见于血管闭塞性脉管炎、多发性大动脉炎、先天性动脉畸形等。

（4）上下肢血压差异常：正常时下肢血压高于上肢血压 20～40mmHg，当下肢血压低于上肢血压时称上下肢血压差异常。常见于主动脉缩窄、胸腹主动脉型大动脉炎等。

（5）脉压增大：正常成人脉压为 30～40mmHg，超过 40mmHg 称为脉压增大，见于主动脉瓣关闭不全、甲状腺功能亢进、动脉导管未闭、动静脉瘘、严重贫血等。

（6）脉压减小：脉压低于 30mmHg 称为脉压减小。常见于主动脉瓣狭窄、心包积液、缩窄性心包炎、严重心力衰竭者。

四、意 识 状 态

意识状态相关内容见第三章第十节"意识障碍"。

五、营 养 状 态

营养状态可根据毛发、皮肤、皮下脂肪、肌肉的发育情况进行评估。最迅速、简便的方法是观察皮下脂肪充实的程度,最适宜和最方便评估的部位在前臂曲侧或上臂背侧下1/3处。营养状态通常分为不良、中等、良好三个等级:

（1）营养不良:皮肤及黏膜干燥、弹性降低,皮下脂肪菲薄,肌肉松弛无力,指甲粗糙无光泽,毛发稀疏,肋间隙及锁骨上窝凹陷,肩胛骨和髂骨嶙峋突出。

（2）营养良好:黏膜红润,皮肤光泽、弹性良好,皮下脂肪丰满而有弹性,肌肉结实,指甲、毛发润泽,肋间隙及锁骨上窝深浅适中,肩胛部和股部肌肉丰满。

（3）营养中等:介于营养良好和营养不良之间。

此外,在一定时间内比较体重的变化也可反映出营养状态。由于体重受身高的影响较大,需要以身高作参照。

（1）计算理想体重:理想体重(kg)=身高(cm)−105。实际体重在理想体重±10%范围内属于正常;超过理想体重的10%~20%为超重,超过理想体重的20%为肥胖;低于理想体重的10%~20%为消瘦,低于理想体重的20%为明显消瘦。

（2）计算体重指数(body mass index,BMI):BMI=体重(kg)/身高(m²)。我国成人BMI的正常范围为18.5~23.9,<18.5为消瘦,在24.0~27.9为超重,>28.0为肥胖。还可根据腰围和臀围的比值计算出腰臀比。女性腰围≥80cm,男性腰围≥85cm为腹部脂肪积蓄的界限。女性腰臀比大于0.9,男性大于1.0为不正常,腰臀比异常与不良健康事件的危险性相关,其预测价值大于BMI。

六、发育与体型

（一）发育

发育是以智力、年龄、体格成长状态(包括身高、体重及第二性征)之间的关系来综合评价,与种族、遗传、内分泌、营养代谢、生活条件及体育锻炼等密切相关。

1. 成人发育正常的评估指标　头部的长度等于身高的1/8~1/7;双上肢水平展开后两中指指端的距离等于身高;胸围等于身高的一半;坐高等于下肢的长度。正常人各年龄组的身高与体重之间存在一定的对应关系。

2. 发育异常　病态发育与内分泌的改变密切相关。青春期前,垂体前叶功能亢进可出现体格异常高大,称为巨人症;垂体功能减退可导致体格异常矮小,称为生长激素缺乏性侏儒症;新生儿期发生甲状腺功能减退时,可导致体格矮小和智力低下,称为呆小病。性激素分泌受损导致第二性征的改变,男性被评估者可表现为外生殖器发育不良,骨盆宽大,上、下肢过长,皮下脂肪丰满,无胡须,毛发稀少,发音呈女声;女性被评估者可表现为发音呈男声,乳房发育不良,闭经,体格男性化。

（二）体型

体型是指身体各部发育的外观表现,包括骨骼、肌肉的生长与脂肪分布的状态等。成年人的体型可分为以下3种:

1. 无力型　又称瘦长型,体高肌瘦、颈细长、肩垂、胸廓扁平,腹上角小于90°。
2. 正力型　又称匀称型,身体各个部分匀称适中,腹上角为90°左右,见于多数正常成人。
3. 超力型　又称矮胖型,体格粗壮、颈粗短、肩平、胸廓宽阔,腹上角大于90°。

七、面容与表情

面容是面部所呈现的状态,表情为面部情感的表现。疾病可影响被评估者的面容与表情,不同疾病可呈现不同的面容与表情。

1. 急性病容　呼吸急促,面色潮红,唇有疱疹,表情痛苦。见于急性感染性疾病,如疟疾、肺炎链球菌肺炎、流行性脑脊髓膜炎等。

2. 慢性病容　面色晦暗,面容憔悴,目光暗淡,表情忧虑。见于慢性消耗性疾病,如严重结核病、肝硬化、恶性肿瘤等。

3. 肢端肥大症面容　头颅增大,面部变长,下颌增大前凸,眉弓、两颧隆起,唇舌肥厚,耳鼻增大。见于肢端肥大症(图4-11)。

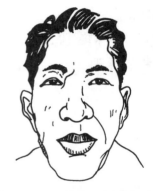

图4-11　肢端肥大症面容

4. 二尖瓣面容　两颊紫红,面色晦暗,口唇轻度发绀。见于风湿性心脏瓣膜病二尖瓣狭窄(图4-12)。

5. 满月面容　面如满月,皮肤发红,常伴痤疮和胡须生长。见于库欣综合征及长期应用糖皮质激素者(图4-13)。

6. 甲状腺功能亢进面容　面容惊愕,眼球凸出,眼裂增宽,目光闪烁,表情兴奋。见于甲状腺功能亢进(图4-14)。

7. 黏液性水肿面容　面色苍黄,颜面水肿,目光呆滞,反应迟钝,眉毛及头发稀疏。见于甲状腺功能减退。

8. 苦笑面容　面肌痉挛,牙关紧闭,呈苦笑状。见于破伤风。

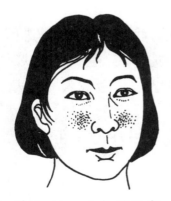

图4-12　二尖瓣面容

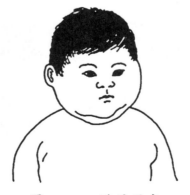

图4-13　满月面容

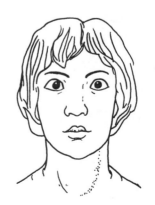

图4-14　甲状腺功能亢进面容

八、体　位

体位是指被评估者身体所处的状态。常见的体位及其临床意义如下：

（一）自主体位
身体活动自如，不受限制。见于正常人和疾病早期、病情较轻的患者。

（二）被动体位
自己不能变换或调整身体的位置。见于瘫痪、极度衰竭或意识丧失的患者。

（三）强迫体位
为减轻痛苦而被迫采取的某种特殊体位。主要有：

1. 强迫卧位　急性腹膜炎患者呈强迫仰卧位，双腿卷曲，借以减轻腹部肌肉的紧张度，缓解疼痛；脊柱疾病时强迫俯卧位，借以减轻局部肌肉的紧张程度；一侧胸膜炎和大量胸腔积液则多采取强迫患侧卧位，以利于健侧呼吸代偿，限制患侧胸廓活动并减轻疼痛。

2. 强迫蹲位　在活动过程中突然停止活动并采用蹲踞位或膝胸位，以缓解呼吸困难和心悸。见于先天性发绀型心脏病。

3. 强迫坐位　又称端坐呼吸，患者坐于床沿，两下肢下垂，双手分置膝盖或床边，便于辅助呼吸肌参与呼吸，增加膈肌活动度及肺通气量，减少回心血量，从而减轻心脏负担。见于心肺衰竭。

4. 辗转体位　辗转反侧，坐卧不安。见于胆石症、胆道蛔虫病、肾绞痛等。

5. 角弓反张位　头向后仰，颈及脊背肌肉强直，胸腹前凸，背过伸，躯干呈弓形。见于小儿脑膜炎、破伤风等。

九、步　态

步态是指走动时所表现出的姿态。健康人的步态各异，青壮年快速矫健，老年人小步慢行，小儿多急行小跑。某些疾病可出现具特征性改变的步态，常见典型的异常步态如下：

1. 慌张步态　起步后小步急速趋行，身体前倾，呈难以止步之势。见于帕金森病等（图4-15A）。

2. 跨阈步态　因踝部肌腱和肌肉弛缓，患足下垂，起步时必须抬高下肢才能行走。见于腓总神经麻痹（图4-15B）。

3. 醉酒步态　行走时躯干重心不稳，步态紊乱如酒醉状。见于小脑疾病、酒精及巴比妥中毒。

4. 蹒跚步态　走路时身体左右摇摆似鸭行。见于佝偻病、大骨节病、进行性肌营养不良或先天性双侧髋关节脱位等。

5. 共济失调步态　起步时一脚高抬，骤然垂落，双目向下注视，两脚间距宽，以防身体倾斜,闭目时不能保持平衡。见于脊髓病变。

6. 剪刀步态　移步时下肢内收过度,两腿交叉呈剪刀状。见于脑性瘫痪与截瘫(图 4-15C)。

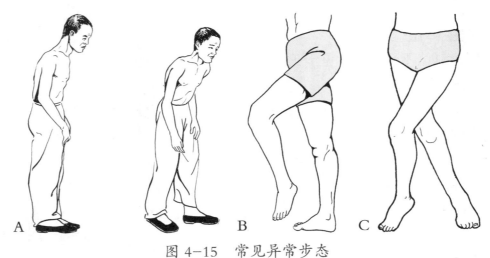

图 4-15　常见异常步态

A. 慌张步态;B. 跨阈步态;C. 剪刀步态。

第三节　皮肤黏膜及浅表淋巴结评估

一、皮肤黏膜评估

皮肤黏膜评估的内容主要包括颜色、弹性、湿度、皮疹、皮下出血、蜘蛛痣与肝掌、水肿等,一般以视诊为主,有时需要配合触诊。皮肤黏膜病变可以表现为局部或者全身。

（一）颜色

皮肤颜色与种族、毛细血管的分布、色素量、血液充盈度、皮下脂肪厚薄等多种因素有关。

1. 发红　因毛细血管扩张充血、血流加速、红细胞数量增多所致。生理情况下见于情绪激动、运动、饮酒后;病理情况下可见于发热性疾病、阿托品及一氧化碳中毒等。

2. 苍白　与贫血、末梢毛细血管痉挛或充盈不足有关。可见于寒冷、休克、虚脱、惊恐等。

3. 发绀　皮肤黏膜呈青紫色,常出现于口唇、耳郭、面颊及肢端等部位。可见于严重的呼吸系统疾病、心力衰竭、发绀型先天性心脏病、血栓性静脉炎、亚硝酸盐中毒等。

4. 黄染　皮肤黏膜发黄。常见皮肤黏膜黄染的评估要点见表 4-3。

表 4-3　常见皮肤黏膜黄染的评估要点

评估要点	黄疸	胡萝卜素增高	药物影响
原因	血清胆红素增高	血清胡萝卜素增高	服用含黄色素的药物，如呋喃类、米帕林
首先出现部位	巩膜、软腭黏膜	手掌、足底、前额及鼻部皮肤	皮肤，重者巩膜
黄染特点	近角膜缘轻，远处重	无巩膜、口腔黏膜黄染	近角膜缘重，远处轻
其他	有致黄疸原发病，如肝炎、溶血性疾病、胆道疾病等	停止食用富含胡萝卜素的蔬果后逐渐消退	停药后逐渐消退

5. 色素沉着　是指部分或全身皮肤出现色泽加深的情况。生理情况下，身体的外露部分如乳头、腋窝、生殖器官、关节、肛门周围等处的皮肤可有色素沉着。如上述部位的皮肤色泽明显加深，多见于慢性肾上腺皮质功能减退症、肝硬化、肝癌晚期、肢端肥大症等。

6. 色素脱失　是指皮肤失去原有的色素。常见的有白癜风、白斑及白化病等。

（二）弹性

皮肤弹性与年龄、营养状态、皮下脂肪及组织间隙液体量有关。儿童及青年皮肤弹性良好，中年以后皮肤弹性减弱，老年皮肤组织萎缩、弹性减退。评估时，常选择手背或上臂内侧，以拇指和示指将皮肤提起，弹性良好者松手后皮肤皱褶迅速平复；弹性减弱者皱褶平复缓慢，见于慢性消耗性疾病、严重脱水者。

（三）湿度

生理情况下，皮肤湿度与汗液分泌功能、周围环境的温湿度相关。病理情况下，少汗或无汗见于维生素 A 缺乏、尿毒症、脱水等；出汗较多见于风湿病、结核病、甲状腺功能亢进、佝偻病等；冷汗多见于休克、虚脱等；夜间睡后出汗称为盗汗，多见于结核病。

（四）皮疹

皮疹常见于皮肤病、传染病、药物及其他物质所致的过敏反应等。常见皮疹的评估要点及临床意义见表 4-4。

表 4-4　常见皮疹的评估要点及临床意义

皮疹	评估要点	临床意义
斑疹	局部皮肤发红，既不隆起，也不凹陷	斑疹伤寒、风湿性多形红斑、丹毒
玫瑰疹	鲜红色圆形斑疹，直径 2～3mm，胸、腹部多见	伤寒和副伤寒的特征性皮疹
丘疹	局部皮肤颜色改变且凸出皮肤表面	药物疹、麻疹及湿疹等
斑丘疹	丘疹周围有皮肤发红的底盘	风疹、猩红热和药物疹等

皮疹	评估要点	临床意义
荨麻疹	稍隆起皮肤表面的苍白或红色、大小不等、形态不一的局限性水肿	各种过敏反应

（五）皮下出血

大面积的皮下出血在评估时易于发现,较小的皮下出血应注意与红色的皮疹或小红痣区别。皮疹压之可褪色或消失,皮下出血和小红痣受压后均不褪色,但小红痣表面光亮,触诊时稍高于皮肤表面。根据其直径大小及伴随情况分为:①瘀点,小于 3mm;②紫癜,3～5mm;③瘀斑,大于 5mm(图 4-16);④血肿,片状出血伴皮肤显著隆起。皮下出血常见于造血系统疾病、重症感染、某些血管损害性疾病、毒物或药物中毒及外伤等。

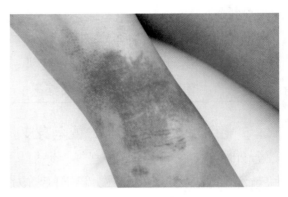

图 4-16　瘀斑

（六）蜘蛛痣与肝掌

皮肤小动脉末端分支性扩张所形成的血管痣,因形似蜘蛛而称为蜘蛛痣,多出现在面、颈、手背、上臂、前胸和肩部等上腔静脉分布的区域(图 4-17)。评估时用笔尖或棉签压迫蜘蛛痣的中心,其辐射状小血管网立即消失,去除按压后又复出现(图 4-18)。慢性肝病患者可见手掌大、小鱼际处发红,压后褪色,称为肝掌(图 4-19)。

肝掌与蜘蛛痣的出现与肝脏对雌激素的灭活作用减弱有关,临床上多见于急、慢性肝炎或肝硬化,也可见于妊娠期女性。

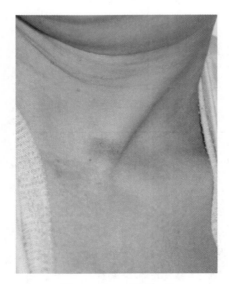

图 4-17　蜘蛛痣

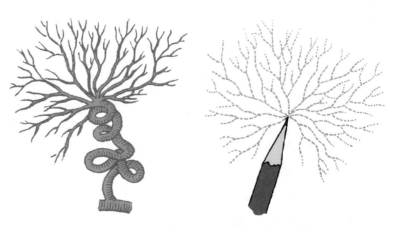

图 4-18　蜘蛛痣小血管网受压消失

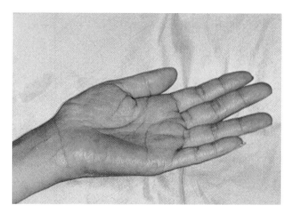

图 4-19 肝掌

（七）水肿

皮下组织的细胞内及组织间隙内液体过多积聚称为水肿。检查应以视诊和触诊相结合。水肿可分为轻、中、重三度。

1. 轻度　不易发现或仅见于眼睑、眶下软组织、胫骨前、踝部皮下组织，指压后组织轻度下陷，平复较快。

2. 中度　全身组织均见明显水肿，指压后可出现明显凹陷，平复缓慢。

3. 重度　全身组织严重水肿，身体低垂部位皮肤发亮，甚至有液体渗出。胸腔、腹腔等浆膜腔内可有积液，甚至外阴部亦出现严重水肿。

二、浅表淋巴结评估

淋巴结遍布全身，身体评估时仅能评估浅表淋巴结。深部淋巴结的评估需要借助各种仪器设备，故不在此列。

（一）生理特点

正常的浅表淋巴结较小，直径多在 0.2~0.5cm，质地柔软，表面光滑，与周围组织无粘连，无压痛，且不易触及；淋巴结以组群分布，一个组群的淋巴结收集一定区域范围内的淋巴液。

（二）浅表淋巴结分布

1. 头颈部淋巴结　见图 4-20。

（1）耳前淋巴结：位于耳屏前方。

（2）耳后淋巴结：位于耳后乳突表面、胸锁乳突肌止点处，亦称乳突淋巴结。

（3）枕淋巴结：位于枕部皮下，斜方肌起点与胸锁乳突肌止点之间。

（4）下颌下淋巴结：位于颌下腺附近，下颌角与颏部中间。

（5）颏下淋巴结：位于颏下三角内，下颌舌骨肌表面，两侧下颌骨前端中点后方。

（6）颈前淋巴结：位于胸锁乳突肌表面及下颌角处。

（7）颈后淋巴结:位于斜方肌前缘。

（8）锁骨上淋巴结:位于锁骨与胸锁乳突肌所形成的夹角处。

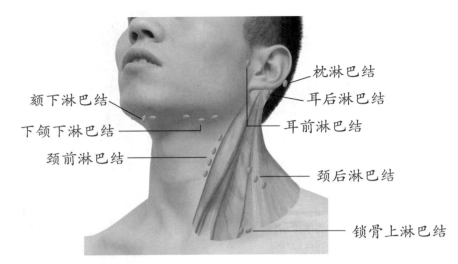

图 4-20　头颈部淋巴结

2. 腋窝淋巴结　见图 4-21。

（1）外侧淋巴结群:位于腋窝外侧壁。

（2）胸肌淋巴结群:位于胸大肌下缘深部。

（3）肩胛下淋巴结群:位于腋窝后皱襞深部。

（4）中央淋巴结群:位于腋窝内侧壁近肋骨及前锯肌处。

（5）腋尖淋巴结群:位于腋窝顶部。

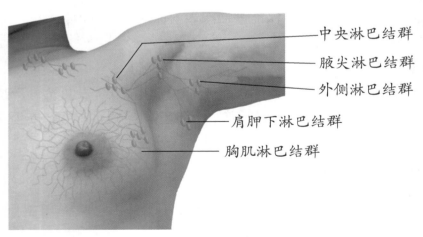

图 4-21　腋窝淋巴结

3. 肘浅淋巴结　位于上臂内侧,内上髁上方 3～4cm 处,肱二头肌与肱三头肌之间的间沟内。

4. 腹股沟淋巴结　见图 4-22。

（1）上群：位于腹股沟韧带下方，与韧带平行排列，故又称为腹股沟韧带横组或水平组。

（2）下群：位于大隐静脉上端，沿静脉走向排列，故又称为腹股沟淋巴结纵组或垂直组。

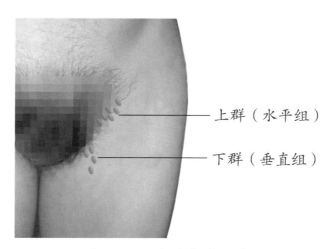

上群（水平组）

下群（垂直组）

图 4-22　腹股沟淋巴结

5. 腘窝淋巴结　位于小隐静脉和腘静脉的汇合处。

（三）评估方法及顺序

1. 评估方法　主要采用视诊和浅部触诊法。评估者将示、中、无名三指并拢，将指腹平放于被评估部位的皮肤，由浅入深进行滑动触诊，即指腹要带动按压的皮肤与皮下组织之间滑动。评估耳前、耳后、颈部和锁骨上淋巴结时，被评估者取卧位或坐位，评估者可站在被评估者前面或后面，示、中、无名三指指腹紧贴评估部位，由浅入深进行滑动触诊；触诊颈部和锁骨上淋巴结时，被评估者头稍低或偏向评估侧，让皮肤或肌肉松弛，以利于触诊（图 4-23、图 4-24）。评估腋窝淋巴结时，被评估者前臂稍外展，评估者以右手检查左侧、左手检查右侧，触诊时由浅及深至腋窝各部（图 4-25）。检查肘浅淋巴结时，以左（右）手托起被评估者右（左）前臂，以右（左）手向滑车上由浅及深进行触诊（图 4-26）。

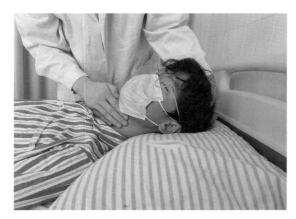

图 4-23　颈部淋巴结触诊

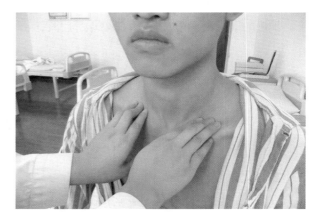

图 4-24　锁骨上淋巴结触诊

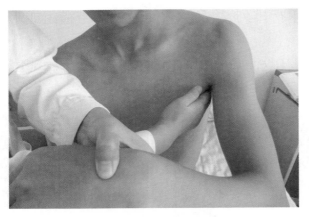

图 4-25 腋窝淋巴结触诊

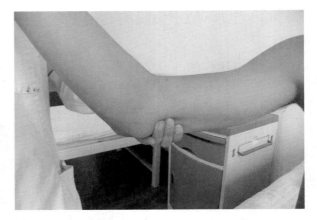

图 4-26 肘浅淋巴结触诊

2. 评估顺序 按耳前、耳后、乳突、枕部、下颌下、颏下、颈前、颈后、锁骨上、腋窝、肘、腹股沟、腘窝等顺序进行检查。

3. 注意事项 评估时应放松局部肌肉；触及淋巴结肿大时，应注意其部位、大小、数目、硬度、压痛、活动度、有无粘连，局部皮肤有无红肿、瘢痕、瘘管等，同时注意寻找引起淋巴结肿大的原发病灶。

（四）淋巴结肿大的临床意义

淋巴结肿大按其分布可分为全身性和局限性淋巴结肿大。

1. 全身性淋巴结肿大 增大的淋巴结遍及全身，大小不等，无粘连。可见于传染性单核细胞增多症、系统性红斑狼疮、干燥综合征、白血病、淋巴瘤、恶性组织细胞病等。

2. 局限性淋巴结肿大

（1）非特异性淋巴结炎：由急、慢性炎症引起，如急性化脓性扁桃体炎、齿龈炎可引起颈部淋巴结肿大。急性炎症初始，淋巴结质软、有压痛、无粘连。慢性炎症时淋巴结质地较硬，炎症消退时淋巴结最终可缩小。

（2）淋巴结结核：肿大的淋巴结常发生于颈部血管周围，质地稍硬，大小不等，与周围组织粘连或相互粘连。晚期破溃后可形成瘘管，愈合后形成瘢痕。

（3）恶性肿瘤淋巴结转移：淋巴结质地坚硬，与周围组织粘连，不易推动，一般无压痛。肺癌可向右侧锁骨上或腋窝淋巴结群转移；胃癌多向左侧锁骨上淋巴结群转移。

第四节 头颈部评估

一、头 部 评 估

（一）头发

应注意头发的颜色、疏密度、是否脱发以及脱发的类型和特点。头发的颜色、疏密度和曲直可因种族遗传因素及年龄而异。脱发可因斑秃、伤寒、甲状腺功能减退等所致，也可见于抗癌药物治疗等。评估时应注意其发生部位、形态与头发改变的特点。

（二）头颅

应评估头颅的大小、外形及有无异常活动。头颅的大小也称头围，以软尺自眉间绕到颅后通过枕骨粗隆测得。新生儿头围约34cm，随年龄增长而增加，18岁时头围可达53cm或以上，此后几乎不变。

1. 头颅的大小及外形改变　头颅大小异常或畸形是某些疾病的典型体征。常见头颅异常的特点及其意义如下（图4-27）：

（1）小颅：小儿囟门闭合多在12～18个月，早闭合呈现小头畸形，常伴智力发育障碍。

（2）尖颅：头顶部尖突高起似塔状，与颜面的比例异常，又称塔颅，因矢状缝与冠状缝过早闭合导致。见于先天性疾病尖颅并指（趾）畸形。

（3）方颅：前额左右突出，头顶平坦呈方形。见于小儿佝偻病、先天性梅毒。

（4）巨颅：额、顶、颞、枕部突出膨大呈圆形，颈部静脉充盈，对比之下颜面较小。见于脑积水，因其颅内压增高，压迫眼球，形成双目下视、巩膜外露的特殊表情，称落日现象。

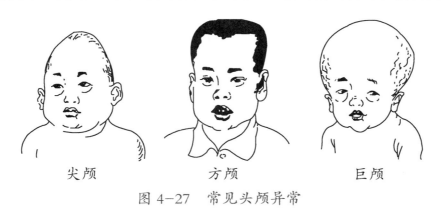

尖颅　　　　　方颅　　　　　巨颅

图4-27　常见头颅异常

2. 头部运动异常　头部不随意颤动见于帕金森病；与颈动脉搏动一致的点头运动见于严重主动脉瓣关闭不全；头部活动受限见于颈椎疾病。

（三）眼

1. 眉毛　正常人眉毛的疏密程度不完全相同，一般内侧与中间部分比较浓密，外侧部分较稀疏。如果眉毛的外1/3过于稀疏或脱落，见于黏液性水肿或先天性梅毒。

2. 眼睑　评估时注意有无眼睑水肿、睑内翻、上睑下垂、眼睑闭合障碍等。眼睑异常及临床意义见表4-5。

表4-5　眼睑异常及临床意义

眼睑异常	临床意义
眼睑水肿	见于肾炎、营养不良、慢性肝病、血管神经性水肿
睑内翻	由于睑结膜瘢痕形成，使眼睑缘向内翻转，见于沙眼

眼睑异常	临床意义
上睑下垂	双侧眼睑下垂见于先天性上睑下垂、重症肌无力;单侧上睑下垂多为动眼神经麻痹所致,见于蛛网膜下腔出血、脑炎、脑外伤等
眼睑闭合障碍	双侧闭合障碍见于甲状腺功能亢进;单侧闭合障碍见于面神经麻痹

3. 结膜　结膜充血发红伴血管充盈见于结膜炎、角膜炎;颗粒与滤泡见于沙眼;结膜苍白见于贫血;出现大片结膜下出血,可见于高血压、动脉硬化。检查上睑结膜时需要翻转眼睑。

4. 眼球　评估时注意眼球的外形与运动。

(1) 眼球突出:双侧眼球突出,见于甲状腺功能亢进;单侧眼球突出,多因局部炎症或眶内占位性病变所致,偶见于颅内病变。

(2) 眼球下陷:双侧下陷见于老年人、严重脱水、消瘦;单侧下陷见于霍纳综合征、眶尖骨折。

(3) 眼球震颤:是指双侧眼球发生一系列有规律的快速往返运动。评估方法:嘱患者眼球随护士手指所示方向(水平和垂直)运动数次,观察是否出现眼球震颤。自发的眼球震颤见于耳源性眩晕、小脑疾病、视力严重低下等。

5. 角膜　观察其透明度,注意有无云翳、白斑、软化、溃疡、新生血管等。角膜软化见于婴幼儿营养不良、维生素 A 缺乏等。角膜边缘及周围出现类脂质沉着的灰白色混浊环,多见于老年人,故称老年环。

6. 巩膜　正常呈瓷白色,黄疸时巩膜黄染最明显。步入中年,内眦部可出现不均匀黄色斑块,主要由脂肪沉着所致。

7. 瞳孔

(1) 瞳孔的形状与大小:正常人瞳孔双侧等圆、等大,直径为 3~4mm。瞳孔缩小受动眼神经的副交感神经支配;瞳孔扩大受交感神经支配。评估瞳孔应注意其大小、形状、位置,双侧是否等圆、等大,对光反射、调节及集合反射等是否正常。病理情况下瞳孔变化的临床意义见表 4-6。

表 4-6　病理情况下瞳孔变化的临床意义

瞳孔变化	临床意义
缩小	虹膜炎症、有机磷农药中毒,也可见于吗啡、氯丙嗪、毛果芸香碱等药物反应
扩大	外伤、青光眼绝对期、视神经萎缩、颈交感神经受刺激、阿托品或可卡因等药物影响
形状不规则	虹膜粘连
大小不等	颅内病变,如脑疝、脑外伤、脑肿瘤等

（2）对光反射:评估时嘱被评估者注视正前方,用手电筒光源直接照射某侧瞳孔,被照瞳孔立即收缩,移开光照后迅速复原,称为直接对光反射。用手隔开两眼,光照一侧瞳孔,另一侧瞳孔亦同时收缩,称为间接对光反射。对光反射迟钝见于浅昏迷,完全消失见于深昏迷。

（3）调节反射和集合反射:嘱被评估者注视 1m 外的目标(一般用示指竖立),将目标逐渐移近眼球(距眼球约 20cm 处),正常人瞳孔逐渐缩小,称为调节反射;再次将目标由 1m 外缓慢移向眼球(距眼球 5～10cm 处),正常人双眼内聚,称为集合反射。当动眼神经功能损害时,调节反射和集合反射均消失。

8. 视力　分为近视力和远视力,采用通用国际标准视力表进行评估。

（1）近距离视力表:被评估者距视力表 33cm,能看清"1.0"行视标者为正常视力。

（2）远距离视力表:被评估者距视力表 5m,两眼分别检查。

（四）耳

1. 耳郭与外耳道　评估时应注意耳郭的外形、大小,外耳道皮肤有无红肿、分泌物。外耳道局部红肿,伴耳郭牵拉痛见于外耳道疖肿;耳郭皮下痛性结节见于痛风;外耳道有脓性分泌物,伴全身症状见于化脓性中耳炎。

2. 乳突　化脓性中耳炎引流不畅时,可蔓延为乳突炎。评估时可见耳郭后方皮肤红肿,乳突明显压痛。

3. 听力　粗略评估方法:护士持机械手表或以拇指与示指相互摩擦,自 1m 外逐渐移近被检查耳部,直到听到声音为止,测量距离,采用同一方法检查另一耳。精测法是使用音叉或电测听设备进行测试。

（五）鼻

1. 鼻的外观　主要评估鼻的外形和颜色。鼻尖鼻翼处皮肤发红变厚,伴毛细血管扩张及组织肥厚,见于酒渣鼻;鼻梁部皮肤有红色斑块,且高出皮面并向两面颊部蔓延成蝴蝶状,见于系统性红斑狼疮;吸气时鼻孔张大,呼气时鼻孔回缩为鼻翼扇动,见于严重呼吸困难。

2. 鼻腔

（1）鼻中隔:鼻中隔偏曲或穿孔,多为鼻腔慢性炎症、外伤所致。

（2）鼻出血:单侧出血多见于外伤、感染、鼻咽癌等。双侧出血多由全身性疾病引起,如流行性出血热、血小板减少性紫癜、再生障碍性贫血、白血病、血友病、肝脏疾病等。女性若发生周期性鼻出血,多为子宫内膜异位症。

（3）鼻腔黏膜:鼻黏膜肿胀伴鼻塞和流涕,见于急性鼻炎;鼻黏膜肿胀且组织肥厚,见于慢性鼻炎。

3. 鼻窦　是鼻腔周围含气的骨质空腔,共 4 对(图 4-28),有窦口与鼻腔相通。引流不畅时易发生炎症,出现鼻塞、流涕、头痛和鼻窦压痛,常见于鼻窦炎。

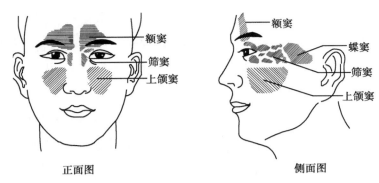

正面图　　　　　　　　　　　　　　侧面图

图 4-28　鼻窦位置示意图

各鼻窦区压痛评估方法见表 4-7。

表 4-7　鼻窦区压痛评估方法

鼻窦	评估方法
上颌窦	双手固定于被评估者两侧耳后，拇指分别置于左、右颧部向后按压
额窦	一手扶持被评估者枕部，另一拇指或示指置于眼眶上缘内侧向后上按压
筛窦	双手固定被评估者两侧耳后，双拇指分别置于鼻根部与眼内眦之间向后方按压
蝶窦	由于解剖位置较深，不能在体表评估

（六）口腔

口腔的评估包括口唇、口腔内器官和组织、口腔气味等。

1. 口唇　健康人口唇红润、有光泽。评估时需注意口唇颜色，有无疱疹、口角糜烂和歪斜。口唇病变常见原因见表 4-8。

表 4-8　口唇病变常见原因

病变	原因
口唇苍白	贫血、虚脱、主动脉瓣关闭不全
口唇发绀	心、肺功能不全
口唇干燥伴皲裂	严重脱水
口唇疱疹	大叶性肺炎、流行性脑脊髓膜炎等
口角歪斜	面神经麻痹

2. 口腔黏膜　正常口腔黏膜光洁呈粉红色。在相当于第二磨牙的颊黏膜处出现针头大小的白色斑点，称为科氏斑，又称麻疹黏膜斑，是麻疹的早期特征。红色黏膜上有白色假膜或外衣，为口腔白念珠菌病，多见于长期使用广谱抗生素者、衰弱患儿或老年人。

3. 牙齿　正常牙齿呈瓷白色，评估时应注意牙齿的色泽、形状，有无龋齿、缺齿和义齿等。如发现牙齿疾病，应按下列格式标明所在部位（图 4-29）：

$$\begin{array}{c|c}
\text{上} \\
\text{右} \quad 8\ 7\ 6\ 5\ 4\ 3\ 2\ 1 & 1\ 2\ 3\ 4\ 5\ 6\ 7\ 8 \quad \text{左} \\
\hline
8\ 7\ 6\ 5\ 4\ 3\ 2\ 1 & 1\ 2\ 3\ 4\ 5\ 6\ 7\ 8 \\
\text{下}
\end{array}$$

1. 中切牙　　　2. 侧切牙　　　3. 尖牙　　　4. 第一前磨牙
5. 第二前磨牙　6. 第一磨牙　　7. 第二磨牙　8. 第三磨牙

图4-29　牙列

如左上尖牙、右下第一前磨牙为缺齿,则记录为: $\dfrac{\quad|3}{4|\quad}$ 缺齿。

4. 牙龈　正常呈粉红色,质坚韧,紧密贴合于牙颈部,压之无出血及溢脓。牙龈水肿见于慢性牙周炎;牙龈缘出血常为牙石等局部因素引起,也可由全身性疾病如血液系统疾病等引起;牙龈游离缘出现蓝灰色点线,称为铅线,为铅中毒的特征。

5. 舌　正常人舌质淡红、柔软、湿润,舌苔薄白,伸舌居中,活动自如,无震颤。评估时应注意舌质、舌苔及其活动状态。舌的性状变化特点及临床意义见表4-9。

表4-9　异常舌的特点及临床意义

类型	特点	临床意义
干燥舌	重度干燥可有舌体缩小,出现纵沟	鼻疾病、大量吸烟、阿托品作用、放射治疗后、严重脱水
镜面舌	舌乳头萎缩,舌体变小,舌面光滑呈粉红色或红色	缺铁性贫血、恶性贫血、萎缩性胃炎
地图舌	舌面出现黄色上皮细胞堆积而成的隆起部分,状如地图	核黄素缺乏
牛肉舌	舌面绛红,形如生牛肉	烟酸缺乏
草莓舌	舌乳头肿胀、鲜红似草莓样	猩红热、长期发热者等
毛舌	舌面出现黑色或黄褐色毛	久病衰弱或长期使用广谱抗生素

6. 咽部及扁桃体　应注意其大小,有无红肿、分泌物等。

(1)咽部的评估方法:被评估者取坐位,头略后仰,张大口并发"啊"音,评估者将压舌板在舌的前2/3与后1/3交界处迅速下压,见软腭上抬,在照明的配合下可见软腭、腭垂、软腭弓、扁桃体、咽后壁等(图4-30)。

(2)扁桃体增大分度:一般分为三度。不超

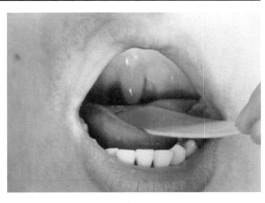

图4-30　咽及扁桃体的评估方法

过腭咽弓者为Ⅰ度;超过腭咽弓者为Ⅱ度;达到或超过咽后壁中线者为Ⅲ度(图 4-31)。

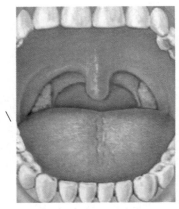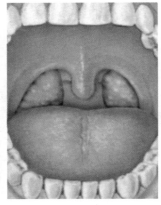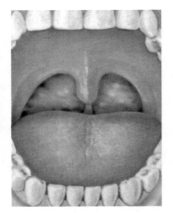

Ⅰ度扁桃体增大　　　　Ⅱ度扁桃体增大　　　　Ⅲ度扁桃体增大

图 4-31　扁桃体增大分度

（3）临床意义:咽部黏膜充血、红肿、黏膜腺分泌增多,多为急性咽炎;咽部黏膜充血、表面粗糙,并伴淋巴滤泡呈簇状增殖,为慢性咽炎。急性扁桃体炎时,见腺体增大、红肿,在扁桃体隐窝内可见黄白色分泌物。

7. 口腔气味　健康人口腔无特殊气味,饮酒、吸烟的人可有酒味、烟味。如有一种经常的、持续的特殊气味呼出,称为口臭。可由口腔局部、胃肠道、全身性疾病或吸烟、食用含挥发性成分的食物引起。如牙龈炎、龋齿、牙周炎可产生臭味;牙槽脓肿为腥臭味;牙龈出血为血腥味;糖尿病酮症酸中毒患者可出现烂苹果味;尿毒症患者可发出氨味;肺脓肿患者呼吸时可发出组织坏死的臭味;有机磷农药中毒可有大蒜味。

（七）腮腺

腮腺位于耳屏、下颌角、颧弓所构成的三角区内,正常腮腺体薄而软,正常时不能触及。腮腺增大时可见以耳垂为中心的隆起。腮腺导管位于颧骨下 1.5cm 处,横过咀嚼肌表面,开口相当于上颌第二磨牙对面的颊黏膜上。评估时应注意导管口有无分泌物。腮腺增大的常见病因及临床表现见表 4-10。

表 4-10　腮腺肿大的常见病因及临床表现

病因	临床表现
化脓性腮腺炎	多为单侧,在导管口处加压有脓性分泌物流出
病毒性腮腺炎	腮腺迅速增大,先为单侧,继而可累及对侧,有压痛,急性期可累及胰腺、睾丸或卵巢
腮腺肿瘤	混合瘤质韧,呈结节状,边界清楚,有移动性;恶性肿瘤质硬、有痛感,发展迅速,与周围组织有粘连,可伴有面瘫

二、颈 部 评 估

（一）颈部外形与分区

1. 颈部外形　正常人颈部直立两侧对称。矮胖者较粗短,瘦长者较细长。男性甲状软骨比较突出,女性则平坦不显著。

2. 颈部分区　根据解剖结构将颈部每侧分2个大三角区域,即颈前三角和颈后三角。颈前三角为胸锁乳突肌前缘、下颌骨下缘与前正中线之间的区域。颈后三角为胸锁乳突肌后缘、锁骨上缘与斜方肌前缘之间的区域。

（二）颈部运动

正常人颈部伸屈、转动自如。颈部运动受限伴疼痛,见于颈肌扭伤、软组织炎症等。颈部强直为脑膜受刺激导致,见于各种脑膜炎、蛛网膜下腔出血等。

（三）颈部血管

1. 颈静脉怒张　正常人取立位或坐位时颈外静脉常不显露,去枕平卧时稍充盈,充盈水平仅限于锁骨上缘到下颌角距离的下2/3以内。如保持在45°的半卧位时颈静脉充盈度超过正常水平,或立位坐位时可见颈静脉充盈,称为颈静脉怒张,提示体循环静脉压升高,见于右心衰竭、缩窄性心包炎、心包积液、上腔静脉阻塞综合征等。

2. 颈动脉搏动　正常人颈动脉搏动见于剧烈活动后心输出量增加时,且微弱。若安静状态下出现颈动脉明显搏动,多见于主动脉瓣关闭不全、高血压、甲状腺功能亢进、严重贫血患者。

（四）甲状腺

甲状腺在甲状软骨下方及环状软骨两侧,正常时看不到且不易触及（图4-32）。

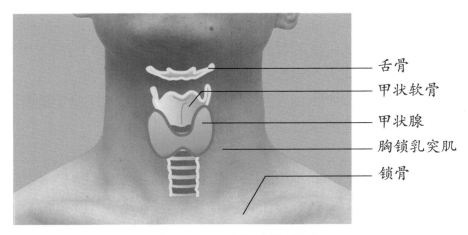

图 4-32　甲状腺位置图

1. 评估方法　可采用视诊、触诊和听诊的方法综合评估,应注意甲状腺的大小、质地、是否对称,有无结节、压痛、震颤等。

（1）视诊：被评估者取坐位或立位，头稍向后仰，嘱其做吞咽动作，可见甲状腺随吞咽动作而向上移动。正常人甲状腺外观不突出，青春发育期女性可略增大。

（2）触诊：①位于被评估者前面，评估者一手拇指在一侧甲状软骨处施压，将气管推向对侧，另一手示、中指于对侧胸锁乳突肌后缘向前推挤甲状腺侧叶，拇指在胸锁乳突肌前缘触诊，配合吞咽动作，可触及被推挤的甲状腺，用同样方法评估另一侧甲状腺（图 4-33A）；②位于被评估者后面，评估者一手示指、中指施压于一侧甲状软骨，将气管推向对侧，另一手拇指在对侧胸锁乳突肌后缘向前推挤甲状腺，示、中指在其前缘触诊甲状腺（图 4-33B）。

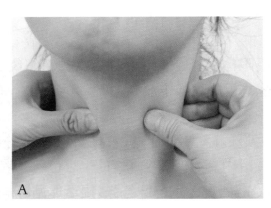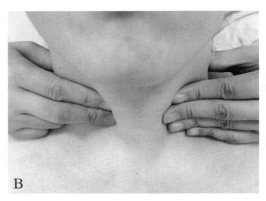

图 4-33　甲状腺触诊方法
A. 前面；B. 后面。

（3）听诊：触及甲状腺肿大时，用钟型听诊器直接放在甲状腺上，如闻及低调的静脉"嗡鸣"音，是确诊甲状腺功能亢进的依据之一。

2. 甲状腺肿大的分度及临床意义　甲状腺肿大分三度：看不到肿大但能触及者为 Ⅰ 度；能触及且能看到，但在胸锁乳突肌以内者为 Ⅱ 度；超过胸锁乳突肌外缘者为 Ⅲ 度。甲状腺肿大常见于：

（1）甲状腺功能亢进：为程度不等的弥漫性、对称性甲状腺肿大，其质地柔软、表面光滑、无压痛，可触及震颤，常闻及"嗡鸣"样血管杂音。

（2）单纯性甲状腺肿：腺体肿大明显，呈弥漫性或结节性，无压痛及震颤。

（3）甲状腺癌：多呈单发的结节，不规则，质硬。

（五）气管

正常人气管居于颈前正中部。评估时嘱被评估者取坐位或仰卧位，评估者将示指与无名指分别置于两侧胸锁关节上，再将中指置于气管之上，观察中指是否在示指与无名指中间；或者将中指置于气管与两侧胸锁乳突肌之间的间隙，据两间隙是否等宽判断气管有无偏移（图 4-34）。单侧甲状腺肿大、大量胸腔积液、气胸、纵隔肿瘤可将气管推向健侧；肺不张、胸膜粘连等可将气管拉向患侧。

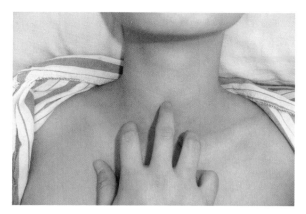

图 4-34　气管位置评估方法

第五节　胸　部　评　估

　工作情景与任务

导入情景：

患者，男性，77岁。反复咳嗽、咳痰10余年，3d前因感冒上述症状加重，咳白色黏液痰，偶有黄色脓痰不易咳出，以夜间和晨起为重。肺功能检查提示"慢性阻塞性肺疾病"。

工作任务：

1. 为该患者安置舒适的体位。

2. 对该患者胸廓和肺部进行评估。

胸部是指颈部以下和腹部以上的区域。胸廓由锁骨、胸骨、12对肋骨及12个胸椎组成。评估的主要内容有胸壁、胸廓、乳房、肺和胸膜、心脏和血管等，其中肺和心脏评估是胸部评估的重点内容。胸部评估应在安静、温暖和光线充足的环境中进行。被评估者视病情或评估需要采取坐位或卧位，尽可能暴露整个胸部，按视诊、触诊、叩诊和听诊的顺序，一般先评估前胸部及侧胸部，然后再评估背部，注意左右对称部位的对比。

一、胸部体表标志

为了准确描述胸部脏器正常位置及异常体征的部位和范围，需要借助相应的体表标志，胸部体表标志包括骨骼标志（图4-35）、自然陷窝、解剖分区及人工划线（图4-36）。

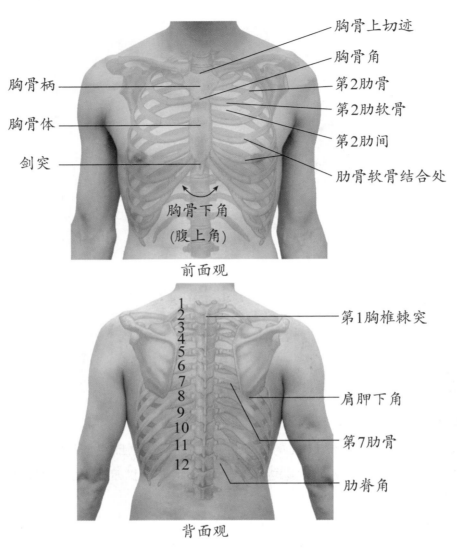

前面观

胸骨上切迹
胸骨角
第2肋骨
第2肋软骨
第2肋间
肋骨软骨结合处

胸骨柄
胸骨体
剑突

胸骨下角
(腹上角)

第1胸椎棘突

肩胛下角

第7肋骨

肋脊角

背面观

图 4-35　胸廓的骨骼标志

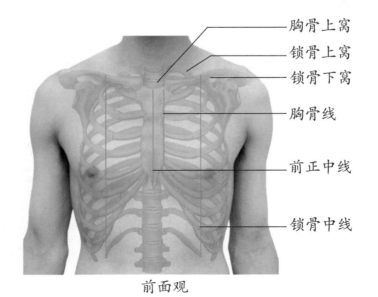

前面观

胸骨上窝
锁骨上窝
锁骨下窝
胸骨线
前正中线
锁骨中线

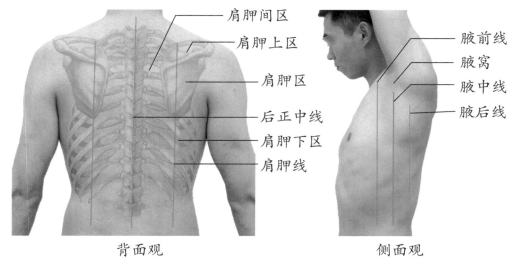

图 4-36 胸廓的自然陷窝、解剖区域与人工划线

（一）骨骼标志

1. 胸骨角　又称路易斯角,由胸骨柄与胸骨体的连接处向前突起而成,其两侧分别与左、右第 2 肋软骨连接,为前胸壁计数肋骨和肋间隙的重要标志,此外也是气管分叉、心房上缘和上下纵隔交界的重要标志,相当于第 4 或第 5 胸椎水平。

2. 肋间隙　为相邻两个肋骨之间的间隙,是胸部评估重要的体表标志。第 1 肋骨不易触及,通常以胸骨角确定第 2 肋骨的位置,第 2 肋骨下面的间隙为第 2 肋间隙,以此类推。

3. 腹上角　为左、右肋弓形成的夹角,正常为 70°～110°,瘦长者为锐角,矮胖者为钝角,深吸气时可稍增宽。

4. 乳头　正常儿童及成年男子乳头位于锁骨中线第 4 肋间隙。

5. 第 7 颈椎　为脊柱棘突最突出的部位,下方连接第 1 胸椎,常为胸椎计数的标志。

6. 肩胛下角　为肩胛骨最下端。上肢自然下垂时,肩胛下角对应第 7 或第 8 肋骨水平,是后胸部肋骨计数的标志。

（二）自然陷窝和解剖区域

1. 胸骨上窝　指胸骨柄上方凹陷部位,其后有气管。

2. 锁骨上窝　指左、右锁骨上方凹陷部位,对应于两肺叶肺尖上部。

3. 锁骨下窝　指左、右锁骨下方凹陷部位,对应于两肺尖的下部。

4. 腋窝　指左、右上肢内侧与胸壁相连的凹陷部位。

5. 肩胛间区　指两肩胛骨内缘之间的区域,后正中线将此区分为左、右两部分。

（三）人工划线

自前胸部、侧胸部到后胸部,主要有 7 条人工划线。

1. 前正中线　为胸骨正中的垂直线,又称胸骨中线。

2. 锁骨中线　为通过锁骨中点向下的垂直线,分左、右两条,是人体重要的标志线。

3. 腋前线　为通过左、右腋窝前皱襞沿前侧胸壁向下的垂直线。

4. 腋后线 为通过左、右腋窝后皱襞沿后侧胸壁向下的垂直线。

5. 腋中线 为自腋窝顶端于腋前线和腋后线之间中点向下的垂直线。

6. 后正中线 为通过椎骨棘突或沿脊柱正中下行的垂直线，又称脊柱中线。

7. 肩胛线 为双臂自然下垂时通过左、右肩胛下角与后正中线平行的垂直线。

二、胸壁、胸廓及乳房评估

（一）胸壁

评估胸壁有无静脉充盈或曲张、皮下气肿、胸壁压痛等。

1. 胸壁静脉 胸壁静脉充盈或曲张常见于上腔静脉或下腔静脉阻塞。

2. 皮下气肿 当气管、肺或胸膜受损后，气体逸出存积于胸壁皮下组织，称为皮下气肿。视诊可见胸壁肿胀，触诊可出现捻发感或握雪感。常见于自发性气胸、纵隔气肿、胸部外伤、肋骨骨折等。

3. 胸壁压痛 胸壁局部压痛见于肋间神经炎、肋软骨炎、肋骨骨折及外伤等，白血病被评估者可有胸骨压痛和叩击痛。

（二）胸廓

正常胸廓的两侧大致对称，呈椭圆形，存在个体差异。成年人胸廓前后径较左右径短，两者的比例约为 1 : 1.5，小儿和老年人的前后径略小于左右径或几乎相等。正常胸廓及常见胸廓外形的改变见图 4-37。

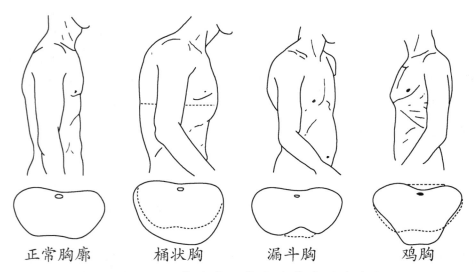

正常胸廓　　　　桶状胸　　　　漏斗胸　　　　鸡胸

图 4-37 正常胸廓及常见胸廓外形的改变

1. 扁平胸 胸廓呈扁平状，其前后径小于左右径的一半。常见于瘦长体型者，也可见于慢性消耗性疾病如肺结核、肿瘤晚期等。

2. 桶状胸 胸廓前后径与左右径几乎相等甚至超过左右径，呈圆桶状，见于严重慢性阻塞性肺疾病，也可发生于矮胖体型者或老年人。

3. 佝偻病胸　多见于儿童。

（1）鸡胸:胸廓的前后径长于左右径,其上下径较短,胸骨下端前突,胸廓前侧壁肋骨凹陷,形似鸡的胸廓。

（2）肋骨串珠:沿胸骨两侧各肋软骨与肋骨交界处成串珠状的异常隆起。

（3）漏斗胸:胸骨剑突处明显内陷,形似漏斗状。

4. 胸廓一侧变形　胸廓一侧膨隆多见于大量胸腔积液、气胸或一侧严重代偿性肺气肿等;胸廓一侧平坦或下陷见于肺纤维化、肺不张、广泛性胸膜增厚和粘连等。

（三）乳房

1. 评估方法　嘱被评估者取坐位或仰卧位,充分暴露双侧乳房,依据先健侧后患侧、先视诊后触诊的原则进行。除检查乳房外,还应包括引流乳房部位的淋巴结。评估方法主要是视诊和触诊。视诊两侧乳房大小、外形及对称性,乳房皮肤有无红肿、下陷与溃疡,乳头有无分泌物等。触诊时用指腹轻施压力,以旋转或滑动的方式进行。检查顺序:外上象限→外下象限→内下象限→内上象限,左侧乳房为顺时针方向,右侧乳房为逆时针方向(图4-38)。触诊时应注意乳房的弹性、硬度、有无压痛及包块,并评估腋窝、锁骨上、颈部淋巴结是否肿大。

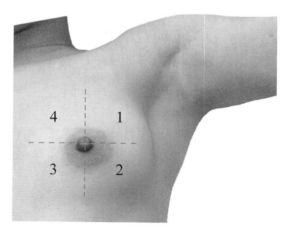

图4-38　乳房病变的定位与划区

2. 临床意义　①急性乳腺炎时,乳房局部红、肿、热、痛,触诊常有硬结包块,伴发热、寒战等全身症状,常见于哺乳期妇女;②乳腺癌通常无炎症表现,单发与皮下组织粘连,局部皮肤呈橘皮样,乳头常回缩,多见于中年妇女,晚期常伴有腋窝淋巴结转移;③乳腺良性肿瘤质地软,界限清楚,活动度较大,常见于乳腺囊性增生、乳腺纤维腺瘤等。

三、肺和胸膜评估

（一）视诊

视诊时充分暴露胸腹部,观察呼吸运动的类型、频率、深度和节律等。详见本章第二节"全身状态评估"中"生命体征"和第三章第五节"呼吸困难"相关内容。

（二）触诊

1. 胸廓扩张度　即呼吸时的胸廓动度。主要评估在平静呼吸及深呼吸时两侧胸廓动度是否对称。胸廓前下部呼吸时动度较大,常在此处进行胸廓扩张度的评估。

（1）评估方法:评估前胸廓扩张度时,评估者两手置于胸廓前下部的对称部位,左右拇指分别沿两侧肋缘指向剑突,并与前正中线的距离相等,手掌和伸展的手指置于前侧胸壁,嘱被评估者做深呼吸运动,观察和比较两手拇指距前正中线的距离是否相等(图4-39);同理,评估后胸廓扩张度时,评估者手平置于被评估者背部约于第10肋骨水平,左右拇指对称性指向后正中线,也可拇指与中线平行,并将两侧皮肤向中线轻推,观察左右拇指距离正中线的距离(图4-40)。

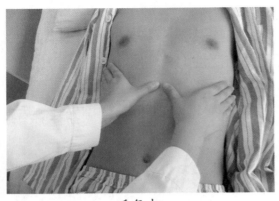

呼气相 吸气相

图4-39 前胸廓扩张度检查

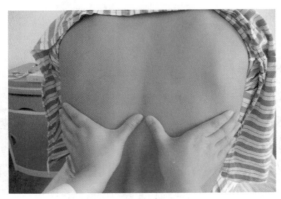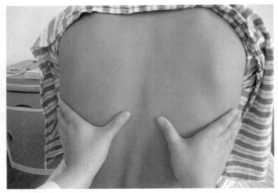

呼气相 吸气相

图4-40 后胸廓扩张度检查

(2)临床意义:胸廓扩张度降低,常见于胸膜炎、胸膜增厚、气胸、大量胸腔积液等;胸廓扩张度增强见于呼吸运动增强,如发热、代谢性酸中毒等。

2. 语音震颤 是指被评估者发出语音时,声波沿气管、支气管及肺泡传到胸壁引起的共鸣振动,可用手触及,又称触觉震颤。

(1)评估方法:评估者以双手掌或双手掌的尺侧缘置于被评估者胸壁左右对称部位,嘱评估者用同等的强度重复发长音"yi",自上而下,从内到外,由前胸到背部,双手交叉,左右对比,感触两侧对称部位语颤的强弱,根据其振动强弱变化来判断肺和胸膜病变的性质(图4-41)。

(2)临床意义:语音震颤的强度受发音强弱、音调高低、胸壁厚薄以及支气管至胸壁距离等因素的影响。通常前胸壁胸骨角附近及背部肩胛间区声音最强,前胸上部强于前胸下部,右胸上部强于左胸上部,成年男性和消瘦者强于儿童、女性和肥胖者。

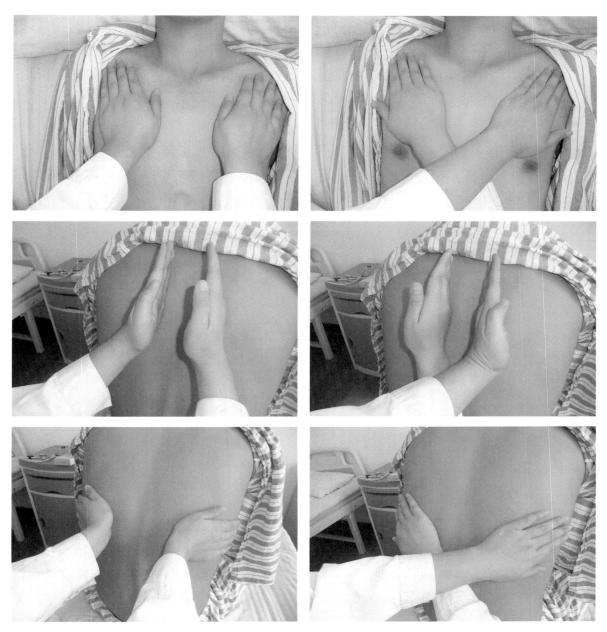

图 4-41　语音震颤检查手法

　　病理变化情况下：①语音震颤增强，主要见于肺实变、肺空洞，常见疾病如大叶性肺炎实变期、大片肺梗死、空洞型肺结核、肺脓肿等；②语音震颤减弱或消失，主要见于肺气肿、气胸、阻塞性肺不张、大量胸腔积液、胸膜严重肥厚等。

　　3. 胸膜摩擦感　当胸膜炎症时，脏层和壁层胸膜表面粗糙，呼吸运动时相互摩擦产生胸膜摩擦感，类似有两层皮革相互摩擦的感觉，于胸廓的前下侧部或腋中线第5、第6肋间最易触及。

　　（三）叩诊

　　1. 叩诊方法

　　（1）指指叩诊：常用，被评估者取仰卧位或坐位，按前胸、侧胸和背部的顺序进行叩诊,自上而下、由外到内逐个肋间叩诊,并注意对称部位的比较。叩击前胸和后背时,评估者的左手中指平放于肋间隙与肋骨平行,叩诊肩胛间区时中指与脊柱平行。

(2)直接叩诊:右手指并拢以手指掌面对胸壁进行直接拍击,主要用于判断大量胸腔积液等。

2. 叩诊音

(1)正常叩诊音:正常胸部叩诊音有四种,即清音、浊音、实音、鼓音(图4-42)。正常的肺部叩诊音为清音,不同部位稍有差异,因受肺组织含气量多少、胸壁的厚薄及邻近器官的影响,不完全相同。

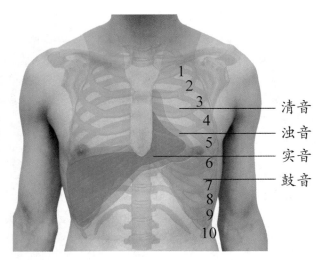

1
2
3 —— 清音
4
—— 浊音
5
—— 实音
6
—— 鼓音
7
8
9
10

图4-42 正常前胸部叩诊音分布示意图

(2)异常叩诊音:在正常肺脏的清音区叩出实音、浊音、过清音或鼓音,称为胸部异常叩诊音,提示肺、胸膜或胸壁存在病理改变。①过清音,见于肺气肿,为肺泡张力减弱且含气量增多所致;②实音,见于胸腔内有不含气的病变,如大量胸腔积液、肺实变等;③浊音,见于肺含气量减少的病变,如肺炎、肺结核等;④鼓音,见于气胸或靠近胸壁的肺内大空洞。

3. 肺界叩诊

(1)肺上界:即肺尖的宽度。叩诊时,自斜方肌前缘中央部开始,逐渐向外侧和内侧叩诊,内外侧之间的距离为肺尖的宽度(又称克勒尼希峡)。正常肺尖的宽度为4～6cm。肺上界变窄或叩诊浊音常见于肺结核、肺纤维性病变等。

(2)肺下界:正常人平静呼吸时肺下界分别位于锁骨中线、腋中线和肩胛线的第6肋、第8肋和第10肋间隙。因体型、发育情况不同略有差异。肺下界上移常见于肺不张、腹水、腹腔巨大肿瘤等;肺下界下移常见于慢性阻塞性肺疾病等。

(3)肺下界移动范围:被评估者平静呼吸,在肩胛线上分别叩出深吸气和深呼气后屏住呼吸的肺下界,两者之间的距离即为肺下界的移动范围,正常为6～8cm(图4-43)。肺下界移动范围减小,见于肺气肿、肺纤维化、肺不张等;大量胸腔积液、积气及广泛的胸膜粘连时,不能叩出肺下界及其移动范围。

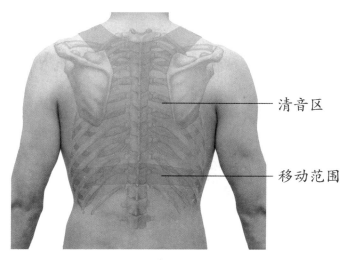

图 4-43　正常肺下界移动范围

（四）听诊

被评估者取坐位或卧位,一般从肺尖开始,按前胸部、侧胸部和背部的顺序进行听诊。每个听诊部位至少听诊 1~2 个呼吸周期,注意左右、上下对称部位对比。必要时可进行深呼吸或咳嗽动作。

1. 正常呼吸音　主要有支气管呼吸音、支气管肺泡呼吸音、肺泡呼吸音 3 种（表 4-11,图 4-44）。其强弱通常受性别、年龄、肺组织弹性、胸壁的厚度等因素影响,一般男性强于女性,儿童强于老年人,体型瘦长者强于矮胖者。

表 4-11　正常呼吸音的区别

类型	产生机制	特点	正常听诊区域
支气管呼吸音	气体进出声门、气管和主支气管形成湍流而产生的声音	音响强而音调高,吸气相较呼气相短	喉部,胸骨上窝,背部第6、第7颈椎及第1、第2胸椎附近
支气管肺泡呼吸音	兼有支气管呼吸音和肺泡呼吸音的产生机制	吸气相与呼气相基本相等	胸骨两侧第1、第2肋间,肩胛间第3、第4胸椎水平及肺尖前后部
肺泡呼吸音	气流经气管、支气管进入肺泡冲击肺泡壁形成的声音	音调较低且性质柔和,吸气相较呼气相长	大部分肺野内均可闻及

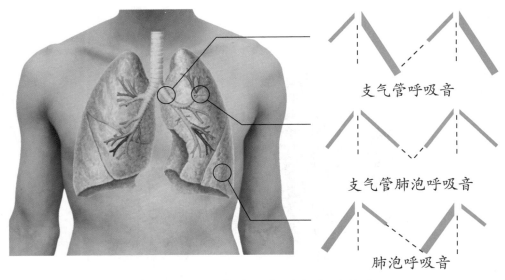

图 4-44　正常呼吸音的分布及特点

2. 异常呼吸音　常见的有异常肺泡呼吸音、异常支气管呼吸音、异常支气管肺泡呼吸音。

（1）异常肺泡呼吸音：为肺泡呼吸音的强度、性质或时间的变化。肺泡呼吸音减弱或消失，常见于支气管阻塞、胸廓活动受限、压迫性肺不张等；肺泡呼吸音增强，见于剧烈运动、发热、贫血、代谢亢进等；呼吸音粗糙，常见于支气管或肺部炎症的早期。

（2）异常支气管呼吸音：是指在正常肺泡呼吸音区域闻及支气管呼吸音，又称管样呼吸音。常见于：①肺组织实变，如大叶性肺炎实变期、肺结核；②肺内大空腔，如肺脓肿、空洞型肺结核；③压迫性肺不张。

（3）异常支气管肺泡呼吸音：是指在正常肺泡呼吸音区域闻及支气管肺泡呼吸音，常见于支气管肺炎、肺结核、大叶性肺炎初期。

3. 啰音　啰音为呼吸音以外的附加音，正常情况下并不存在。按性质不同分为干啰音和湿啰音两种类型。

（1）干啰音

1）形成机制：干啰音是由于气管、支气管或细支气管狭窄或部分阻塞，气流通过时发生湍流产生的声音（图 4-45）。其病理基础为：①气管、支气管炎症使管壁黏膜充血水肿、分泌物增加；②支气管平滑肌痉挛；③管腔内异物或肿瘤部分阻塞；④管壁外肿大的淋巴结或纵隔肿瘤压迫。

2）听诊特点：①吸气与呼气时均可闻及，以呼气时明显；②音调较高，持续时间较长；③强度、性质和部位易改变，瞬间数量可明显增减。

3）分类：①鼾音，多发生在气管或主支气管；②哨笛音或哮鸣音，多发生在较小的支气管或细支气管。

4）临床意义：①局限的干啰音由局部支气管狭窄所致，常见于支气管肺癌、支气管异物及支气管内膜结核等;②广泛的双肺干啰音常见于支气管哮喘、心源性哮喘、慢性喘息性支气管炎等。

（2）湿啰音

1）形成机制:湿啰音是由于吸气时气体通过呼吸道内分泌物形成的水泡破裂所产生的声音,又称水泡音,或由于陷闭的小支气管吸气时突然张开发出的爆裂音(图4-45)。

2）听诊特点:①断续而短暂,常连续多个出现;②部位较恒定,性质不易变;③咳嗽后可减轻或消失,以吸气末较明显;④粗、中、细湿啰音可同时存在。

3）分类:①粗湿啰音(大水泡音),发生于气管、主支气管和空洞部位;②中湿啰音(中水泡音),发生于中等大小的支气管;③细湿啰音(小水泡音),发生于小支气管;④捻发音,多在吸气末闻及,似在耳边用手指捻搓一束头发时所发出的声音。

4）临床意义:①局部湿啰音见于局部病变,如支气管扩张、肺炎或肺结核等;②两肺底湿啰音见于左心功能不全引起的肺淤血、支气管肺炎等;③双肺满布湿啰音见于急性肺水肿;④捻发音常见于老年人或久病卧床的患者。

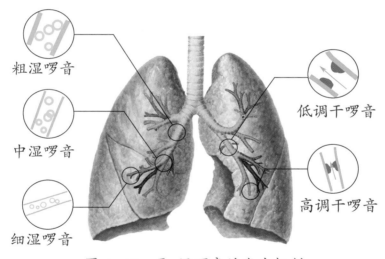

图4-45　干、湿啰音的发生机制

4. 语音共振　发生机制与语音震颤相似,嘱被评估者发出"yi"的长音,同时用听诊器听取语音,一般在气管和大支气管附近最强,其临床意义同语音震颤。

5. 胸膜摩擦音　正常胸膜表面光滑,胸膜腔内有微量液体起润滑作用。胸膜炎时,由于纤维素渗出导致胸膜粗糙,随着呼吸运动,脏层和壁层胸膜相互摩擦产生的声音称为胸膜摩擦音。最易闻及的部位是前下侧胸壁,其声音特征类似用一手掩耳,以另一手指在该手背上摩擦听到的声音,在吸气与呼气时均可闻及,以吸气末或呼气初明显,屏气时消失。

呼吸系统常见疾病的主要体征见表4-12。

表 4-12　呼吸系统常见疾病的主要体征

疾病	视诊	触诊			叩诊	听诊
		胸廓扩张度	气管位置	语音震颤		
肺炎球菌性肺炎	对称	患侧减弱	居中	患侧增强	患侧浊音	患侧异常支气管呼吸音,有湿啰音
胸腔积液	患侧饱满	患侧减弱或消失	移向健侧	患侧减弱或消失	患侧实音	患侧呼吸音减弱或消失
气胸	患侧饱满	患侧减弱	移向健侧	患侧减弱	患侧鼓音	患侧呼吸音减弱或消失
阻塞性肺气肿	桶状胸	两侧减弱	居中	两侧减弱	双肺过清音	双肺呼吸音减弱,可闻及干、湿啰音

四、心脏评估

 工作情景与任务

导入情景:

患者,女性,65岁。活动后气短、心悸2年,1个月前因受凉感冒后上述症状加重,不耐受日常活动,休息后稍有好转。心脏彩色超声检查提示"风湿性心脏病二尖瓣狭窄,心功能Ⅱ级",于近日收住入院。

工作任务:

1. 为该患者安置合适体位。

2. 对该患者心脏进行评估,并说出可能出现的异常体征。

心脏评估是全身体格检查的重要部分,对于初步判断有无心脏病以及疾病的病因、性质、部位及程度有重要意义。评估时,嘱被评估者取仰卧位或坐位,充分暴露胸部;评估者站立于被评估者的右侧;环境安静,光线充足;按视诊、触诊、叩诊和听诊的顺序进行,尤其心脏听诊是评估的重点。

(一)视诊

视诊的主要内容包括心前区外形、心尖冲动及心前区异常搏动。视诊时要求评估者的视线与被评估者胸廓在同一水平面。

1. 心前区外形　正常人心前区无异常隆起或凹陷。心前区异常隆起常见于先天性心脏病,如法洛四联症、儿童期患风湿性心脏病伴右心室增大者。成人大量心包积液时心前区饱满。

2. 心尖冲动　是由心室收缩时心尖冲击前胸壁相应部位形成。正常成人心尖冲动位于左侧第 5 肋间锁骨中线内侧 0.5～1.0cm 处,搏动范围直径为 2.0～2.5cm。

(1)心尖冲动的位置改变:心尖冲动的位置可因体型、体位、年龄、妊娠等生理因素而有所差异。矮胖体型者心尖冲动向外上移位,可达第 4 肋间;瘦长体型者心尖冲动向内下移位,可达第 6 肋间;仰卧位时,心尖冲动位置稍上移;左侧卧位时,心尖冲动可向左移位 2.0～3.0cm;右侧卧位时,心尖冲动可向右移位 1.0～2.5cm;小儿或妊娠者心脏呈横位,心尖冲动可向上外移位。异常心尖冲动有心脏本身因素,也有纵隔、横膈位置改变所致(表 4-13)。

表 4-13　心尖冲动移位的病理性因素及常见疾病

病理性因素	心尖冲动移位	常见疾病
心脏因素		
右心室增大	向左侧移位	二尖瓣狭窄等
左心室增大	向左下移位	主动脉瓣关闭不全等
左、右心室增大	向左下移位并心浊音界两侧扩大	扩张型心肌病等
纵隔移位	向健侧移位	一侧气胸或胸腔积液等
	向患侧移位	一侧胸膜增厚或肺不张等
横膈移位	向左上移位	大量腹水等
	向内下移位	严重肺气肿等

(2)心尖冲动强度与范围变化:生理情况下,胸壁肥厚、乳房下垂、肋间隙狭窄时,心尖冲动较弱、范围缩小;胸壁薄、肋间隙增宽、剧烈运动与情绪激动时,心尖冲动增强、范围也增大。病理情况下:①心尖冲动增强、范围增大,见于左心室肥大、甲状腺功能亢进、发热和严重贫血,尤以左心室肥大明显,可呈抬举样心尖冲动;②心尖冲动减弱,见于扩张型心肌病、心肌梗死、气胸或肺气肿等。

3. 心前区异常搏动　①负性心尖冲动,指心脏心缩时心尖冲动内陷,见于粘连性心包炎;②剑突下搏动,见于右心室肥厚或腹主动脉瘤等。

(二)触诊

心脏触诊除可进一步验证视诊的结果外,还可发现心脏病特有的震颤和心包摩擦感。通常先用右手全手掌置于被评估者心前区进行触诊,必要时可用手掌尺侧或并拢的示指、中指指腹进行触诊,以准确定位(图 4-46)。

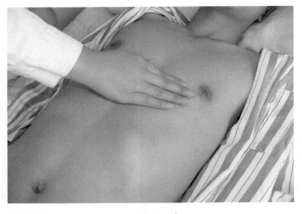

指腹触诊

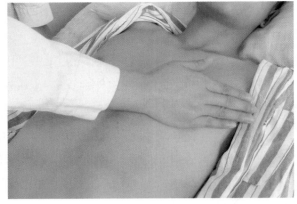

手掌尺侧触诊

图 4-46 心脏触诊

1. 心尖冲动   可确定心尖冲动及心前区其他搏动的位置、强弱和范围,心脏触诊时感到心尖冲动徐缓而有力,手指被强有力的心尖冲动抬起,称为抬举样心尖冲动,是左心室肥厚的可靠体征。

2. 震颤   是触诊时感觉到的一种细微振动感,类似于在猫的颈部触及的呼吸震颤,又称为"猫喘"。通常是器质性心血管疾病的特征性体征,常见于心脏瓣膜狭窄或先天性心脏病。注意评估震颤出现的部位、时间及强度等。

3. 心包摩擦感   是由于急性心包炎时纤维素渗出使心包膜表面粗糙,壁层与脏层心包膜相互摩擦产生振动传导至胸壁所致。胸骨左缘第 4 肋间处最易触及,以收缩期、前倾坐位或深呼气末明显。

（三）叩诊

心脏叩诊可确定心界大小、形状。心脏未被肺覆盖的部分叩诊呈实音,称为绝对浊音界;心脏左右缘被肺遮盖的部分,叩诊呈浊音,称为相对浊音界(图 4-47)。叩诊心界是指叩诊心脏相对浊音界,反映心脏的实际大小。

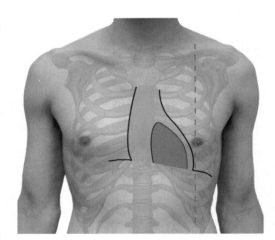

图 4-47   心脏绝对浊音界和相对浊音界

1. 叩诊方法   多采用指指叩诊,嘱被评估者取仰卧位或坐位。仰卧位时,评估者的左手中指与肋间平行,坐位时中指与肋间垂直(图 4-48)。先叩左界,后叩右界,自下而上,由外向内。叩诊心脏左界时,从心尖冲动最强点外 2～3cm 处(一般为第 5 肋间左锁骨中线稍外)开始,沿肋间由外向内叩诊,当叩诊音由清音变为浊音时,做标记,如此逐一肋间向上叩诊,直至第 2 肋间。叩诊心脏右界时,先沿右锁骨中线自上而下叩出肝上界,然后在其上一肋间(通常为第 4 肋间)开始,由外向内叩出浊音界,做标记,再逐一肋间向上叩至第 2 肋间。用硬尺测量前正中线至各标记点的垂直距离,再测量左锁骨中线至前正中线的距离,并记录心脏相对浊音界的位置（图4-49）。

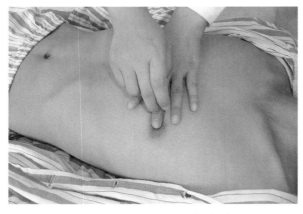
图4-48　心脏叩诊方法

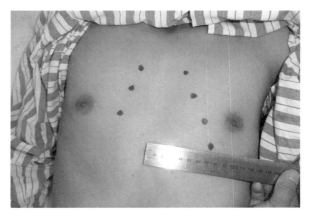
图4-49　心脏浊音界测量

2. 正常心脏浊音界　正常成人心脏相对浊音界与前正中线的距离见表4-14。

表4-14　正常成人心脏相对浊音界

右界/cm	肋间	左界/cm
2～3	Ⅱ	2～3
2～3	Ⅲ	3.5～4.5
3～4	Ⅳ	5～6
	Ⅴ	7～9

注：左锁骨中线距前正中线的距离一般为8～10cm。

3. 心脏浊音界的各部组成　心脏左界第2肋间处相当于肺动脉段，第3肋间为左心耳，第4、第5肋间为左心室，主动脉与左心室交界处向内的凹陷称为心腰部。心脏右界第2肋间相当于升主动脉和上腔静脉，第3肋间以下为右心房（图4-50）。

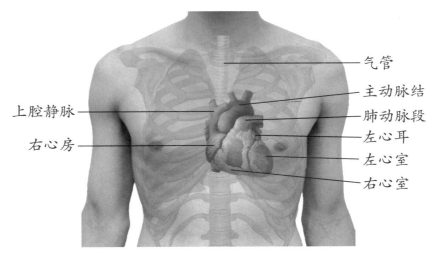

气管
主动脉结
肺动脉段
左心耳
左心室
右心室
上腔静脉
右心房

图4-50　心脏各部在胸壁体表的投影

4. 心脏浊音界的改变及其意义　见表4-15。

表4-15　心浊音界改变的原因及临床意义

原因	心浊音界变化	临床意义
左心房增大	左心房显著增大伴肺动脉高压,胸骨左缘第2、第3肋间心浊音界向外扩大,使心腰部饱满或膨出,呈梨形心(图4-51)	二尖瓣狭窄
左心室增大	心左界向左下扩大,心腰部加深近似直角,呈靴形心(图4-52)	主动脉瓣关闭不全
右心室增大	轻度增大时,相对浊音界无明显变化;明显增大时,向左右两侧扩大,但伴肺气肿不易叩出	肺源性心脏病、房间隔缺损
左、右心室增大	心浊音界向两侧扩大,心左界向左下扩大,呈普大型心	扩张型心肌病、全心衰竭
心包积液	心浊音界随体位而改变,坐位时呈烧瓶形,仰卧位时心底部浊音区明显增宽呈球形	心包积液

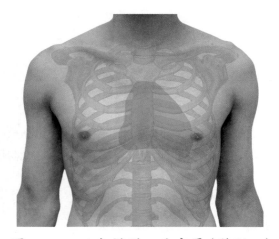

图4-51　二尖瓣型心浊音界(梨形心)

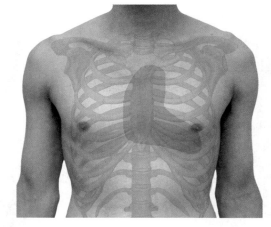

图4-52　主动脉瓣型心浊音界(靴形心)

(四)听诊

听诊是心脏检查最重要和较难掌握的方法。听诊时被评估者取仰卧位或坐位,必要时可改变体位,或做深呼吸,或适当运动后听诊,以更好地辨别心音或杂音。

1. 心脏瓣膜听诊区及听诊顺序　心脏各瓣膜开放与关闭时产生的声音传导至体表听诊最清楚的部位即为该瓣膜听诊区,通常有5个瓣膜听诊区(表4-16,图4-53)。一般听诊顺序为:自二尖瓣区开始,然后沿逆时针方向按二尖瓣区、肺动脉瓣区、主动脉瓣区、主动脉瓣第二听诊区和三尖瓣区的顺序进行。

表 4-16　心脏瓣膜听诊区及其体表位置分布

瓣膜听诊区	体表位置
二尖瓣区	位于心尖冲动最强点,多位于第 5 肋间左锁骨中线稍内侧
肺动脉瓣区	胸骨左缘第 2 肋间
主动脉瓣区	胸骨右缘第 2 肋间
主动脉瓣第二听诊区	胸骨左缘第 3 肋间
三尖瓣区	胸骨体下端左缘,即胸骨左缘第 4、第 5 肋间

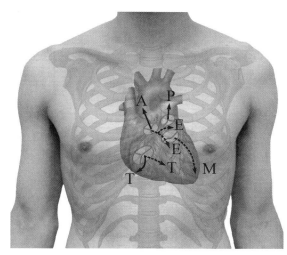

图 4-53　心脏瓣膜听诊区
M:二尖瓣区;A:主动脉瓣区;E:主动脉瓣第二听诊区;
P:肺动脉瓣区;T:三尖瓣区。

2. 听诊内容　包括心率、心律、心音、额外心音、杂音和心包摩擦音。

(1)心率:一般在心尖部听诊计数 1min。正常成人心率为 60～100 次 /min,3 岁以下儿童多在 100 次 /min 以上,老年人稍慢。①心动过速:安静状态下成人心率超过 100 次 /min、婴幼儿心率超过 150 次 /min,常见于运动、情绪激动、发热、贫血、甲状腺功能亢进、心力衰竭和休克等。②心动过缓:心率低于 60 次 /min,可见于运动员、长期体力劳动者、甲状腺功能减退、颅内压增高及普萘洛尔等药物作用。

(2)心律:正常人心律基本规则,听诊能发现最常见的心律失常是期前收缩和心房颤动。

1)期前收缩:是指在规则心律基础上突然提前出现的心跳。听诊特点为:①规则的节律中心音提前出现,其后有一个较长的代偿间歇;②期前收缩第一心音增强,第二心音减弱;③期前收缩规律出现,可形成联律,如每一次正常心跳后出现一次期前收缩称为二联律,每两次正常心跳后出现一次期前收缩称为三联律,以此类推。常见于器质性心脏病、洋地黄中毒及低血钾等。

2）心房颤动：由于心房内异位节律点发出异位冲动产生的多个折返所致。听诊特点为：①心律绝对不规则；②第一心音强弱不等；③脉率少于心率，这种脉搏脱漏的现象称为脉搏短绌（绌脉）。评估者在测心率和脉率时需同时测量 1min。心房颤动常见于二尖瓣狭窄、冠心病或甲状腺功能亢进等。

（3）心音：可有四种心音，为第一心音（S₁）、第二心音（S₂）、第三心音（S₃）和第四心音（S₄）。通常只能闻及第一心音和第二心音（表 4-17），在部分儿童和青少年中可闻及第三心音，第四心音多属病理性，一般不易闻及。

表 4-17　第一心音和第二心音产生机制及听诊特点

心音	产生机制	听诊特点
第一心音	由二尖瓣和三尖瓣关闭引起的振动所产生，标志着心室收缩期的开始	音调较低钝，音响较强，持续时间较长，约 0.1s，最佳听诊部位为心尖部，与心尖冲动同时出现
第二心音	由主动脉瓣和肺动脉瓣关闭引起的振动所产生，出现于 S₁ 之后，标志着心室舒张期的开始	音调较高，音响较弱，持续时间较短，约 0.08s，最佳听诊部位为心底部，在心尖冲动后出现

常见心音改变及其临床意义：

1）心音强度改变：常与心肌收缩力、心室充盈情况、瓣膜的异常有关。心音强度改变的类型及临床意义见表 4-18。

表 4-18　心音强度改变的临床意义

心音强度改变类型	临床意义
S_1 增强	运动、情绪激动、高热、甲状腺功能亢进、贫血等
S_1 减弱	心肌炎、心肌病、心肌梗死、左心衰竭等
S_1 强弱不等	心房颤动、频发室性期前收缩
主动脉瓣第二心音（A_2）增强	高血压、动脉粥样硬化症等
A_2 减弱	主动脉瓣狭窄、主动脉瓣关闭不全等
肺动脉瓣第二心音（P_2）增强	肺源性心脏病、二尖瓣狭窄伴肺动脉高压等
P_2 减弱	肺动脉瓣狭窄、肺动脉瓣关闭不全等
S_1、S_2 同时增强	运动、情绪激动、贫血等
S_1、S_2 同时减弱	心肌炎、心肌病、心肌梗死、休克等

2）心音性质改变：常见有钟摆律或胎心律，常提示心肌严重受损，如大面积急性心肌梗死和重症心肌炎等。

3）心音分裂：听诊时出现一个心音分成两个心音的现象，称为心音分裂。S_2 分裂临床较常见，以肺动脉瓣区听诊最清晰，常见于肺动脉瓣狭窄、房间隔缺损等。

（4）额外心音：是指在正常心音之外出现的附加心音，多为病理性。多数额外心音出现在舒张期，常伴有心率增快，与原有的 S_1 和 S_2 组成类似马奔跑的蹄声，故称为奔马律。以舒张早期奔马律最为常见，是心肌严重损害的重要体征，常见于急性心肌梗死、心力衰竭、重症心肌炎等。

（5）杂音：是指除心音与额外心音以外出现的异常心脏听诊音。其产生的机制是由于血流速度加快、瓣膜口狭窄或关闭不全、心脏或大血管之间通道异常等形成漩涡，撞击心壁、瓣膜等产生的声音，是心脏瓣膜病具有特征性的诊断依据（图 4-54）。

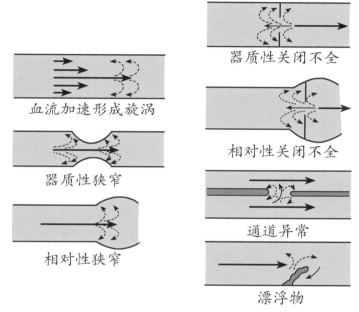

图 4-54　心脏杂音产生的机制示意图

1）部位与传导方向：杂音最响部位提示病变部位，如杂音在心尖部最响，提示二尖瓣病变；不同病变部位产生的杂音传导方向不同，如二尖瓣关闭不全的杂音向左腋下、左肩胛下传导，主动脉瓣狭窄的杂音向颈部传导。

2）时期：出现在 S_1 与 S_2 之间的杂音为收缩期杂音，出现在 S_2 与下一心动周期 S_1 之间的杂音为舒张期杂音，连续出现在收缩期和舒张期的杂音为连续性杂音。

3）性质：可有吹风样、隆隆样、叹气样、机器样、喷射样等杂音。功能性杂音较柔和，器质性杂音较粗糙。

4）强度：收缩期杂音的强度一般采用 Levine 6 级分级法表示（表 4-19），一般 1～2 级为功能性，3 级及以上为器质性。舒张期杂音多为器质性，一般不分级。

表 4-19　心脏杂音强度分级及听诊特点

级别	响度	听诊特点	震颤
1	很轻	须在安静环境下仔细听诊才能听到,易被忽略	无
2	轻度	初学者不易听到	无
3	中度	明显的杂音	无
4	响亮	杂音响亮	有
5	很响	杂音很强	明显
6	最响	杂音很响,听诊器离胸壁一定距离也能听到	明显

5）影响因素:通过改变体位、深呼吸或屏气、运动等可使某些杂音的强度发生变化,有助于杂音的判断。

临床常见的心脏瓣膜病的杂音特点见表 4-20。

表 4-20　常见心脏瓣膜病变杂音特点

常见瓣膜疾病	最响部位	性质	时期	传导方式
二尖瓣狭窄	心尖部	隆隆样	舒张期	局限
二尖瓣关闭不全	心尖部	吹风样	收缩期	左腋下
主动脉瓣狭窄	主动脉瓣区	喷射样	收缩期	颈部
主动脉瓣关闭不全	主动脉瓣第二听诊区	叹气样	舒张期	心尖部

（6）心包摩擦音:与心包摩擦感的产生机制、临床意义基本一致,以胸骨左缘第 3、第 4 肋间最清楚,坐位前倾及呼气末更明显,类似于用指腹摩擦耳郭的声音,屏气时摩擦音仍存在（区别于胸膜摩擦音）。

 护理学而思

患者,男性,62 岁。风湿性心脏病二尖瓣狭窄病史 10 年,以心房颤动收住入院。
请思考:
对该患者进行身体评估可能会出现哪些体征?

五、血管评估

血管评估内容包括脉搏、血压、周围血管征和血管杂音。

（一）脉搏、血压

见本章第二节"生命体征"评估内容。

（二）周围血管征

周围血管征阳性是由于脉压增大所导致,包括毛细血管搏动征、水冲脉、枪击音及杜柔(Duroziez)双重杂音,主要见于主动脉瓣关闭不全、甲状腺功能亢进、严重贫血等。

1. 毛细血管搏动征　用手指轻压指甲末端,或以清洁的玻片轻压口唇黏膜,若受压部分边缘有红白交替的节律性微血管搏动现象,称为毛细血管搏动征。

2. 水冲脉　见本章第二节"生命体征"评估内容。

3. 枪击音　听诊部位常选择股动脉,闻及一种短促、如同开枪的声音。在肱动脉、足背动脉处也可闻及。

4. 杜柔双重杂音　将听诊器体件置于股动脉上,稍加压力,在收缩期与舒张期可听到连续性的吹风样杂音。

（三）血管杂音

血管杂音的产生机制同心脏杂音。静脉杂音一般不明显,临床上以动脉杂音较多见,如甲状腺功能亢进者在肿大的甲状腺侧叶可闻及连续性动脉杂音;多发性大动脉炎在受累动脉的狭窄部位可闻及收缩期动脉杂音等。

循环系统常见疾病的主要体征见表 4-21。

表 4-21　循环系统常见疾病的主要体征

疾病	视诊	触诊	叩诊	听诊
二尖瓣狭窄	二尖瓣面容,心尖冲动正常或略向左移位	心尖区可有舒张期震颤	心浊音界向左扩大,心腰部膨隆,心界呈梨形	①心尖区舒张中晚期隆隆样局限性杂音;②第一心音增强;③可有开瓣音;④肺动脉瓣区第二心音增强伴分裂
二尖瓣关闭不全	心尖冲动向左下移位	心尖冲动有力,呈抬举样,可有收缩期震颤	心浊音界向左下扩大	①心尖区粗糙的吹风样全收缩期杂音,强度3/6级以上,向左腋下及左肩胛下传导;②第一心音减弱或被杂音掩盖;③肺动脉瓣区第二心音增强伴分裂
主动脉瓣狭窄	心尖冲动位置正常或向左下移位	心尖冲动呈抬举样,胸骨右缘第2肋间可有收缩期震颤	心浊音界正常,也可向左下扩大	①胸骨右缘第2肋间可闻及收缩期喷射性杂音,响亮粗糙,常在3/6级以上,向颈部传导;②主动脉瓣区第二心音减弱

疾病	视诊	触诊	叩诊	听诊
主动脉瓣关闭不全	心尖冲动向左下移位,搏动范围较广	心尖冲动呈抬举样,可有水冲脉和毛细血管搏动征	心浊音界向左下扩大,呈靴形心	①胸骨右缘第2肋间或胸骨左缘第3、第4肋间舒张期叹气样杂音,可向心尖区传导,前倾坐位最清楚;②主动脉瓣区第二心音减弱;③可闻及枪击音和杜柔双重杂音
心包积液	心前区饱满,心尖冲动减弱或消失,颈静脉怒张	心尖冲动减弱或触不到,如能触及则在心浊音界内侧,可有奇脉	心界向两侧扩大,并随体位改变而变化	少量积液时可听到心包摩擦音,大量积液时心音弱而遥远

第六节 腹部评估

 工作情景与任务

导入情景:

患者,男性,40岁。因大量饮酒后突发上腹部剧烈疼痛,急诊入院。

工作任务:

1. 对该患者进行身体评估,重点进行腹部评估。

2. 腹部评估时需要注意哪些事项?

一、腹部的体表标志和分区

腹部主要由腹壁、腹腔及腹腔内脏器组成,上起横膈,下至骨盆,前面及侧面由腹壁组成,后面为脊柱和腰肌。为了准确描述腹腔脏器病变的部位,常借助人体的体表标志并进行分区。

(一)体表标志

常用的腹部体表标志有肋弓下缘、腹上角、脐、髂前上棘、腹中线、腹股沟韧带等(图4-55)。

（二）腹部分区

临床上常用的有四区法和九区法。

1. 四区法　即通过脐划一条水平线和一条垂直线,将腹部分为右上腹部、左上腹部、右下腹部和左下腹部四区(图4-56,表4-22)。此法简单易行,但难以准确定位。

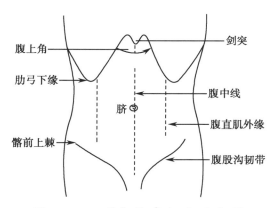 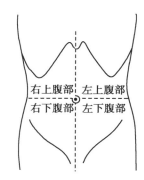

图 4-55　腹部体表标志示意图　　　图 4-56　腹部体表分区(四区法)

表 4-22　四区法各区主要脏器

分区	脏器
右上腹部	肝、胆囊、幽门、十二指肠、部分小肠、结肠肝曲、部分横结肠、胰头、右肾、右肾上腺、主动脉腹部
左上腹部	胃、部分小肠、部分横结肠、结肠脾曲、肝左叶、脾、胰体、胰尾、左肾、左肾上腺、腹主动脉
右下腹部	盲肠、阑尾、部分升结肠、部分小肠、右输尿管、膨胀的膀胱、增大的子宫、女性右侧输卵管和卵巢、男性右侧精索
左下腹部	小肠、部分降结肠、乙状结肠、左输尿管、膨胀的膀胱、增大的子宫、女性左侧卵巢和输卵管、男性左侧精索

2. 九区法　由两条水平线(左、右肋弓下缘连线及左、右髂前上棘连线)和两条垂直线(通过左、右髂前上棘至腹中线连线的中点所做的垂线)将腹部划分为九个区域:即左、右季肋部,左、右腰部,左、右髂部,上腹部,脐部,耻骨上部(图4-57)。此法分区较细,定位准确,但因部分脏器常超过一个分区,导致描述复杂。

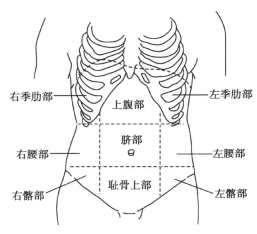

图 4-57　腹部体表分区(九区法)

二、腹 部 评 估

腹部评估采用视诊、触诊、叩诊、听诊,其中以触诊为主。因触诊和叩诊均向腹部施加压力,可增加肠蠕动而影响听诊效果,故评估顺序为视诊、听诊、触诊、叩诊,而记录顺序为视诊、触诊、叩诊、听诊。

(一)视诊

评估前被评估者排空膀胱,取仰卧位,充分暴露全腹,评估者站在被评估者右侧,自上而下进行全面观察,必要时由侧面呈切线方向观察有无微小隆起、蠕动波等。视诊的主要内容有腹部外形、呼吸运动、腹壁静脉、胃肠型和蠕动波等。

1. 腹部外形　评估时注意腹部外形是否对称、有无隆起或凹陷。正常成年人平卧时,腹部左右对称,以肋缘至耻骨联合做一标准平面,前腹壁处于同一平面或略微凹陷,称为腹部平坦。腹部稍高出此平面者称为腹部饱满,如肥胖者及小儿。前腹壁稍低于此平面称为腹部低平,如消瘦者。若腹部明显膨隆或凹陷者,应视为异常。

(1)腹部膨隆:平卧位前腹壁明显高于肋缘到耻骨联合平面,称为腹部膨隆。分为全腹膨隆和局部膨隆。

1)全腹膨隆:生理状况下见于过度肥胖、妊娠;病理状况下见于大量腹水、腹内胀气、人工气腹、腹内巨大肿瘤等。大量腹水时,平卧位液体沉积于腹腔两侧,腹部扁平而宽,称为蛙腹。腹内胀气、人工气腹时腹部呈球形,不随体位的变化而变化。当全腹膨隆时,应定期测量腹围,以便观察其程度和变化。嘱被评估者排尿后平卧,用软尺经脐绕腹一周,测得的周长即为腹围,以厘米计。

2)局部膨隆:常因脏器肿大、腹内肿瘤或炎性包块、胃或肠内胀气以及腹壁上的肿物和疝等引起。

(2)腹部凹陷:卧位时前腹壁明显低于肋缘到耻骨平面称为腹部凹陷,见于显著消瘦、严重脱水等。严重者前腹壁凹陷几乎贴近于脊柱,全腹呈舟状,称为舟状腹,见于恶病质、结核病、糖尿病等慢性消耗性疾病。

2. 呼吸运动　呼吸时腹壁上下起伏称为腹式呼吸。腹式呼吸减弱或消失见于腹膜炎症、腹腔大量积液、急性腹痛、腹腔内巨大肿块或妊娠晚期等。腹式呼吸增强见于肺部或胸膜疾病等。

3. 腹壁静脉　正常人腹壁静脉一般不显露。门静脉高压或上、下腔静脉回流受阻致侧支循环形成时,腹壁静脉显露或迂曲变粗,称为腹壁静脉曲张。

(1)判断静脉血流方向:腹壁静脉曲张时应判断血流方向,有助于确定静脉曲张的原因。选择一段没有分支的腹壁静脉,评估者将右手示指和中指并拢压在该段静脉上,一手指紧压静脉,另一手指紧压静脉向外滑动一段距离后放松,观察静脉是否充盈。如立即充盈,则血流方向是从放松的一端流向紧压的一端(图4-58);如未充盈,则血流方向相反。

正常时脐水平线以上腹壁静脉自下向上进入上腔静脉，脐水平线以下的腹壁静脉自上向下进入下腔静脉。

（2）判断静脉曲张的来源：①门静脉高压时，静脉曲张以脐为中心呈水母状，血流方向与正常相同（图4-59）；②当上腔静脉回流受阻时，脐上、下的腹壁静脉的血流方向均向下；③当下腔静脉回流受阻时，则均向上（图4-60）。

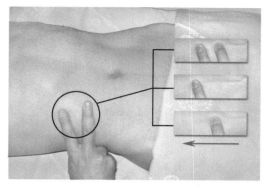

图 4-58　评估静脉血液方向示意图

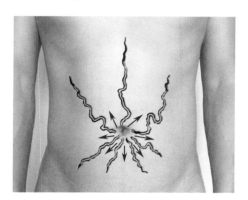

图 4-59　门静脉高压腹壁浅
静脉血流分布和方向

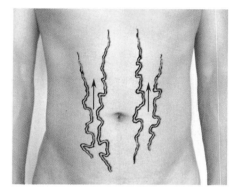

图 4-60　下腔静脉阻塞腹壁浅
静脉血流分布和方向

4. 胃肠型和蠕动波　正常人腹部一般看不到胃和肠的轮廓及蠕动波。胃肠道发生梗阻时，如幽门梗阻、机械性肠梗阻，梗阻近端的胃或肠段饱满而隆起，可显示各自的轮廓，称为胃型或肠型。同时，胃肠蠕动加强，可出现蠕动波。

（二）听诊

1. 肠鸣音　肠蠕动时肠管内气体和液体相撞产生的断断续续的"咕噜"声称为肠鸣音。正常人为 4～5 次/min。超过 10 次/min，音调不特别高亢，为肠鸣音活跃，见于急性肠炎、胃肠道大出血或服泻药后。如次数多且肠鸣音响亮、高亢，甚至呈叮当声或金属音，称为肠鸣音亢进，见于机械性肠梗阻。持续听诊 3～5min 未听到肠鸣音，称为肠鸣音减弱或消失，见于急性腹膜炎或麻痹性肠梗阻等。

2. 振水音　被评估者仰卧，将听诊器体件置于被评估者上腹，然后用弯曲的手指连续冲击其上腹部，如听到胃内气体与液体相撞击而发出的声音，称为振水音。正常人进食较多液体后可出现振水音，若在清晨或餐后 6～8h 以上仍有此音，提示幽门梗阻或胃扩张。

3. 血管杂音　腹部血管杂音有动脉性杂音和静脉性杂音。腹中部的收缩期杂音（喷射性）常提示腹主动脉瘤或狭窄；左、右上腹部的收缩期杂音常提示肾动脉狭窄；收缩期杂音在左、右下腹部提示髂动脉狭窄。肝动脉或腹主动脉受邻近占位性病变压迫时，在肿块部位可闻及吹风样杂音或连续性杂音。

（三）触诊

触诊是腹部评估的重要方法。触诊内容主要有腹壁紧张度、压痛与反跳痛、腹腔脏器、腹部肿块等。嘱被评估者排空膀胱，取仰卧位，两手自然平放于躯干两侧，两腿屈起稍分开。评估者位于被评估者右侧，前臂应与腹部在同一平面。全腹触诊时，自左下腹开始沿逆时针方向由浅入深依次检查；若被评估者诉有腹痛，则从正常部位开始，逐渐移向病变区域。检查时注意手要温暖，动作轻柔，边检查边观察被评估者的反应与表情。对精神紧张者，可采用谈话的方式转移其注意力而减少腹肌紧张。

1. 腹壁紧张度　正常人腹壁有一定张力，触之柔软，某些病理情况可使全腹或局部紧张度增加。

（1）弥漫性腹壁紧张度增加：主要因腹膜炎症刺激引起腹肌痉挛所致。急性胃肠穿孔或输卵管妊娠破裂时，腹壁明显紧张，硬如木板，称为板状腹；结核性腹膜炎或癌性腹膜炎时，触之柔韧而具有抵抗力，犹如揉面团一样，称为揉面感。

（2）局限性腹壁紧张度增加：见于该处脏器的炎症侵及腹膜所致，如急性胆囊炎可出现右上腹紧张，急性阑尾炎出现右下腹紧张。

2. 压痛与反跳痛　正常腹部无压痛和反跳痛。

（1）压痛：由浅入深按压腹部，发生疼痛者，称为压痛。常因炎症、结核、结石、肿瘤、破裂、扭转等病变引起，固定的压痛点提示病变部位。

临床常见的压痛点有：阑尾点，又称麦克伯尼（McBurney）点，简称麦氏点，位于右髂前上棘与脐连线的外 1/3 与中 1/3 交界处，阑尾炎时压痛明显；胆囊点，位于右锁骨中线与右肋弓下缘交界处，胆囊病变常有压痛；输卵管异位妊娠时，破裂侧有压痛点（右侧输卵管异位妊娠应与阑尾压痛点相鉴别）。

（2）反跳痛：当触诊出现压痛后，手指在原处停留片刻使压痛感稍趋稳定后，快速抬起手指，腹痛骤然加剧伴痛苦表情，称为反跳痛，提示炎症已累及壁腹膜。压痛、反跳痛同时伴有腹肌紧张，称为腹膜刺激征，是急性腹膜炎的重要体征。

3. 肝脏触诊　主要用于了解肝脏下缘的位置和肝脏的质地、表面、边缘及有无压痛等。

（1）评估方法：有单手触诊法、双手触诊法、冲击触诊法三种。

1）单手触诊法：较为常用，评估者右手平放在右锁骨中线上估计肝下缘的下方，四指并拢，掌指关节伸直，示指前端桡侧与肋缘大致平行或示指与中指的指端指向肋缘，随着被评估者呼气时手指压向腹壁深部，吸气时手指缓缓抬起朝肋缘向上迎触下移的肝缘，如此反复进行，手指逐渐向肋缘移动，直到触到肝缘或肋缘为止（图 4-61）。

2）双手触诊法，评估者右手同单手触诊法，左手托住被评估者右腰部并向上推，使肝下缘紧贴前腹壁下移，同时限制右下胸扩张，增加膈下移的幅度，这样吸气时右手指就更容易碰到下移的肝脏（图 4-62）。

3）冲击触诊法：适用于大量腹水患者。

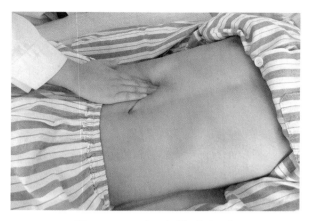

图 4-61 肝脏单手触诊

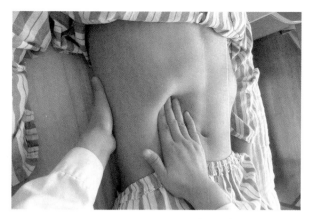

图 4-62 肝脏双手触诊

（2）触诊内容及临床意义

1）大小：正常成人的肝脏一般不易触及，但腹壁松弛及较瘦者可于右锁骨中线肋缘下 1cm、剑突下 3cm 以内触及。弥漫性肝大见于肝炎、肝瘀血、脂肪肝、早期肝硬化、白血病、血吸虫病等；局限性肝大见于肝脓肿、囊肿、肿瘤等；肝下垂见于肺气肿、右侧胸腔大量积液。肝缩小见于急性和亚急性重型肝炎、晚期肝硬化。

2）质地：正常肝脏质地柔软。急、慢性肝炎、脂肪肝及肝瘀血时质韧；肝硬化质硬，肝癌质地最坚硬；肝脓肿或囊肿时呈囊性感。

3）边缘和表面状态：注意肝脏表面是否光滑，有无结节，边缘是否整齐。肝边缘钝圆常见于脂肪肝或肝瘀血；肝边缘不规则，表面不光滑，呈不均匀的结节状，见于肝癌、多囊肝和肝包虫病；肝表面呈大块状隆起者，见于巨块型肝癌或肝脓肿。

4）压痛：正常肝脏无压痛，轻度弥漫性压痛见于肝炎、肝瘀血等，局限性剧烈压痛见于肝脓肿。

4. 胆囊触诊 触诊方法与肝脏触诊相同。正常胆囊不能触及。胆囊肿大时，在右肋下缘与腹直肌外缘交界处可触及一卵圆形或梨形、张力较高的囊性肿块，随呼吸而上下移动，常见于急性胆囊炎、胆囊结石等。

评估者将左手掌放于被评估者右前胸下部，拇指按压在右锁骨中线与右肋弓下缘交界处（胆囊点），让被评估者缓慢深吸气，如在吸气过程中因疼痛而突然屏气，称为墨菲（Murphy）征，又称胆囊触痛征，常见于急性胆囊炎（图 4-63）。

5. 脾脏触诊

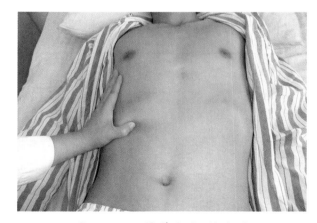

图 4-63 墨菲征评估方法

（1）评估方法：脾明显大而位置表浅时，用单手触诊法可触到；如果脾大而位置较深时，用双手触诊法。被评估者仰卧，两腿稍屈，评估者左手掌置于被评估者左腰部第 9～

10 肋处,将脾从后方向前托起。右手掌平放于脐部,与左肋弓成垂直方向,以稍微弯曲的手指末端轻压向腹部深处,待被评估者吸气时向肋弓方向触脾,直至触及脾缘或左肋缘。脾轻度大而仰卧位不易触到时,嘱被评估者右侧卧位,右下肢伸直,左下肢屈髋、屈膝进行评估(图 4-64)。

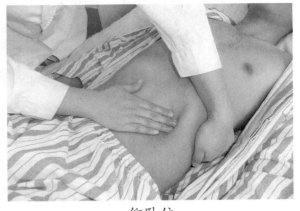

仰卧位　　　　　　　　　　　　右侧卧位

图 4-64　脾脏触诊方法

(2)脾大的测量:①轻度肿大,作甲乙线(第 1 线)测量,即左锁骨中线与左肋缘交点至脾下缘的垂直距离,以厘米表示;②明显肿大,加测甲丙线(第 2 线),即左锁骨中线与左肋缘交点至最远脾尖的距离,和丁戊线(第 3 线),即脾右缘到前正中线的距离。如脾大向右未超过前正中线,丁戊线以"−"表示;超过前正中线,以"+"表示(图 4-65)。

(3)临床意义:脾大的分度及临床意义见表 4-23。

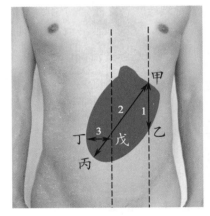

图 4-65　脾大的测量方法

表 4-23　脾大的分度及临床意义

分度	测量标准	临床意义
轻度	深吸气时脾下缘不超过肋下 2cm	肝炎、伤寒、急性疟疾、感染性心内膜炎、败血症等
中度	脾下缘超过 2cm 至脐水平线以上	肝硬化、慢性淋巴细胞白血病、淋巴瘤、系统性红斑狼疮、疟疾后遗症等
高度	脾超过脐水平线或前正中线(巨脾)	慢性粒细胞白血病、慢性疟疾、恶性组织细胞病等

6. 膀胱触诊　多采用单手触诊法。正常膀胱位于盆腔内,不易被触及,当膀胱增大超出耻骨联合上缘时才能触及。膀胱增大最常见的原因为尿道梗阻、脊髓病变所致的尿

潴留。若膀胱增大为积尿所致,其形状呈扁圆形或圆形、囊性,较固定。按压时有尿意,排尿或导尿后缩小或消失,借此可与妊娠期子宫、卵巢囊肿及直肠肿块相鉴别。

7. 腹部肿块 腹部异常肿块多由肿大或异位的脏器、肿瘤、炎症性包块或肿大的淋巴结等形成,当腹部触及肿块时须注意其部位、大小、形态、质地、压痛、活动度以及与周围组织的关系。有显著压痛者多为炎症性;边界模糊、表面不平、质地坚硬、移动度差,则恶性肿瘤的可能性大。腹部还可触及一些正常脏器,如腹直肌肌腹、腰椎椎体及骶骨岬、乙状结肠粪块、横结肠、盲肠等,易被误诊为异常肿块,应注意鉴别。

8. 液波震颤 当腹腔内有大量游离液体时,用手叩击腹部可感到液波震颤或波动感。液波震颤不如移动性浊音灵敏,腹腔游离液体为 3 000~4 000ml 时才能检查出液波震颤。

被评估者取仰卧位,双下肢屈曲,平静呼吸。评估者以左手掌面贴于被评估者一侧腹壁,右手四指并拢屈曲,用指端叩击对侧腹壁(或以指端冲击触诊),如有大量液体,则贴于腹壁的左手掌有被液体波动冲击的感觉,即波动感。为防止腹壁本身的振动传至对侧,可请另一人(或被评估者本人)将手掌尺侧缘压于脐部腹中线上,可阻止腹壁振动的传导(图 4-66)。

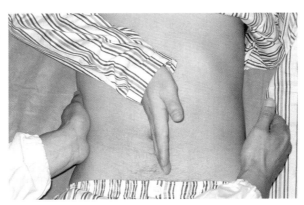

图 4-66 液波震颤评估方法

(四)叩诊

1. 腹部叩诊音 正常腹部肝、脾叩诊呈实音,充盈膀胱叩诊呈浊音,其余部位叩诊均为鼓音。明显的鼓音可见于胃肠高度胀气、人工气腹和胃肠穿孔等。肝、脾或其他实质性脏器极度大、腹腔内肿瘤和大量腹水时,鼓音范围缩小,病变部位可出现浊音或实音。

2. 肝脏叩诊 叩诊肝脏上、下界。

(1)叩诊方法:沿右锁骨中线由肺区往下叩向腹部,当由清音转为浊音时即为肝上界,由于被肺遮盖,称相对肝浊音界;由浊音转为实音时,此处不被肺遮盖而直接贴近胸壁,称绝对肝浊音界。由腹部鼓音区分别沿右锁骨中线和正中线从下往上叩,鼓音变为浊音即肝下界。

(2)临床意义:正常肝上界在右锁骨中线第 5 肋间,肝下界位于右季肋下缘,两者之间距离为 9～11cm。体型对肝脏位置有一定影响,矮胖型肝上下界可高 1 肋间,瘦长型则可低 1 肋间。肝浊音界变化及临床意义见表 4-24。

表 4-24　肝浊音界变化及临床意义

肝浊音界变化	临床意义
肝浊音界扩大	肝癌、肝脓肿、肝瘀血、肝炎、多囊肝等
肝浊音界缩小	暴发性肝衰竭、肝硬化晚期、胃肠胀气等
肝浊音界消失,常代之以鼓音	急性胃肠穿孔等
肝浊音界上移	右肺纤维化、右肺不张、气腹和鼓肠等
肝浊音界下移	肺气肿、右侧张力性气胸、内脏下垂等

3. 移动性浊音　腹腔内有较多液体时,因重力作用会随着体位改变而流动到腹腔低处,叩诊时呈浊音。当被评估者取仰卧位,腹部两侧叩诊呈浊音,中部呈鼓音;当被评估者侧卧时,下侧腹部呈浊音,上侧腹部呈鼓音(图 4-67)。这种因体位不同而出现浊音区变动的现象称为移动性浊音,是腹水的重要体征。当腹腔内游离液体超过 1 000ml,可查出移动性浊音,见于右心功能不全、缩窄性心包炎、肾炎、肝硬化、腹膜炎、腹膜转移癌等。

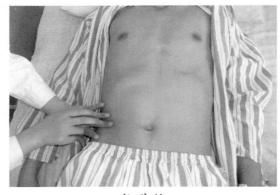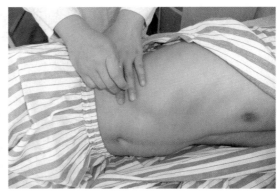

仰卧位　　　　　　　　　　　　　侧卧位

图 4-67　移动性浊音评估方法

巨大卵巢囊肿患者腹部叩诊也呈浊音,但与腹水相反,仰卧位时浊音区在腹中部,鼓音区在两侧腹部,且不随体位改变,可与腹水鉴别(图 4-68)。

4. 膀胱叩诊　在耻骨联合上方叩诊膀胱区,以判断膀胱充盈的程度。膀胱充盈时,耻骨上方可叩出圆形浊音区,排尿或导尿后浊音区变为鼓音,据此可与妊娠子宫、卵巢囊肿、子宫肌瘤形成的浊音相鉴别。

5. 叩击痛　主要评估肝脏和肾脏有无叩击痛。肝区叩击痛可嘱被评估者取卧位,肾区叩击痛可嘱被评估者取坐位或侧卧位,评估者用左手掌平放在被评估者的肝区(图 4-69)或肾区(脊柱和第 12 肋下缘夹角处)(图 4-70),右手握拳,用轻到中等的力量叩击左手背,评估有无叩击痛。

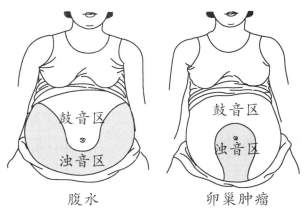

图 4-68　巨大卵巢囊肿与腹水鉴别示意图

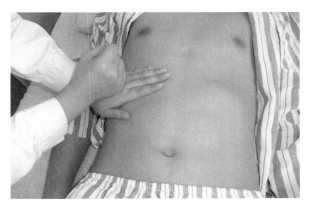

图 4-69　肝区叩击痛评估方法

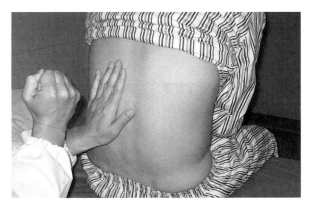

图 4-70　肾区叩击痛评估方法

　　正常人无叩击痛。肝区叩击痛主要见于肝炎、肝脓肿、肝瘀血等。肾区叩击痛见于肾炎、肾盂肾炎、肾结石、肾结核及肾周围炎等。

　　消化系统常见疾病的主要体征见表 4-25。

表 4-25　消化系统常见疾病的主要体征

疾病	视诊	触诊	叩诊	听诊
急性胃肠穿孔	腹式呼吸消失	腹肌紧张呈板状,压痛、反跳痛	肝浊音界缩小或消失	肠鸣音减弱或消失
肝硬化门静脉高压	腹部膨隆呈蛙状腹,腹式呼吸减弱,腹壁静脉曲张	脾大,液波震颤	移动性浊音阳性	剑突下或脐部听到静脉嗡鸣音,肠鸣音减弱
麻痹性肠梗阻	呈球形腹		鼓音区扩大	肠鸣音减弱或消失
机械性肠梗阻	可见肠型及蠕动波	可有腹肌紧张、压痛	鼓音区扩大	肠鸣音亢进,呈金属音
绞窄性肠梗阻	腹部膨隆	腹肌紧张,可有压痛、反跳痛	鼓音区扩大	肠鸣音减弱或消失

第七节 肛门与直肠评估

一、评 估 体 位

肛门与直肠评估时可根据病情需要,协助被评估者采取合适的评估体位。评估时常用的体位如下:

1. 肘膝位 被评估者两肘关节屈曲置于检查床上,胸部尽量靠近床面,两膝关节屈曲成直角跪于检查床上,臀部抬高(图 4-71)。此体位适用于前列腺、精囊检查,乙状结肠镜检与直肠镜检等。

2. 左侧卧位 被评估者左侧卧于检查床,左腿伸直,右腿向腹部屈曲(图 4-72)。此体位适用于病重、年老体弱或女性被评估者。

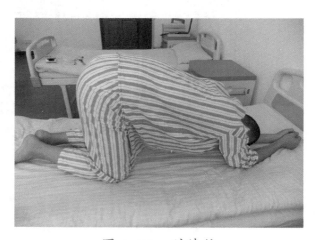

图 4-71 肘膝位

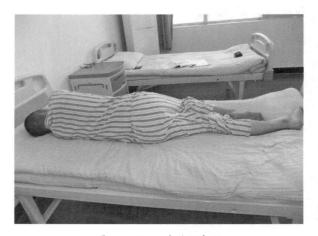

图 4-72 左侧卧位

3. 仰卧位或截石位 被评估者仰卧于检查床,臀部垫高,两腿屈曲、抬高并外展,或将小腿放于特制的支腿架上。此体位适用于膀胱直肠窝的检查,也可进行直肠双合诊,即右手示指在直肠内、左手在下腹部,双手配合,用以检查盆腔脏器病变。

4. 蹲位 被评估者下蹲呈排便姿势,屏气向下用力。此体位适用于检查直肠脱垂、直肠息肉及内痔等。

二、评估方法与内容

肛门与直肠的检查方法以视诊、触诊为主,必要时辅以内镜检查。检查的结果及其病变的部位按时钟方向进行记录,并标注被评估者的体位。肘膝位时肛门后正中点为 12 点,前正中点为 6 点;而仰卧位的时钟位与此相反。

（一）视诊

评估者用手分开被评估者的臀部，仔细观察肛门及周围皮肤与皱褶，注意有无皮损、黏液、脓血、外痔、肛裂等。正常肛门周围皮肤完整、颜色较深，皱褶呈放射状。常见异常情况如下：

1. 肛裂　为肛管下段深达皮肤全层的纵行及梭形裂口或感染性溃疡。肛门可见裂口，并有明显触压痛。患者自觉疼痛，排便时更为明显，粪便周围常附有少量鲜血。

2. 痔　为直肠下端黏膜下或肛管皮肤下的静脉丛扩大和曲张所致的静脉团。根据痔所在部位的不同分为内痔、外痔及混合痔（图4-73）。内痔位于齿状线以上，表面覆盖直肠黏膜，常随排便脱出于肛门外。外痔位于齿状线以下，表面覆盖肛管皮肤，肛门外口可见紫红色包块。混合痔是同一部位的内、外痔融合而形成的痔，兼有内、外痔的特点。

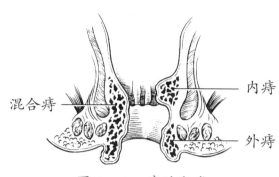

图4-73　痔的分类

　知识拓展

内痔的分度

Ⅰ度：便时出血，无痔核脱出，肛门镜检查可见齿状线以上直肠柱结节状突出。

Ⅱ度：便时出血，量大甚至喷射而出，便时痔核脱出，便后可自行回纳。

Ⅲ度：偶有便血，劳累、负重、咳嗽、排便等腹内压增高时痔核脱出，需用手回纳。

Ⅳ度：偶有便血，痔核长期脱出于肛门外，不能回纳或回纳后又立即脱出。

3. 肛门感染与瘢痕　肛门周围有红肿及压痛见于肛门周围脓肿；肛门瘢痕多见于外伤及手术后。

4. 直肠脱垂　又称脱肛，为肛管、直肠甚至乙状结肠下段的肠壁部分或全层外翻而脱出肛门外。患者取蹲位或嘱其屏气做排便动作时，肛门外可见紫红色球状突出物，停止屏气时突出物常可回复至肛门内。

5. 肛门直肠瘘　简称肛瘘，为直肠、肛管与肛门周围皮肤相通的瘘管，常为肛管或直肠周围脓肿破溃所致，不易愈合。评估时可见肛门周围皮肤有瘘管开口，有时伴脓性分泌物。

（二）触诊

肛门或直肠的触诊称为肛诊或直肠指诊。评估者右手戴手套或右手示指戴指套，涂适量润滑剂，将示指置于肛门外口轻轻按摩，待被评估者肛门括约肌放松后再缓缓插入肛门、直肠内（图 4-74）。评估肛门及肛门括约肌的紧张度、肛门及直肠内壁有无压痛、黏膜是否光滑、有无肿块及波动感。男性还可检查前列腺及精囊，女性还可检查子宫及附件等。指套取出后观察指套表面有无血液、黏液或脓液。正常直肠指诊肛管和直肠内壁柔软、光滑，无压痛及包块。肛裂和感染可有剧烈触痛；肛门周围脓肿可有触痛伴波动感；直肠息肉可触及柔软、光滑而有弹性的包块；直肠癌常触及坚硬、凹凸不平的包块；黏膜损伤或炎症时，指套表面常有黏液、脓液或血液，必要时取其涂片做镜检或细菌检查，以明确诊断。

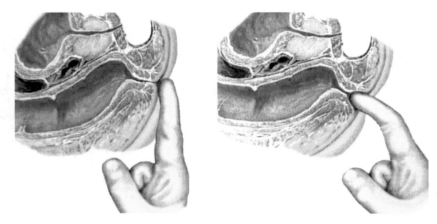

图 4-74　直肠指诊示意图

第八节　脊柱四肢评估

一、脊柱评估

脊柱是维持人体正常姿势、支撑体重的重要支柱，也是躯体活动的枢纽，同时起着保护脊髓的重要作用。脊柱由 7 个颈椎、12 个胸椎、5 个腰椎、5 个骶椎和 4 个尾椎组成。脊柱评估主要以视诊、触诊和叩诊为主。

（一）脊柱弯曲度

正常人直立时脊柱从侧面观察有 4 个生理弯曲（呈 S 状），即颈段稍向前凸，胸段稍向后凸，腰段明显向前凸，骶段明显向后凸。评估时被评估者直立位，评估者从侧面视诊被评估者的脊柱有无前凸或后凸畸形，从背面视诊有无侧凸畸形，或用手指沿脊柱棘突从上向下稍用力划压，使皮肤出现一条红色的充血痕，以观察脊柱有无侧凸。正常人脊柱无侧凸及前后凸畸形。常见异常情况如下：

1. 脊柱后凸　也称驼背，多发生于胸段。主要见于佝偻病（儿童）、脊柱结核（青少年）、强直性脊柱炎（成年人）、脊柱退行性变（老年人）等。

2. 脊柱前凸　多发生于腰段。主要见于妊娠晚期、大量腹水、腹腔巨大肿瘤、髋关节结核及先天性髋关节后脱位等。

3. 脊柱侧凸　根据侧凸的部位可分为胸段侧凸、腰段侧凸以及胸腰段联合侧凸。根据侧凸的性质可分为姿势性侧凸和器质性侧凸。

（1）姿势性侧凸：脊柱结构无异常，改变体位可使侧凸纠正。主要见于儿童发育期姿势不良、椎间盘突出症、脊髓灰质炎后遗症等。

（2）器质性侧凸：改变体位不能使侧凸纠正。主要见于先天性脊柱发育不良、佝偻病、慢性胸膜肥厚等。

（二）脊柱活动度

评估脊柱活动度时，嘱被评估者做前屈、后伸、侧弯、旋转等动作。正常人脊柱有一定的活动度，颈段、腰段活动度最大，胸段活动度小，骶段几乎无活动性。脊柱的正常活动范围见表4-26。脊柱活动受限表现为各段活动度不能达到正常范围，出现疼痛或僵直，主要见于相应脊柱节段的软组织损伤、脊柱增生性关节炎、脊柱结核或肿瘤、骨折或脱位等。

表4-26　脊柱的正常活动范围

脊柱	前屈	后伸	左右侧弯	旋转（一侧）
颈椎	35°～45°	35°～45°	45°	60°～80°
胸椎	30°	20°	20°	35°
腰椎	75°	30°	35°	8°
全脊柱	128°	125°	73.5°	115°

注：由于年龄、运动训练以及脊柱结构差异等因素，脊柱活动度存在着较大的个体差异。

（三）脊柱压痛与叩击痛

1. 脊柱压痛　评估时被评估者取坐位，身体稍向前倾，评估者用右手拇指从枕骨粗隆开始，自上而下逐个按压脊椎棘突及椎旁肌肉，询问有无压痛（图4-75）。正常情况下，每个棘突及椎旁肌肉均无压痛。如有压痛，提示该部位可能有病变，并以第7颈椎棘突为骨性标志，计数病变椎体的位置。脊柱压痛多见于脊柱结核、椎间盘突出症、骨折等；脊柱两旁肌肉压痛多见于腰背肌纤维炎或劳损。

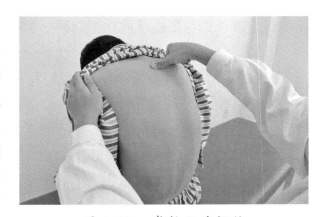

图4-75　脊柱压痛评估

2. 脊柱叩击痛　评估方法包括直接叩击法和间接叩击法。

（1）直接叩击法：评估者用叩诊锤或中指直接垂直叩击每个脊椎棘突，询问有无疼痛，多用于胸椎及腰椎部位的评估（图4-76）。

（2）间接叩诊法：评估时被评估者取端坐位，评估者将左手掌面置于被评估者头顶部,右手半握拳以小鱼际部位叩击左手背,询问有无疼痛(图 4-77)。

正常情况下脊柱无叩击痛,若有叩击痛,提示该处有病变,主要见于脊柱结核、脊椎骨折、椎间盘突出症等。

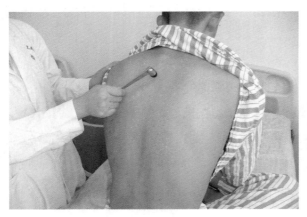

图 4-76　脊柱直接叩诊法

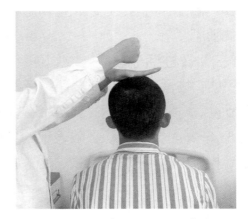

图 4-77　脊柱间接叩诊法

二、四 肢 评 估

四肢评估主要以视诊和触诊为主,两者相互配合。

(一)上肢评估

1. 肘关节　正常肘关节双侧对称,伸直时肘关节轻度外翻 5°～15°,肱骨内上髁、外上髁及尺骨鹰嘴在同一条直线上。肘关节脱位时,鹰嘴向肘后突出,活动受限。

2. 腕关节及手　正常腕关节背伸 35°～60°,掌屈 50°～60°,桡侧、尺侧偏斜 30° 左右。手的轻度损伤即可造成手的功能障碍。常见腕关节及手的畸形如下(图 4-78):

(1)腕垂症:见于桡神经损伤。

(2)猿掌:表现为拇指不能外展、对掌,大鱼际萎缩,手显平坦,见于正中神经损伤。

(3)爪形手:表现为掌指关节过伸,指间关节屈曲,骨间肌和大小鱼际萎缩,手呈鸟爪样,见于尺神经损伤、进行性肌萎缩等。

(4)梭形关节:表现为指间关节增生、肿胀呈梭形畸形,活动受限,严重者手指及腕部向尺侧偏移,多为双侧性,见于类风湿关节炎。

(5)杵状指(趾):表现为手指或脚趾末端指节明显增生增宽、肥厚,指(趾)甲从根部到末端拱形隆起呈杵状(图 4-79)。与肢体末端慢性缺氧、代谢障碍及中毒性损害等因素有关,见于慢性肺脓肿、支气管扩张、发绀型先天性心脏病等。

(6)匙状甲:也称反甲,表现为指甲中央凹陷、边缘翘起,指甲变薄,表面有粗糙的条纹(图 4-80),见于缺铁性贫血、高原疾病等。

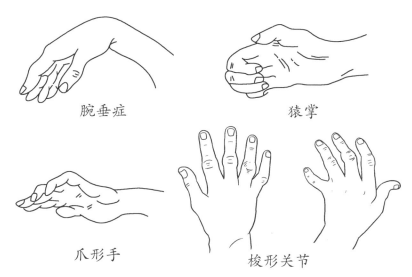

腕垂症　　　　　　　　猿掌

爪形手　　　　　　　梭形关节

图 4-78　常见腕关节及手的畸形

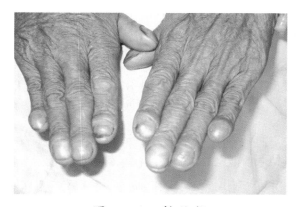

图 4-79　杵状指

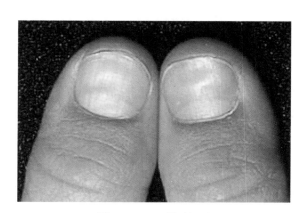

图 4-80　匙状甲

（二）下肢评估

1. 膝关节　正常膝关节活动范围较大,屈膝时脚跟可触及臀部。常见膝关节异常情况如下:

（1）炎症:膝关节红、肿、热、痛及运动障碍,多为炎症所致。

（2）积液:膝关节均匀性肿胀,双侧膝眼消失并突出。中等量以上积液者可出现浮髌试验阳性。

 知识拓展

浮髌试验

评估时被评估者仰卧,肢体放松。评估者左手拇指与其余手指分别固定在肿胀关节上方的两侧,并加压压迫髌上囊,将液体挤入关节腔内,右手示指反复垂直按压髌骨,若下压时有髌骨与关节面碰触感,松开时髌骨随手浮起,为浮髌试验阳性,提示膝关节腔积液达中等量以上（图 4-81）。

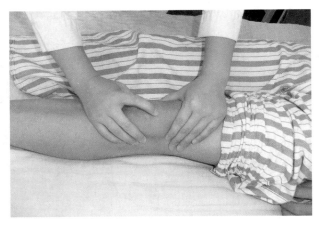

图 4-81　浮髌试验

（3）膝内、外翻：正常人双脚并拢直立时，两膝及两踝均能靠拢。若两膝能并拢而两踝分离，双下肢呈 X 形，称为膝外翻；若两踝能并拢而两膝分离，双下肢呈 O 形，称为膝内翻。主要见于佝偻病。

（4）膝反张：表现为膝关节过度后伸，形成向前的反曲状（图 4-82）。见于小儿麻痹后遗症、关节结核。

2. 足　正常人当膝关节固定时，足掌做内、外翻动作时皆可达 35°，复原时足掌、足跟可全着地。足内翻时足跟骨内旋，前足内收，足纵弓增高，站立时足不能踏平，仅足外侧着地；足外翻时跟骨外旋，前足外展，足纵弓塌陷，舟骨突出，扁平状，跟腱延长线落在跟骨内侧。足内、外翻见于脊髓灰质炎后遗症及先天性畸形足（图 4-83）。

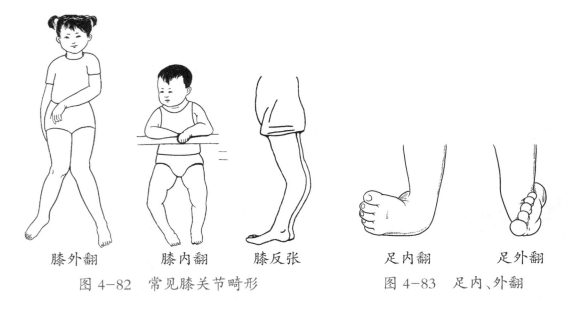

膝外翻　　　膝内翻　　　膝反张　　　　足内翻　　　足外翻

图 4-82　常见膝关节畸形　　　　图 4-83　足内、外翻

第九节　神经系统评估

工作情景与任务

导入情景：

患者,女性,65岁。有高血压病史15年、糖尿病病史10年,突发右侧肢体无力,说话不流利,逐渐加重2d。体检:神志清楚,血压正常,混合性失语,右侧鼻唇沟浅,伸舌右偏,饮水自右侧口角漏出。考虑"脑血栓形成"。

工作任务：

1. 对该患者进行肌力的判断。

2. 对该患者进行神经反射评估。

神经系统评估主要包括感觉功能、运动功能及神经反射等方面的评估。在进行神经系统评估前需要确定患者对外界刺激的反应状态,即意识状态。本节诸多评估要求在患者意识清醒的状态下完成。

一、感觉功能评估

(一)浅感觉

1. 痛觉　用针尖均匀地轻刺被评估者的皮肤,注意两侧对称部位的对比。痛觉障碍见于脊髓丘脑侧束损害。

2. 触觉　用棉签轻触被评估者的皮肤或黏膜(图4-84)。对触觉刺激反应不灵敏或无反应为触觉减退或消失。触觉障碍见于脊髓前束和后索病损。

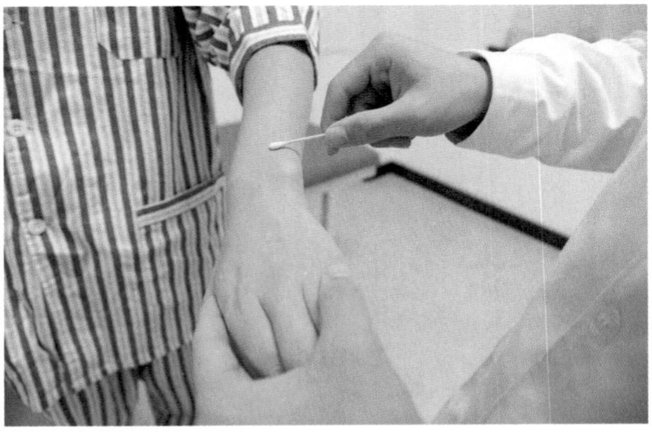

3. 温度觉　用盛有冷水(5~10℃)和热水(40~45℃)的两个试管交替接触被评估者的皮肤。正常人能明确辨别冷热的感觉。温度觉障碍见于脊髓丘脑侧束病损。

图4-84　触觉评估

(二)深感觉

1. 运动觉　轻持被评估者的手指或足趾两侧上下移动,请被评估者说出肢体被动运动的方向(向上或向下)。运动觉障碍见于脊髓后索病损。

2. 位置觉　嘱被评估者闭目,将其肢体置于某一位置,请被评估者说出自己肢体所在的位置或用对侧肢体模仿。位置觉障碍见于脊髓后索病损。

3. 振动觉　用振动的音叉置于被评估者的骨突起处,如内踝、外踝、指尖、肘部等,询问其有无振动感,并注意两侧对比(图 4-85)。正常人有共鸣性振动感。振动觉障碍见于脊髓后索病损。

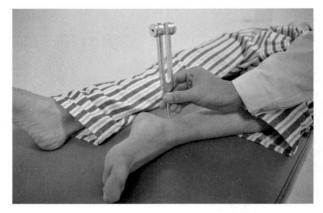

图 4-85　振动觉评估

(三)复合感觉

1. 皮肤定位觉　用手指或者棉签轻触被评估者皮肤某处,请被评估者指出被触部位。皮肤定位觉障碍见于皮质病变。

2. 两点辨别觉　用分开的钝脚分规轻触被评估者皮肤上的两点,若被评估者能正确分辨两点,则再逐渐缩短两点间的距离,直到患者感觉为一点时,评估其实际间距,两侧对比。两点辨别觉障碍见于额叶病变。

3. 实体觉　嘱被评估者闭眼,用单手触摸熟悉的物品,如硬币、钥匙等,并说出其名称。先测功能差的一侧,再测另一侧。实体觉障碍见于皮质病变。

4. 体表图形觉　嘱被评估者闭眼,评估者用钝物在被评估者皮肤上画简单的图形或字,观察其能否辨别,两侧对比。体表图形觉障碍见于丘脑水平以上的病变。

二、运动功能评估

运动分为随意运动和不随意运动。随意运动由锥体束支配,又称自主运动;不随意运动由锥体外系和小脑支配,又称不自主运动。

(一)肌力

肌力为肌肉运动时的最大收缩力。嘱被评估者做肢体伸屈动作,评估者从相反方向给予阻力,评估其对阻力的克服力量,并注意两侧对比。肌力的记录一般采用 0~5 级的 6 级分级法(表 4-27)。肌力减退或消失称为瘫痪。一般有单瘫、偏瘫、截瘫和交叉瘫等形式。

1. 单瘫　单一肢体瘫痪,多见于脊髓灰质炎。

2. 偏瘫　为一侧上、下肢瘫痪,常伴有同侧脑神经损害,多见于颅内病变、脑卒中等。

3. 截瘫　多为双下肢瘫痪,见于脊髓外伤、炎症等。

4. 交叉瘫　为一侧肢体瘫痪及对侧脑神经损害,多见于脑干病变。

表 4-27　肌力的 6 级分级法

分级	评价
0 级	完全瘫痪,无肌肉收缩
1 级	可见肌肉轻微收缩,但无肢体运动
2 级	肢体能在床面上水平移动,但不能抬离床面
3 级	肢体能抬离床面,但不能对抗外加的阻力
4 级	能对抗部分的阻力,但较正常人弱
5 级	正常肌力

（二）肌张力

肌张力为静息状态下的肌肉紧张度。嘱被评估者完全放松被检肢体,评估者通过触摸肌肉的硬度及伸屈其肢体时感知肌肉对被动伸屈的阻力来判断。

1. 肌张力降低　肌肉松弛,伸屈肢体时阻力减退,关节活动范围大,见于脊髓前角灰质炎、周围神经炎、小脑病变等。

2. 肌张力增高　肌肉坚实,伸屈肢体时阻力增加,见于锥体束或锥体外系病变。

（三）不随意运动

不随意运动为被评估者在意识清晰的状态下,随意肌不自主收缩所产生的一些无目的的异常动作,多为锥体外系病变的表现。

1. 震颤　为躯体某部分出现不自主但有节律性的抖动。常见有:

（1）静止性震颤:静止时明显,运动时减轻,睡眠时消失,常伴有肌张力增高,见于帕金森病。

（2）动作性震颤:动作时发生,休息时消失,愈接近目标物时愈明显,见于小脑疾病。

（3）姿势性震颤:身体在维持某一特定姿势时出现,运动及休息时消失,震颤较静止性震颤细而快,见于甲状腺功能亢进、肝性脑病、尿毒症、焦虑状态等。

2. 舞蹈样动作　为面部及肢体快速、不规则、无目的、不对称的不自主运动,表现为做鬼脸、转颈、耸肩等动作,睡眠时可减弱或消失,见于舞蹈症、儿童期脑风湿性病变。

3. 手足搐搦　手足肌肉呈紧张性痉挛,见于低钙血症、碱中毒。

（四）共济运动

共济运动为机体完成任一动作时所依赖的某组肌群协调一致的运动。小脑、深感觉、前庭神经及锥体外系共同参与协调运动,这些部位的病变尤其是小脑病变可使动作协调发生障碍,称为共济失调。常用的评估方法如下:

1. 指鼻试验　嘱被评估者手臂外展伸直,用示指触碰自己的鼻尖,先慢后快,先睁眼后闭眼,重复进行。小脑半球病变者同侧指鼻不准;如睁眼时指鼻准确,闭眼时出现障碍,为感觉性共济失调。

2. 跟 - 膝 - 胫试验　被评估者仰卧,嘱其抬起一侧下肢,将足跟置于对侧膝部,再沿胫骨前缘向下移动,先睁眼后闭眼,重复进行。动作不稳见于小脑损害;闭眼时动作障碍见于感觉性共济失调。

3. 龙贝格征　又称闭目难立征。被评估者并足直立,两臂前伸,然后闭眼。身体摇晃或倾斜见于小脑病变;如睁眼能站稳而闭眼时站立不稳,见于感觉性共济失调。

三、神经反射评估

神经反射是通过反射弧完成的,并且受高级神经中枢的控制。反射弧包括感受器、传入神经、中枢、传出神经和效应器。反射弧中任一环节病变,可使反射减弱或消失;而锥体束以上部位的病变,可导致一些反射活动因失去抑制而出现反射亢进。反射包括生理反射和病理反射。生理反射根据刺激部位的不同分为浅反射和深反射。

(一)生理反射

1. 浅反射　刺激皮肤或黏膜引起的反射,主要包括角膜反射、腹壁反射、提睾反射和跖反射。

(1)角膜反射:嘱被评估者眼睛向内上方注视,评估者用细棉签毛由角膜外缘轻触被评估者的角膜。正常反应为眼睑迅速闭合,同侧为直接角膜反射,对侧为间接角膜反射。常见异常情况:直接角膜反射消失,间接角膜反射存在,见于患侧面神经瘫痪;直接与间接角膜反射均消失,见于患侧三叉神经病变;角膜反射完全消失见于深昏迷者。

(2)腹壁反射:被评估者仰卧,双下肢稍屈曲放松腹壁,评估者用钝头竹签按上(肋缘下)、中(脐平)、下(腹股沟上)三个部位由外向内轻划腹壁皮肤(图4-86)。正常反应为受刺激的部位腹壁肌肉收缩。上部反射消失见于胸髓第7~8节病损,中部反射消失见于胸髓第9~10节病损,下部反射消失见于胸髓第11~12节病损。双侧上、中、下三部反射均消失见于昏迷或急腹症患者。肥胖者、老年人及经产妇由于腹壁过于松弛,腹壁反射也会减弱或消失。

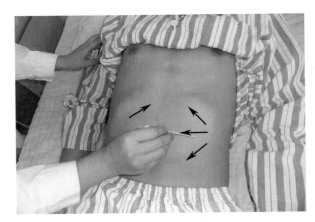

图4-86　腹壁反射

(3)提睾反射:被评估者仰卧,评估者用钝头竹签由下向上轻划被评估者股内侧上方皮肤,正常反应为同侧提睾肌收缩,睾丸上提。双侧反射消失见于腰髓第1~2节病损,一侧反射减弱或者消失见于锥体束损害。

(4)跖反射:被评估者仰卧,双下肢伸直,评估者手持被评估者踝部,用钝头竹签沿足底外侧,由足跟向前至近小趾跖关节处再转向蹞趾侧(图4-87)。正常反应为足趾向跖面屈曲。反射消失为骶髓第 1～2 节病损。

2. 深反射　刺激骨膜、肌腱引起的反射,主要包括肱二头肌反射、肱三头肌反射、桡骨骨膜反射、膝反射和跟腱反射。

（1）肱二头肌反射:被评估者肘部屈曲,评估者左手托扶其肘部,将左手拇指置于被评估者肱二头肌肌腱上,右手持叩诊锤叩击置于肌腱上的拇指(图 4-88)。正常反应为肱二头肌收缩,前臂快速屈曲。反射中枢为颈髓第 5～6 节。

（2）肱三头肌反射:被评估者肘部屈曲,评估者左手托扶其肘部,右手持叩诊锤直接叩击被评估者鹰嘴上方的肱三头肌肌腱(图 4-89),正常反应为肱三头肌收缩,前臂伸展。反射中枢为颈髓第 6～7 节。

（3）桡骨骨膜反射:被评估者前臂置于半屈半旋前位,评估者左手托扶其腕部,使腕关节自然下垂,右手持叩诊锤叩击桡骨茎突(图 4-90)。正常反应为肱桡肌收缩,屈肘,前臂旋前。反射中枢为颈髓第 5～6 节。

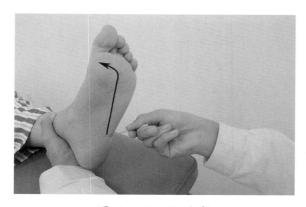

图 4-87　跖反射

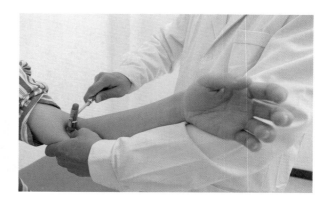

图 4-88　肱二头肌反射

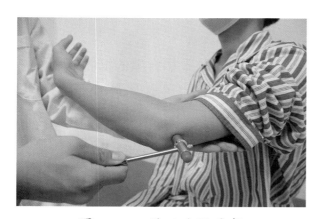

图 4-89　肱三头肌反射

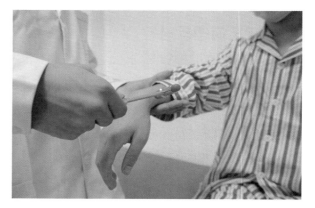

图 4-90　桡骨骨膜反射

（4）膝反射:被评估者仰卧,评估者左手在腘窝处托起其双下肢,使膝关节屈曲约120°(若被评估者坐位,小腿完全放松,膝关节自然弯曲即可),右手持叩诊锤叩击髌骨下方的股四头肌腱(图 4-91)。正常反应为小腿伸展。反射中枢为腰髓第 2～4 节。

（5）跟腱反射:被评估者仰卧,髋、膝关节稍屈曲,下肢取外展外旋位,评估者左手握住足趾使足部背屈成直角,右手持叩诊锤叩击跟腱(图4-92)。正常反应为腓肠肌收缩,足向跖面屈曲。反射中枢为骶髓第1~2节。

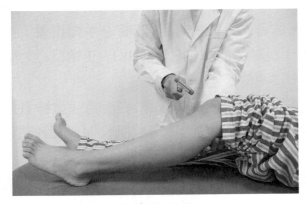
仰卧位评估

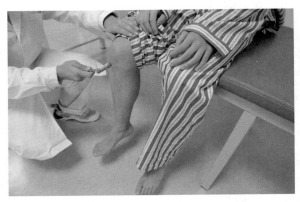
坐位评估

图4-91 膝反射

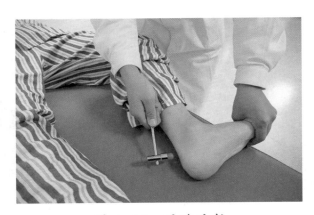

图4-92 跟腱反射

(二)病理反射

病理反射也称锥体束征,是当锥体束受损时大脑失去对脑干和脊髓的抑制作用而出现的异常反射。1岁半以内的婴幼儿由于神经系统发育未完善也可出现,不属于病理性。病理反射主要包括巴宾斯基征、奥本海姆征、戈登征、查多克征。

1. 巴宾斯基征 是最典型的病理反射,评估方法同跖反射(图4-93)。阳性反应为踇趾背伸,其余四趾呈扇形展开。

2. 奥本海姆征 评估者用拇指及示指沿被评估者胫骨前缘用力由上向下滑压,阳性反应同巴宾斯基征(图4-94)。

3. 戈登征 评估者用手以一定力量捏压被评估者的腓肠肌,阳性反应同巴宾斯基征(图4-95)。

4. 查多克征 评估者用钝头竹签在被评估者外踝下方足背外侧缘,由后向前划至趾跖关节处,阳性反应同巴宾斯基征(图4-96)。

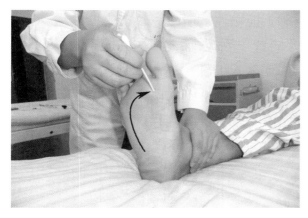

图 4-93　巴宾斯基征

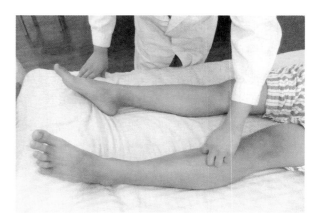

图 4-94　奥本海姆征

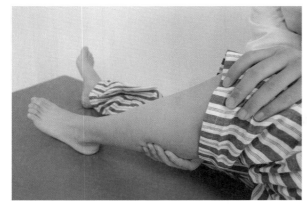

图 4-95　戈登征

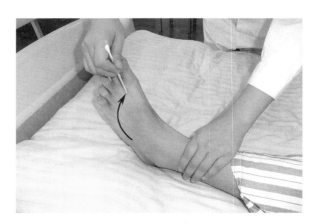

图 4-96　查多克征

 知识拓展

霍夫曼征

评估者左手持握被评估者腕关节的上方，右手中指及示指夹住被评估者的中指并稍向上提，使其腕部处于轻度过伸位，然后以拇指迅速弹刮被评估者的中指指甲（图 4-97）。阳性反应为其余四指轻微掌屈。此征为上肢锥体束征，多见于颈髓病变。

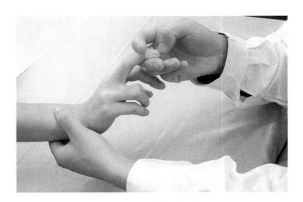

图 4-97　霍夫曼征

（三）脑膜刺激征

脑膜刺激征为脑膜受到刺激的体征，见于脑膜炎、蛛网膜下腔出血及颅内压增高等。常见的脑膜刺激征包括颈强直、克尼格征及布鲁津斯基征。

1. 颈强直　被评估者仰卧，评估者左手托其枕部做被动屈颈动作，以测试颈肌抵抗力（图 4-98）。阳性反应为颈肌抵抗力增强或下颌不能贴近胸壁。

2. 克尼格征　被评估者仰卧，评估者将被评估者一侧髋、膝关节屈曲成直角，再用左手固定膝部，右手将其小腿抬高伸膝（图 4-99）。正常人伸膝可达 135° 以上。阳性反应为伸膝受限，并伴有疼痛与屈肌痉挛。

3. 布鲁津斯基征　被评估者仰卧，下肢自然伸直，评估者一手置于被评估者胸前维持胸部位置不变，一手托起被评估者枕部使其被动前屈（图 4-100）。阳性反应为被动屈颈时，两侧膝关节和髋关节同时屈曲。

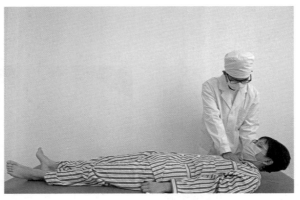

图 4-98　颈强直

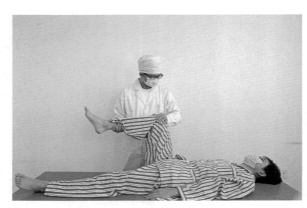 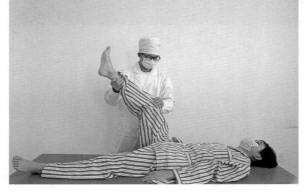

图 4-99　克尼格征

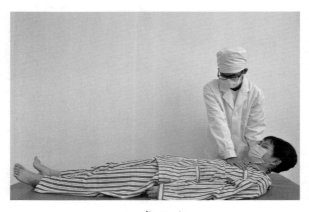 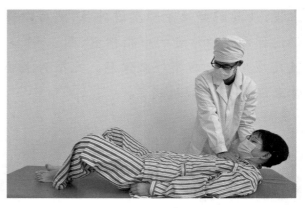

正常反应　　　　　　　　　　　　　　阳性反应

图 4-100　布鲁津斯基征

　　本章学习重点是视、触、叩、听、嗅诊的基本方法;评估一般状态、皮肤黏膜及浅表淋巴结、头颈部、胸部、腹部、神经反射的主要内容和方法。学习难点为身体评估常见异常体征、临床意义,并学会运用基本方法进行全面身体评估。在学习过程中应尊重、关爱、保护被评估者,注意比较身体评估的正常表现与异常体征之间的区别,提高运用知识解决问题的能力。

(胡晓迎　范梁伟　崔宏　计亚萍)

 思考与练习

1. 意识障碍的程度有哪些?

2. 试述扁桃体肿大的临床分度及临床意义。

3. 如何判断气管是否有偏移? 说出气管向患侧移位时的临床意义。

4. 比较干啰音与湿啰音的形成机制、听诊特点及临床意义。

5. 何谓舒张早期奔马律? 有何临床意义?

6. 引起全腹膨隆的原因有哪些?

7. 触及大的脾时,如何分度?

8. 什么是移动性浊音? 有何临床意义?

9. 肛门与直肠评估时常用的体位有哪些?

10. 脊柱弯曲度的常见异常改变有哪些?

11. 简述肌力的分级。

12. 病理反射及脑膜刺激征分别包括哪些?

第五章 心理社会评估

05章 数字内容

 工作情景与任务

导入情景:

患者,女性,36 岁。乳腺癌术后 5d,失眠 2d,自觉头痛、耳鸣,不时流泪哭泣,自认为身体不完整对工作、家庭都有巨大不良影响而感到自卑,情绪低落,内心压抑,对术后康复、日常生活缺乏信心,恐惧独处。

工作任务:

对该患者进行心理社会评估。

世界卫生组织将健康定义为"一种躯体、心理和社会功能完全安好的状态,而不只是没有疾病或病症"。因此,心理社会评估是健康评估的重要组成部分。

第一节 心理社会评估方法

心理社会评估常用方法包括交谈法、观察法、心理测量法和医学检测法等。

1. 交谈法 是评估者与被评估者之间以面对面的交谈方式进行评估,是心理社会评估中常用的方法之一。交谈法可以提供许多通过其他方法无法获得的信息,还可以建立良好的护患关系,有利于临床干预措施顺利进行。交谈法可以分为正式交谈和非正式交谈,前者是指事先通知对方,按照问题提纲有目的、有计划、有步骤的交谈,后者是完全开放式的自然交谈。

2. 观察法　通过直接的(感官)或间接的(录像设备等)方式对被评估者的行为进行有目的、有计划的观察和记录,根据观察结果进行评估,是常用的、直接的心理社会评估方法之一。观察法可以分为自然观察和控制观察,前者是指在自然、不加控制的情景中观察和记录,临床护理实践中应用比较多;后者是观察者对所观察的事件进行某种程度有目的的控制和设计,将个体置于结构化的情景中(如角色扮演、情景检测等),以观察某种特征的行为或反应,多用于精神、心理专业人员进行临床专业评估或临床心理学研究。

3. 心理测量法　依据心理学的原理和技术,利用心理测量工具(如标准化测验或量表)对个体的外显行为进行观察或评定。按测量工具的不同可以分为心理测验法和评定量表法,前者是使用一定的操作程序,在标准情况下用统一的测量手段,对反映心理品质的行为样本进行定量化分析和描述;后者是应用一套预先已标准化的测试项目,对被评估者的某种心理品质进行测量、分析和鉴别。心理测量采用标准化、数量化的原则,较少受到评估者和被评估者主观性和经验的影响,评估的结果较为客观,具有可比性,可作为护理诊断依据和效果评价的指标。

4. 医学检测法　包括对患者进行的体格检查及各类实验室检查,如测量体温、脉搏、呼吸、血压,测定血肾上腺皮质激素浓度等。检测结果可为心理评估提供客观资料,可作为心理主观资料的补充,并对资料的真实性和准确性起到验证和支撑作用。

需要注意的是,心理社会评估的方法各有其优点和不足(局限),为了使评估的结果更为科学、可信,需要依据不同的评估目标及被评估者的特点,综合、灵活地应用多种不同的评估方法。

第二节　心理评估的内容

心理评估(psychological assessment)是依据心理学的理论和方法对个体的心理品质及水平所作出的全面、系统、客观的鉴定,以了解个体情绪状态、记忆、智力、性格等心理过程和人格特征,是心理干预的基础。本节主要介绍自我概念评估、认知评估、情绪与情感评估以及应激评估等。

一、自我概念评估

自我概念又称自我意识或自我认知,是人们通过对自己内在、外在特征以及他人对自己的反应感知和体验而形成的自我认识与评价,是个体在心理和社会环境相互作用的过程中形成的动态的、评价性的"自我肖像"。自我概念贯穿于人类生活,因各种原因导致的自我概念紊乱会对个体维持和促进健康以及患者康复能力造成极大影响,是心理评估最重要的内容之一。

（一）自我概念的组成

1. **身体意象**　简称体象,是指个体对自己身体外形和功能的认识与评价,如觉得自身胖或瘦、高或矮、柔弱或强悍等。身体意象又分主观体象与客观体象两种,前者指人们通过分析、判断别人对自己的反应而感知的自我形象,后者则是人们直接从照片或镜子里所看到的自我形象。身体意象是自我概念中最不稳定的部分,易受疾病、外伤或手术等因素的影响。

2. **社会认同**　是指个体对于自身的社会人口特征的认识与感受,如年龄、性别、职业、社会团体会员资格、社会荣誉以及社会地位等。

3. **自我认同**　是指个体对于自身智力、能力、性格、道德水准等的认识与判断。自我认同紊乱的人,无法辨别自己与他人,无法在社会环境中将自己作为一个独立的个体区分开来。

4. **自尊**　是指个体尊重自己,维护自己的尊严与人格,不容其他人歧视、侮辱的一种心理意识和情感体验。自尊源于对上述三种自我概念的正确认识,对自我价值、能力与成就的恰当评价。任何对自我的负性认识与评价都会影响个体的自尊。同时,自尊还与期望自我密切相关,当自我评价和期望自我一致时,自尊得以提升;反之则下降。

（二）自我概念评估的方法

通常应用交谈法、观察法、画像测试、评定量表测评等方法对个体体象、自我认同、社会认同及自尊等方面进行综合评估。

1. **交谈法**　主要交谈内容包括体象、社会认同、自我认同与自尊、自我概念现存或潜在威胁、对自身健康的认知与反应等(表 5-1)。

表 5-1　自我概念的主要交谈内容

项目	主要交谈内容
体象	对你而言,身体哪一部分最重要? 为什么?
	你最喜欢身体的哪个(些)部位? 最不喜欢哪个(些)部位?
	就外表方面而言,你最希望自己什么地方有所改变?
	他人希望你什么地方有所改变?
	体象改变对你有哪些影响?
	你认为这些改变让他人对你的看法有什么改变?
社会认同	你的职业是什么?
	你是政治或学术团体成员吗?
	你的家庭、工作情况如何?
	你感到最自豪的个人成就有哪些?

项目	主要交谈内容
自我认同与自尊	你认为你是怎样的一个人？如何描述自己？ 你的朋友、领导、同事如何评价你？ 你对个人的个性特征、心理素质、社会能力满意吗？不满意的地方有哪些？ 与社会上绝大多数人相比，你处理日常生活和工作问题的能力如何？ 总体来说，你对自己满意吗？
自我概念现存或潜在威胁	目前有哪些事情让你感到焦虑、恐惧、绝望？ 现在有哪些事情让你感到忧虑或痛苦？
对自身健康的认知与反应	你认为什么是健康？ 自己目前的健康状况如何？ 生病之后，你有什么感觉？你是如何做的？ 你清楚自己得的是什么病吗？你知道所用药物的作用吗？ 你希望通过治疗达到什么目的？解决什么问题？你知道以后该怎样防止复发吗？

2. 观察法　评估者可通过观察收集被评估者外表、非语言行为、语言行为等自我概念的客观资料（表5-2）。

表 5-2　自我概念评估的观察内容

项目	观察内容
外表	是否整洁？ 穿着打扮是否得体？ 身体哪些部位有改变？
非语言行为	是否与评估者有目光交流？ 面部表情如何？是否与其主诉一致？ 是否有不愿见人、想隐退、不愿照镜子、不愿与他人交往、不愿看体貌有改变的部位、不愿与别人讨论伤残或不愿听到这方面内容的谈论等行为表现？
语言行为	是否有"我真没用"等语言流露？
情绪反应	有无急躁、恐惧、心悸、恶心、呕吐、失眠、尿频、慌张等焦虑表现
生理反应	有无睡眠障碍、哭泣、体重下降、食欲减退、易疲劳等表现

3. 画像测试　又称透射法,通过让患者画出自画像并对其解释,从中了解患者对自身体象改变的内心体验。多用于不能很好表述自己的儿童。

4. 评定量表测评　目前针对不同人群构建了不同类型的量表,常用量表有皮尔斯-哈里斯(Piers-Harris)儿童自我意识量表、密歇根(Michigan)青少年自我概念量表、罗森堡(Rosenberg)自尊量表。每个量表都有其特定的适用范围,应用时需仔细甄别。

（三）相关护理诊断/问题

1. 身体意象紊乱　与身体外形及功能变化等有关。

2. 自我认同紊乱　与人格障碍等有关。

3. 长期自尊低下　与自我认同降低、事业失败、家庭矛盾等有关。

4. 有孤独的危险　与害怕被拒绝等有关。

二、认 知 评 估

认知是人们推测和判断客观事物的心理过程,是在过去的经验和对有关线索进行分析的基础上形成的对信息的理解、分类、归纳演绎及计算。

（一）认知评估的内容和方法

1. 记忆力评估　评估短时记忆,可让被评估者重复刚刚听到的一句话,或者5~7个为一组的数字;评估长时记忆,可让被评估者说出当天进食的食物、自己的生日、家人的姓名等。

2. 注意力评估　可通过观察被评估者对周围环境变化有无反应评估;或者让被评估者完成某项任务,观察其执行任务时的专注程度;也可以通过询问其是否集中精力做事或学习等来判断。

3. 思维能力评估　可以通过与被评估者的交流,根据其对相关问题的回答来进行判断,也可以根据被评估者的年龄特征和认知特点等提出相关问题,或者借用标准的推理测验对被评估者的推理能力进行系统评估。

4. 语言能力评估　通过陈述病史、提问、自发性语言、复述、阅读、书写、命名等方法,评估个体的语言表达及对文字符号的理解,判断患者有无语言障碍。

5. 定向力评估　可问被评估者"现在几点钟?""你现在住在什么地方?""呼叫器在哪儿?""你知道我是谁吗?"等问题,定向障碍者不能将自己与时间、空间联系起来。定向力障碍发生的先后顺序为时间、地点、空间和人物。

（二）相关护理诊断

1. 急性意识障碍　与精神性疾病、感觉器官疾病等有关。

2. 思维过程紊乱　与精神性疾病等有关。

3. 记忆受损　与脑部器质性疾病、应激事件、注意力不集中等有关。

4. 知识缺乏　与缺乏认知知识有关。

5. 语言沟通障碍　与思维障碍、意识障碍、言语发育障碍等有关。

三、情绪与情感评估

评估患者情绪与情感的关键在于寻找其根源,以提出有效的治疗和护理措施,疏导患者的不良情绪,满足患者对情绪与情感的需求,促进疾病的康复。

(一)情绪与情感的定义

情绪与情感是个体对客观事物是否满足自身需要的内心体验与反映。人的身心健康和各种心理活动都是在一定的情绪与情感的调节和控制下进行的。一般来说,满足自身的需求常会引起积极的情绪与情感,如愉快、高兴、满足、舒畅等;反之,则可导致消极的情绪与情感,如愤怒、忧愁、烦恼、哀怨、憎恨和绝望等。

(二)常见异常情绪

1. 焦虑　是人们对即将来临的危险或发生重要事件产生的一种紧张不安的情绪体验,常表现为内心不安、心烦意乱、有莫名的恐惧感和对未来的不良预感。焦虑可表现为生理、心理和行为方面的变化,中重度焦虑在生理方面表现为血压升高、心率加快、出汗、食欲下降、心悸、睡眠障碍、头痛、眩晕等;在心理方面主要表现为注意力不集中、定向力减退、思维混乱、神经过敏、自卑、易激惹等;在行为方面表现为做一些神经质的动作、眼睛望着固定位置、肢端颤抖、快语等。

2. 抑郁　是个人失去某种他重视、追求的东西时产生的一种消极、低沉的情绪,如悲哀、悲观、失望、绝望和失助等。处于抑郁状态的个体可有生理、情感、认知、意志、动机等多方面的改变;可有头痛、头晕、乏力、睡眠障碍、悲观、绝望、情绪低落、自我评价显著降低、记忆力减退、注意力不集中等表现,严重者可出现自杀行为。因此,对高危人群进行抑郁评估,早期发现病情,对症施护是护理工作的重要内容之一。

(三)评估方法与内容

1. 交谈法　可通过提问的方式进行评估,如"您最近心情怎样?""您如何描述您此时和平时的情绪?""这样的情绪存在多长时间了?"等。将收集到的评估资料向其家属、同事及朋友进行核实。

2. 观察与医学测量法　评估者可通过观察患者的面部表情、肢体语言和言语等来了解其情绪特征。同时,心率、呼吸频率、血压、皮肤温度和颜色、食欲及睡眠状态等情绪与情感的生理特征的客观资料也可通过医学监测获得,并对收集的主观资料进行验证。

3. 量表评定法　是较为客观的评估方法。常用的量表有 Avillo 情绪情感形容词检表、Zung 焦虑状态自评量表和抑郁状态自评量表。

(四)相关护理诊断

1. 焦虑　与需要未得到满足,过度担心、自责,不适应环境等因素有关。

2. 恐惧　与躯体部分残缺或功能丧失、疾病晚期、环境因素、恐怖症等有关。

3. 绝望　与情绪抑郁、无价值感等有关。

4. 睡眠形态紊乱　与疾病因素、心理应激、情绪抑郁、兴奋状态、环境改变等有关。

5. 有自残／自杀的危险　与情绪抑郁、无价值感、沮丧等有关。

四、应激评估

应激是指当个体面临或觉察到环境变化对机体有威胁或挑战时作出适应性和应对性反应的过程。个体可以对应激刺激作出不同的认知评价，从而趋向于采用不同的应对方式和利用不同的社会支持，导致不同的应激反应；反之，应激反应也影响社会支持、应对方式、认知评价乃至生活事件。

（一）应激源、应对方式与应激反应

1. 应激源　凡能引起机体产生应激反应的各种刺激因素均可视为应激源。按性质可分为：①生理性应激源，是指直接作用于躯体，可导致机体生理功能失调或组织结构残缺等刺激，如疼痛、外伤、手术、窒息等；②心理性应激源，是指来自人们头脑中的紧张性信息，主要是心理冲突、挫折和自尊感降低等，如无助、焦虑、恐惧、绝望等；③环境性应激源，如高温、噪声、射线、空气污染、生活环境改变等；④社会文化性应激源，如失业、战争、突发疫情、家庭功能失调、角色改变、文化休克等。

2. 应对方式　是指个体对应激源及因应激源而出现的自身不平衡状态所采取的认知和行为措施。常见的应对方式有情感式应对和问题式应对。前者指向的是应激反应，倾向于采用过度进食、用药、饮酒、远离等行为回避和忽视压力源，多用于处理应激所致情感问题；后者指向的是应激源，多用于处理导致应激源的情境本身，倾向于通过有计划地采取行动，寻求排除或改变压力源所致影响的方法。这两种应对方式都是人们需要的，情感式应对可暂时缓解紧张情绪，问题式应对更积极有效。

3. 应激反应　是指个体因应激源所致的各种生理、心理、行为等方面的变化。①生理反应表现为血压升高、心率加快、呼吸加快、血糖增加、免疫力下降、敏感性增强等，严重者可使机体出现应激性疾病，如应激性溃疡、应激性出血和应激性血糖升高等。②心理反应表现为焦虑、恐惧、怀疑、忧郁、愤怒、依赖，注意力不集中、记忆力下降、思维迟钝或混乱、认知力下降等。③行为反应随心理活动的变化而改变，表现为逃避与回避，如闭门不出、离家出走；或退化与依赖，如哭闹退化到儿童的反应方式；或敌对与攻击，如毁物、争吵；或物质滥用，如酗酒、吸烟、吸毒等。

（二）应激评估方法

1. 交谈法　是应激评估的主要方法。评估的重点包括应激源、应对方式、社会支持、个性和应激反应等方面，可询问被评估者是否经历过重大生活事件和日常生活困扰及其对个体的影响、以往对应激事件常采用的应对方式及其效果、目前所面临的应急事件的反应及应对情况、主观和客观的社会支持情况、个性的变化，有无心理、情绪、认知、行为等变化。

2. 量表评定　针对应激过程中的不同要素选用相应的评定量表进行测评,如应激源量表、应对方式量表、社会支持量表、人格测验(也称个性测验)问卷等。

3. 观察与医学检测　主要是观察和检测有无应激所致的生理功能变化、认知与行为异常等,如血压升高、心率加快、儿茶酚胺水平增高、注意力不集中、记忆力下降等。

(三)相关护理诊断

1. 应对无效　与应对方式不良、支持系统缺乏、没有自信、无助感等有关。

2. 无能为力感　与应对方式不良、支持系统不足有关。

3. 创伤后综合征　与发生重大创伤和事件,缺乏心理干预、缺乏有效支持系统等有关。

4. 无效性否认　与应对方式不良、认知障碍等有关。

5. 焦虑　与患病环境改变,应对方式无效等有关。

第三节　社会评估的内容

社会评估(social assessment)主要是对被评估者的社会功能状态及所处的社会环境等,包括角色、家庭、文化和环境等进行评估,以明确其对被评估者健康状况的可能影响,为制订相应的护理措施、促进个体的社会适应能力及身心健康提供依据,同时为干预效果的评定提供依据。

一、角色评估

角色是社会所规定的与社会地位和身份相一致的一整套权利、义务的规范与行为模式。具体地说,就是个人在特定的社会环境中有着相应的社会身份和社会地位,并按照一定的社会期望,运用一定权力来履行相应社会职责的行为。

(一)患者角色

当一个人患病后即进入了患者角色,其原来的社会角色部分或者全部被患者角色所替代,以患者的行为来表现自己。患者角色有以下特征:①可免除一般社会角色职责;②情理上不需要对自己的疾病负责;③有配合治疗、恢复健康的义务;④有寻求医学技术、健康服务以及知情同意和隐私保密的权利。患者角色可以是暂时的,也可以是持久或永久的。一个人在承担患者角色的过程中常出现以下角色适应不良:

1. 患者角色冲突　是指个体在适应患者角色过程中,与其常态下的各种角色发生心理冲突和行为矛盾。当患者的求医行为与其所担负的其他角色行为不能协调一致,只能做到某一方面而不能顾全其他方面时,就产生了角色冲突。引起角色冲突的原因主要有两个:一是个体需要同时承担 2 个或 2 个以上在时间或精力上相互冲突的角色;二是对同一角色的角色期望标准不一致。

2. 患者角色缺如　是指个体患病后没有进入患者角色,不承认自己生病或者对患者角色感到厌倦,对患者角色不接纳和否认,以致不能很好地配合治疗和护理。

3. 患者角色强化　是指个体已恢复健康,需要由患者角色向日常角色转化时,仍然沉溺于患者角色,对自我能力怀疑,对常态下承担的角色感到恐惧,表现为多疑、依赖、退缩,对恢复正常生活没有信心,如"小病大养""恐病症""疑病症"等。

4. 患者角色行为异常　患者可能因为对疾病认识不足或因病痛的折磨感到悲观、失望,出现较为严重的抑郁、恐惧,甚至产生轻生念头和自杀行为。

（二）患者角色的评估方法

1. 交谈法　重点了解患者在家庭、工作和社会生活中所承担的角色,对所承担角色的感知和满意度,以及有无角色适应不良。交谈内容见表5-3。

表5-3　评估角色与角色适应不良的交谈内容

项目	内容
角色数量	从事何种职业? 担任何种职位? 目前在家庭、单位或社会上所承担的角色与任务有哪些?
角色感知	您是否清楚所承担角色的权利与义务? 您觉得自己所承担的角色数量与责任是否合适?
角色满意度	您对自己的角色行为是否满意? 与自己的角色期望是否相符?
角色紧张	询问患者有无如头痛、头晕、睡眠障碍、紧张、易激惹、抑郁等角色紧张的生理和心理表现

2. 观察法　观察有无角色适应不良的身心行为反应,如疲乏、心悸、焦虑、抑郁、头痛、忽略自己的疾病、缺乏疾病诊治依从性等。

评估患者角色适应时应考虑到年龄、性别、个性、文化背景、家庭背景、经济状况等因素。

（三）相关护理诊断

1. 无效性角色行为　与疾病导致对角色的认识发生改变有关。

2. 父母角色冲突　与慢性疾病致使父母与子女分离有关。

3. 社交障碍　与身体活动受限、沟通障碍等有关。

二、文 化 评 估

（一）文化的概念

文化是特定人群为适应社会环境和物质环境而形成的共有的行为和价值模式,是一个社会及其成员所特有的物质和精神财富的总和。文化具有鲜明的民族性、继承性、获得性、共享性等特性,主要包含价值观、信念与信仰、知识、艺术、法律、习俗及语言符号等基本要素,其中价值观、信念与信仰、习俗是与健康密切相关的文化因素。

（二）文化的评估方法

1. 交谈法　重在了解患者价值观、健康信念以及生活习俗。交谈内容见表5-4。

表5-4　文化评估的交谈内容

项目	内容
价值观	你属于什么民族？你本人的人生观如何？你怎么看待困难？你面临困难时,一般从何处寻求力量和帮助？你的生活信念有哪些？患病对你的价值观的实现有哪些影响？你的病对你的生活有哪些影响？
健康信念	对你来说,健康指什么？不健康又指什么？你通常在什么情况下才认为自己有病并就医？你认为导致你健康问题的原因是什么？疾病对你造成了哪些影响？你希望达到怎样的治疗效果？面对这种疾病你害怕什么？
生活习俗	你喜欢的称谓是什么？有什么语言禁忌？你常吃哪些食物？最喜欢的食物是哪些？有什么饮食禁忌？你认为哪些食物对健康有益？哪些食物对健康有害？哪些情况会刺激或降低你的食欲？

2. 观察法　通过观察其是否定时、定量进餐,是否偏食,有无暴饮暴食、烟酒嗜好,是否饭前、便后洗手,是否饭后漱口和散步,餐具是否清洁干净等行为来了解习俗;通过观察其与他人的交流过程及语言沟通情况来了解文化差异。

（三）相关护理诊断

1. 精神困扰　与由于对治疗的道德和伦理方面的含义有疑问,或剧烈的疼痛、对个人信仰和价值观的挑战有关。

2. 社会交往障碍　与社交环境改变有关。

三、家庭评估

家庭是以婚姻、血缘或收养关系为基础的基本社会单位。其特征为:家庭是群体的,应包括2个或2个以上的成员;婚姻是家庭的基础,是建立家庭的依据;组成家庭的成员应以共同生活、有较密切的经济和情感交往为条件。

（一）家庭评估的内容

1. 家庭结构　包括家庭人口结构、权力结构、角色结构、沟通过程和价值观。人口结构是指家庭的人口组成;权力结构是指家庭中夫妻间、父母与子女间在影响力、控制力和支配权方面的相互关系;角色结构是指家庭对每个占有特定位置的家庭成员所期待的行为和规定的家庭权利、责任和义务;沟通过程最能反映家庭成员的相互关系,也是家庭和睦与家庭功能正常发挥的保证;价值观是指家庭成员判断是非的标准,以及对待特定事物价值所持的信念与态度,决定家庭成员的思维和行为方式。

2. 家庭生活周期　是指家庭经历从结婚、生产、养育儿女到老年各个阶段连续的过程。在不同的阶段都有特定的任务,需要每个家庭成员协同完成,否则就会产生健康问题。

3. 家庭功能　家庭的主要功能是情感、生育、经济、教育及健康照顾等。家庭功能健全与否,与个体的身心健康密切相关,为家庭评估中最重要的部分。

4. 家庭危机　是指当家庭压力超过家庭资源,导致家庭功能失衡的状态。家庭压力源有家庭经济收入减少,家庭成员关系改变与终结、角色改变,家庭成员道德颓废、生病、残障、无能等。家庭资源包括内部资源和外部资源,前者包括经济支持、情感支持、信息支持和结构支持,后者包括社会资源、文化资源、宗教资源、医疗资源等。

（二）家庭评估的方法

1. 交谈法　通过交谈,重点了解个体的家庭类型、生活周期、家庭结构等。

2. 观察法　主要观察家庭沟通过程、父母的角色行为及有无家庭虐待等。

3. 量表评定　采用评定量表对评估者的家庭功能状况及其从家庭中可以获得的支持情况进行测评。常用的有家庭支持量表、家庭功能评定量表等。

（三）相关护理诊断

1. 语言沟通障碍　与家庭成员间亲近感减弱或无沟通交流有关。

2. 家庭运作过程改变　与家庭情况改变或家庭危机有关。

3. 持续性悲伤　与不能满足家庭成员的情感需要有关。

四、环　境　评　估

环境是人类生存发展的物质基础,环境与人类健康密切相关。根据性质不同环境可分为自然环境(又称物理环境)和社会环境。

（一）环境对健康的影响

1. 自然环境　人在自然环境中摄取其中有益于身体健康的物质来维持生命活动,同时环境中也存在着危害人体健康的物质。①生物因素,如细菌、病毒、寄生虫等病原体及生物毒素等;②物理因素,如噪声、振动、电离辐射、电磁辐射等;③化学因素,如水和空气污染、毒物、农药等;④气候与地理因素,如空气的湿度和温度、气流与气压的变化等,都会对人的健康造成影响。

2. 社会环境　积极的社会环境将促进人的健康,消极的社会环境除了可以直接对人造成伤害(如战争)外,更多的情况下可以通过一些中介因素导致疾病。如一个国家的卫生保障制度、经济发展状况、社会家庭的支持、医疗卫生服务水平、社会治理体系等,都对健康有着重要的影响。

（二）环境评估方法

1. 访谈法　通过访谈了解是否存在影响健康的自然环境和社会环境因素。

2. 实地考察　考察社会大环境如工业排放、农药化肥、食品化学添加剂等危害健康的因素。同时考察个体所处的工作、家庭和医院环境是否存在健康威胁,补充访谈法评估的不足。

（三）相关护理诊断

1. 有受伤的危险　与环境缺乏安全措施等有关。

2. 有感染的危险　与环境卫生状况差等有关。

3. 有中毒的危险　与环境被有害气体污染有关。

 护理学而思

患者,女性,38 岁,教师。因患糖尿病来医院治疗。患者近 1 个月来经常紧张不安、焦虑,担心会发生眼底出血、尿毒症、昏迷等;平时讲课时讲着讲着就不知道讲到什么地方了,晚上躺在床上辗转反侧,久久不能入睡,整日提心吊胆;不能像以前一样工作,上 3d 班就得休息 1d,与同事交往减少;听到与"糖"有关的话题就心神不定、急促不安、设法躲开,总是想自己有糖尿病真糟糕,病重了怎么当老师等。

请思考:

1. 应该对该患者重点进行哪方面的心理评估?

2. 可以采用什么方法进行心理评估?

本章小结

　　本章主要介绍心理社会评估的方法和内容。心理评估主要包括自我概念、认知水平、情绪与情感和应激等评估;社会评估主要包括角色、家庭、文化、环境等方面的评估。本章学习重点是心理社会评估的方法和内容;学习难点是根据评估内容需要选择恰当的评估方法,根据获取的资料综合分析异常表现的临床意义,并作出正确判断。学习过程中要注意每种评估方法都有其优点和局限,注意相互补充、综合运用。

（郭丹）

 思考与练习

患者,女性,75 岁,退休教师,因摔倒腰椎骨折入院。患者育有一子,定居国外,很少回国探亲。10 余年前老伴因病去世后独自一人生活。患者一直作息规律,坚持锻炼,身体健康。现对该患者进行入院评估。

请问:

应重点从哪些方面对该患者进行心理社会评估? 如何评估?

第六章 | 常用实验室检测

06章 数字内容

 工作情景与任务

导入情景：

患者，男性，22岁。进行性面色苍白、皮肤黏膜青紫伴发热1周，应用抗生素治疗无效。查体：体温39℃，重度贫血貌，皮肤可见散在青紫瘀斑，不高出皮面，压之不褪色，胸骨压痛明显，肝、脾肋下未触及。入院后医生开具了血常规、大小便常规、肝功能、肾功能、电解质等检查单。

工作任务：

1. 告知该患者检查项目标本采集前的注意事项。
2. 完成医生开具的检查项目标本采集。

实验室检测是运用物理学、化学、生物化学、分子生物学、微生物学、细胞学、免疫学及遗传学等实验室检测手段，对人体的血液、体液、排泄物、分泌物以及组织细胞等标本进行检测，以获得反映人体功能状态、病理变化、病因等方面的资料，对协助疾病诊断、观察病情、判断预后、制订防治措施等均有重要作用。实验室检测是健康评估时的重要客观资料之一，与临床护理有着十分密切的关系：一方面，大部分实验室检测的标本需护士采集；另一方面，实验室检测的结果作为客观资料的重要组成部分，又可协助和指导护士观察、判断病情,作出护理诊断。护士在临床护理工作中必须熟悉常用实验室检测的目的、标本采集方法以及结果的临床意义。

第一节　血液检测

血液中各成分数量及质量的变化可反映人体的某些特殊的生理情况或疾病状态。血液检测是诊断血液系统疾病的主要依据,对于其他系统疾病的诊断也有很大帮助。

一、血液标本采集

（一）血液标本的类型

1. 全血　全血标本中应加抗凝剂,血细胞成分检测、血常规、红细胞沉降率用全血标本。

2. 血浆　于血液标本中加入抗凝剂,血浆标本用于纤维蛋白原、游离血红蛋白、凝血因子的检测及部分临床生化检查。

3. 血清　不加抗凝剂的血液标本,不含纤维蛋白原,用于大部分临床生化及免疫学等项目的检测。

（二）采血部位

1. 毛细血管采血　主要用于床边采血和急诊采血,成人首选中指或无名指指尖内侧,婴幼儿可用拇指或足跟,烧伤患者选择皮肤完整处。

2. 静脉采血　通常采血的部位是肘部静脉、腕部静脉或手背静脉,婴儿在颈外静脉采血。一般需血量较多时选择静脉采血。

 知识拓展

负压采血法

负压采血法又称真空采血法,具有计量准确、传送方便、标识醒目、封闭无污染、一次进针、多管采血等优点,可减少穿刺损伤与医院感染,并能减少溶血、采血量不足等现象。该方法主要原理是将有胶塞头盖的试管抽成真空,利用安有装置的针头和软导管组成的全密封的负压采集系统,以实现定量采血,并且由采血管内的负压大小控制采血量(图6-1)。采血管橡胶塞颜色不同,管内添加的试剂也不同,适用于不同的检查项目,采血后应立即颠倒试管,以使试剂与血液标本充分混匀。

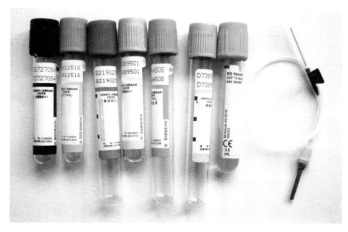

图 6-1　真空采血系统

3. 动脉采血　主要用于血气分析,多在股动脉穿刺采血,采得标本必须与空气隔离,应立即送检。

（三）采血时间

1. 空腹采血　一般在禁食 8h 后采血,多在晨起早餐前采血,常用于临床生化检查。

2. 定时采血　即在特定时间段内进行采血。常用于药物浓度监测、激素测定及口服葡萄糖耐量试验（OGTT）等。

3. 急诊采血　不受时间限制,主要用于体内代谢较稳定或受体内干扰较少的检查项目,采血申请单上需注明采集时间。

（四）标本采集后的处理

1. 抗凝　传统静脉采血法采全血或血浆标本时,采血后应立即将血液标本注入含适当抗凝剂的试管中,并充分混匀。常用的抗凝剂包括草酸盐、枸橼酸钠、肝素、乙二胺四乙酸盐。

2. 及时送检　血液离体后可产生一些变化,处理不当的标本引起溶血也可不同程度影响检测结果。因此,血液标本采集后应尽快送检。

3. 微生物检测的标本　尽可能在使用抗生素前采样,血液标本采集后应立即注入血培养皿中送检,并防止标本的污染。

二、血常规检测

血常规检测是临床应用最广泛的检验项目之一,包括红细胞（RBC）计数、血红蛋白（Hb）测定、红细胞平均值测定、红细胞形态学检测、白细胞（WBC）计数及白细胞分类计数、血小板（Plt）计数、血小板平均值测定和血小板形态检测。

（一）红细胞计数和血红蛋白测定

1. 参考值　见表 6-1。

表 6-1　健康人群红细胞计数和血红蛋白测定参考值

人群	红细胞计数 /(×10^{12}·L^{-1})	血红蛋白量 /(g·L^{-1})
成年男性	4.0～5.5	120～160
成年女性	3.5～5.0	110～150
新生儿	6.0～7.0	170～200

2. 临床意义

（1）生理性变化

1）年龄：新生儿出生前，在宫内长期处在相对性缺氧状态，促红细胞生成素分泌增多，胎儿骨髓腔内全为红骨髓，其造血旺盛，红细胞和血红蛋白高于成人。出生后发生生理性溶血，于生后 15d 内逐渐降至正常。儿童期由于生长迅速，红细胞和血红蛋白处在较低的水平，至青春期增高。老年人由于造血功能有所减退，红细胞和血红蛋白略有减少。

2）性别：男性由于雄激素有促进造血的作用，而女性的雌激素抑制造血，加之月经、生育、哺乳等影响，因此，男性红细胞和血红蛋白量均高于女性。

3）妊娠：妊娠中晚期由于血容量明显增多，导致血液稀释而引起生理性贫血。

4）气压：高原地区居民由于氧分压低，相对缺氧，体内分泌促红细胞生成素增多，引起红细胞和血红蛋白代偿性增多。海拔每增高 1 000m，血红蛋白升高约 4%，故高原地区居民的红细胞和血红蛋白量比平原地区居民的高。

（2）病理性变化

1）红细胞和血红蛋白增多：①相对性增高，又称假性增高，是由于血液浓缩而引起，见于休克、严重吐泻和大面积烧伤引起的脱水，通过输液、补充血容量，红细胞及血红蛋白可恢复，红细胞和血红蛋白的动态变化可作为补液是否恰当的指标。②继发性增高，又称代偿性增高，见于肺源性心脏病、先天性心脏病等。③原发性增高，见于原因不明的骨髓增殖性疾病，如真性红细胞增多症等。

2）红细胞和血红蛋白减少：见于各种原因引起的贫血。①造血物质缺乏所引起的缺铁性贫血和巨幼红细胞性贫血。②红细胞丢失过多所引起的失血性贫血。③红细胞破坏增多所引起的溶血性贫血。④骨髓功能衰竭所引起的再生障碍性贫血等。

血红蛋白量可以作为判断贫血的指标。在我国海平面地区，成年男性血红蛋白量低于 120g/L，成年女性低于 110g/L，孕妇低于 100g/L，即为贫血。根据血红蛋白减少的程度可将贫血分为 4 度（表 6-2）。

表 6-2　贫血分度

分度	血红蛋白量 /(g·L⁻¹)
轻度贫血	男性,90≤Hb<120;女性,90≤Hb<110
中度贫血	60≤Hb<90
重度贫血	30≤Hb<60
极重度贫血	Hb<30

（二）白细胞计数及分类计数

1. 参考值

（1）白细胞计数:成人（4~10）×10⁹/L;新生儿（15~20）×10⁹/L;6 个月~2 岁（11~12）×10⁹/L。

（2）白细胞分类计数:见表 6-3。

表 6-3　白细胞分类计数参考值

项目	百分数 /%	绝对值 /(×10⁹·L⁻¹)
中性粒细胞（N）		
中性杆状核粒细胞（st）	0~5	0.04~0.05
中性分叶核粒细胞（sg）	50~70	2~7
嗜酸性粒细胞（E）	0.5~5	0.05~0.5
嗜碱性粒细胞（B）	0~1	0~0.1
淋巴细胞（L）	20~40	0.8~4
单核细胞（M）	3~8	0.12~0.8

2. 临床意义　成人白细胞数高于 $10×10^9$/L 称为白细胞增多,低于 $4×10^9$/L 称为白细胞减少。外周血液里中性粒细胞占到白细胞总数的一半以上,所以中性粒细胞的增减直接影响到白细胞总数的增减,两者数量变化的临床意义基本相同。

（1）中性粒细胞（N）:在外周血中分为中性杆状核粒细胞和中性分叶核粒细胞。中性分叶核粒细胞通常为 2~5 叶,一般以 2~3 叶居多,病理情况下分叶可达 10 叶。

1）中性粒细胞增多:①生理性增多,见于妊娠后期、饱餐、剧烈运动、高温或严寒等,多为一过性。②病理性增多,见于急性感染,尤其是化脓性球菌（如金黄色葡萄球菌）引起的感染;严重的组织损伤,如大手术后、大面积烧伤、急性心肌梗死等;急性大出血;急性溶血;急性中毒,如急性化学物质中毒、药物中毒及生物性中毒等;恶性肿瘤,如慢性粒细胞白血病、消化道恶性肿瘤等。

2）中性粒细胞减少:①感染性疾病,如病毒感染（病毒性肝炎、流行性感冒等）、细菌感染（特别是革兰氏阴性杆菌感染,如伤寒）;②某些血液系统疾病,如再生障碍性贫血、白细胞减少症、粒细胞缺乏症等;③理化因素损伤,如放射线、化学物质(苯、汞中毒)、药物(氯霉素、抗肿瘤药、抗甲状腺药物)等;④其他疾病,如脾功能亢进、自身免疫性疾病等。

3)中性粒细胞核象变化:病理情况下,中性粒细胞核象可发生变化,出现核左移或核右移现象。

核左移:周围血液中出现不分叶核粒细胞(包括杆状核粒细胞及晚幼粒细胞、中幼粒细胞等)超过5%,称为核左移(图6-2)。常见于急性化脓性感染、急性中毒、急性失血及急性溶血反应。核明显左移而白细胞不增多甚或减少,则提示感染严重、造血功能低下,白血病或类白血病反应也可出现明显的核左移现象。

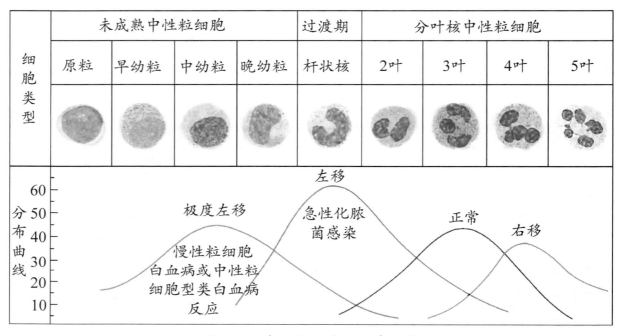

图6-2 中性粒细胞的核象变化

核右移:周围血液中5叶及以上的粒细胞超过3%,称为核右移。主要见于造血功能衰退及巨幼细胞贫血,也可见于应用抗代谢药后。

(2)嗜酸性粒细胞(E)

1)嗜酸性粒细胞增多:①过敏反应性疾病,如支气管哮喘、药物及食物过敏等;②寄生虫病,如血吸虫病、钩虫病、蛔虫病等;③皮肤病,如湿疹、牛皮癣等;④血液病,如淋巴瘤、慢性粒细胞白血病、多发性骨髓瘤等。

2)嗜酸性粒细胞减少:常见于伤寒、副伤寒以及长期应用肾上腺皮质激素者。

(3)嗜碱性粒细胞(B)

1)嗜碱性粒细胞增多:见于慢性粒细胞白血病、嗜碱性粒细胞白血病、骨髓纤维化、过敏性疾病(如过敏性结肠炎、药物及食物过敏)等。

2)嗜碱性粒细胞减少:无临床意义。

（4）淋巴细胞（L）

1）淋巴细胞增多：生理性增多见于婴儿期及儿童期。病理性增多见于病毒、结核杆菌等感染，淋巴细胞白血病，淋巴瘤，移植排斥反应等。

2）淋巴细胞减少：主要见于烷化剂及肾上腺皮质激素治疗、放射线损伤、免疫缺陷性疾病等。

（5）单核细胞（M）

1）单核细胞增多：生理性增多见于婴幼儿及儿童；病理性增多见于单核细胞白血病、活动性肺结核、急性感染恢复期等。

2）单核细胞减少：无临床意义。

（三）血小板计数

1. 参考值 （100~300）×10^9/L。

2. 临床意义

（1）血小板减少：低于100×10^9/L称为血小板减少。见于：①血小板生成障碍，如急性白血病、再生障碍性贫血、放射性损伤等；②血小板破坏过多或消耗增多，如原发性血小板减少性紫癜、系统性红斑狼疮、风疹、弥散性血管内凝血（DIC）等；③血小板分布异常，如脾大、血液稀释等。

（2）血小板增多：高于400×10^9/L称为血小板增多。生理性增多常见于剧烈运动、进餐、午后、妊娠中晚期等。病理性增多：①原发性增多，见于骨髓增殖性疾病，如原发性血小板增多症、慢性粒细胞白血病等；②反应性增多，常低于500×10^9/L，见于急性感染、急性溶血、某些癌症患者。

三、其他常用血液检测

（一）血细胞比容

血细胞比容（HCT）是指血细胞在血液中所占容积的比值。

1. 参考值

微量法：男0.467±0.039；女0.421±0.054。

温氏法：男0.40~0.50，平均0.45；女0.37~0.48，平均0.40。

2. 临床意义 HCT临床意义与RBC计数相似。

（1）血细胞比容增高：见于各种原因所致的血液浓缩，如脱水、腹泻、烧伤以及真性红细胞增多症。

（2）血细胞比容减低：见于各种贫血。由于贫血类型不同，血细胞比容改变与红细胞计数不一定成正相关，临床上应将红细胞计数、血红蛋白量和血细胞比容三项检验结果进行综合评估。

（二）网织红细胞计数

网织红细胞（RC）是一种尚未成熟的过渡型细胞，其数量增减可反映骨髓造血功能的盛衰（图6-3）。

1. 参考值　见表6-4。

表6-4　网织红细胞计数参考值

比值	百分数	绝对值
成人	0.5%～1.5%	（24～84）×10^9/L
新生儿	3%～6%	（144～288）×10^9/L

2. 临床意义

（1）网织红细胞增多：提示骨髓造血功能旺盛，常见于溶血性贫血、急性失血性贫血及某些贫血治疗后，如缺铁性贫血补充铁剂后。

（2）网织红细胞减少：提示骨髓造血功能低下，如再生障碍性贫血等。

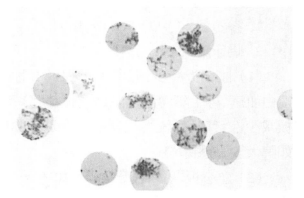

图6-3　网织红细胞

（三）血块收缩试验（CRT）

血块收缩的程度主要取决于血小板的数量与功能。

1. 标本采集　静脉采血1ml，注入清洁、干燥的试管内并记录时间。

2. 参考值　血液凝固后2h开始收缩，18～24h完全收缩。凝块法血块收缩率为65.8%±11%。

3. 临床意义　血块收缩不良见于血小板减少或功能异常，如特发性血小板减少性紫癜、血小板无力症等。

（四）出血时间

出血时间（BT）是指皮肤损伤出血到自然停止出血所需的时间。BT反映血小板数量、功能及血管壁的通透性、脆性的变化。

1. 标本采集　采血针刺破指端微血管，观察出血停止所需的时间。

2. 参考值　模板法或出血时间测定器法：（6.9±2.1）min。超过9min为异常。

3. 临床意义　BT延长见于血小板减少或功能异常，如原发性或继发性血小板减少性紫癜、血小板无力症等，也可见于血管壁异常（如遗传性出血性毛细血管扩张症）及严重缺乏血浆某些凝血因子（如DIC）等。BT缩短临床意义不大。

（五）凝血时间

凝血时间（CT）是指将静脉血放入试管（玻璃试管、塑料试管等）中，观察自采血到血液凝固的时间。

1. 标本采集　试管法:静脉采血3ml,记录自采血到血液凝固的时间。

2. 参考值　试管法:4～12min。

3. 临床意义　CT延长见于严重肝病、血友病、DIC、使用肝素等抗凝药物后。CT缩短见于高凝状态,但是敏感性差。

（六）凝血酶原时间

凝血酶原时间(PT)是指在血浆中加入组织因子和钙溶液后血浆凝固所需的时间。

1. 标本采集　静脉采血1ml,注入干燥的抗凝试管里。

2. 参考值　手工法和血液凝固仪法:11～13s。超过正常值3s以上为异常。

3. 临床意义　PT延长见于严重肝病、维生素K缺乏、DIC等。PT缩短见于高凝状态,如DIC早期、脑血栓形成、心肌梗死等。

（七）红细胞沉降率

红细胞沉降率(ESR)简称血沉,是指红细胞在一定条件下沉降的速率。它受多种因素影响,如血浆中各种蛋白的比例改变及红细胞的数量和形状。

1. 标本采集　静脉采血1.6ml,注入含有0.4ml枸橼酸钠溶液(38g/L)的试管里混匀。

2. 参考值　魏氏法:男性0～15mm/1h末;女性0～20mm/1h末。

3. 临床意义　ESR减慢临床意义较小,ESR增快无特异性,必须结合临床资料才能准确判断其临床意义。

（1）生理性增快:见于12岁以下的儿童、60岁以上者、月经期或妊娠3个月以上者。

（2）病理性增快

1）各种炎症:急性细菌性炎症、结核病、风湿热,病变静止时ESR正常。

2）组织损伤及坏死:如严重创伤、大手术、急性心肌梗死(AMI)ESR增快,但心绞痛时ESR正常。

3）恶性肿瘤:恶性肿瘤ESR增快;治疗效果明显时,ESR渐趋正常;恶性肿瘤复发或转移时ESR也可增快;良性肿瘤ESR正常。

4）其他疾病:各种贫血、高胆固醇血症、慢性肾炎、系统性红斑狼疮等。

 知识拓展

血液分析仪

传统手工法(显微镜血细胞计数或分类方法)不仅速度慢,而且因操作过程的随机误差、实验器材的系统误差和检测方法的固有误差,检测的精度不高。20世纪50年代初,第一台电子血细胞计数仪应用于临床,开创了血细胞计数的新纪元。从此,随着基础医学和高科技特别是计算机软件技术的发展,血液分析仪的检测原理逐渐完善,检测技术不断创新,检测参数显著增多。"精度高、速度快、易操作、功能强"是血液分析仪的强劲优势,还可与血涂片制备和染色仪进行组合。现代血液分析仪的功能还扩展到检测体液红细胞、白细胞计数和分类。当前应用多项检测原理的血液分析仪问世,为临床不同层次需求提供了有效的血细胞检测参数,对疾病诊断与治疗有着重要的临床意义。

第二节　排泄物及体液检测

一、尿液检测

尿液是血液经过肾小球滤过、肾小管和集合管重吸收和排泌所产生的终末代谢产物。尿液的组成和性状能反映机体代谢及各系统功能状态,尤其与泌尿系统疾病密切相关,因此,尿液检测对多种疾病的诊断、疗效观察及用药监护都有重要的参考意义。

(一)标本采集
标本采集使用一次性专用的有盖塑料容器留取新鲜尿液。标本应在 0.5h 内送检。

1. 晨尿　是早晨第一次尿,适用于有形成分、化学成分和早孕检测。

2. 随机尿　是患者任何时间内自然排泄的尿液,用于门诊和急诊患者的临时检验。

3. 24h 尿　要求前一天早上 8 时排尽余尿后,开始收集直至第二天早上 8 时之内的全部尿液,要记录 24h 尿量,主要用于尿蛋白、尿糖等定量检测。

4. 餐后尿　午餐后 2h 收集,一般用于病理性尿糖、蛋白尿检测。

5. 中段尿　用 0.1% 苯扎溴铵消毒外阴和尿道口,收集中段尿于清洁、无菌容器中,主要用于细菌培养和药物敏感试验。

(二)检测内容
尿液的一般检测包括一般性状检测、化学检测、显微镜检测。

1. 一般性状检测

(1)尿量:健康成人为 1 000～2 000ml/24h,尿量与饮水量及疾病等相关。

1)多尿:尿量 >2 500ml/24h 为多尿,见于饮水过多、使用利尿药后、受寒、尿崩症、糖尿病、肾脏疾病等。

2)少尿或无尿:尿量 <400ml/24h 或 <17ml/h 称为少尿,<100ml/24h 称为无尿。①肾前性少尿,见于休克、脱水、心力衰竭、严重腹泻、呕吐、大面积烧伤等;②肾性少尿,见于肾实质性病变如急、慢性肾炎等;③肾后性少尿,见于各种原因所致尿路梗阻或排尿功能障碍。

(2)尿液外观:正常新鲜尿液为淡黄色至深黄色透明液体,尿液颜色受食物、药物和尿量等因素影响。病理性尿液外观可见:

1)淡红色或红色:为肉眼血尿,每升尿液中含血量超过 1ml,见于泌尿系统炎症、结核、肿瘤、外伤及出血性疾病。

2)浓茶色或酱油色:由于血红蛋白和肌红蛋白出现于尿中,尿液呈浓茶色或酱油色,镜检无红细胞但隐血试验阳性,称为血红蛋白尿或肌红蛋白尿,见于溶血性贫血、血型不合的输血反应等。正常人剧烈运动后也可偶见肌红蛋白尿。

3)黄色:尿液呈深黄色改变,振荡后出现泡沫也呈黄色,检测含有大量的结合胆红素,称为胆红素尿,见于阻塞性黄疸及肝细胞性黄疸。服用呋喃唑酮、维生素 B_2、大黄等药物后尿液也呈黄色,但泡沫不黄,胆红素定性试验阴性。

4)白色混浊:尿液外观呈不同程度的黄白色混浊,经检验白细胞增多或找到细菌称为脓尿或菌尿,见于泌尿系统感染,如肾盂肾炎、膀胱炎、尿道炎等。尿液呈乳白色混浊称为乳糜尿,见于丝虫病、肾周围淋巴管阻塞等。

(3)气味:尿液气味来自挥发性酸,久置后有氨臭味。生理情况下,进食较多葱、蒜、韭菜后,尿液可有特殊气味。若新鲜尿液有氨臭味,见于膀胱炎及尿潴留等。糖尿病酮症酸中毒呈烂苹果味。有机磷农药中毒,尿液带蒜臭味。

(4)酸碱反应:正常尿液 pH 约为 6.5,波动在 4.5～8.0。正常尿液 pH 受饮食影响,肉食为主者尿液偏酸性,素食者尿液偏碱性。病理状态下,尿 pH 增高见于碱中毒、膀胱炎及服用利尿剂等。尿 pH 降低见于酸中毒、糖尿病、高热、痛风、口服维生素 C 等。

(5)尿比重:是指在 4℃时同体积尿与纯水的重量之比。尿比重一般在 1.015～1.025。晨尿最高,一般大于 1.020,婴幼儿尿比重偏低。病理状态下,尿比重增高见于血容量不足引起的肾前性少尿、糖尿病、急性肾小球肾炎等;尿比重降低见于大量饮水、慢性肾衰竭、尿崩症、慢性肾小球肾炎等。

2. 化学检测

(1)尿蛋白:正常人尿蛋白定性检测呈阴性,定量检测为 0～80mg/24h。尿蛋白定性检测呈阳性或定量检测超过 150mg/24h,称为蛋白尿。

1)生理性蛋白尿:是指泌尿系统无器质性病变,尿内暂时出现蛋白质,持续时间短,诱因解除后消失。如剧烈活动、发热、寒冷、精神紧张、劳累、妊娠、长时间站立后等。

2)病理性蛋白尿:是指各种肾脏及肾外疾病导致的尿蛋白持续阳性。包括:①肾小球性蛋白尿,是最常见的一种蛋白尿,见于肾小球肾炎、肾病综合征等原发性肾小球损害,糖尿病、高血压、系统性红斑狼疮等继发性肾小球疾病;②肾小管性蛋白尿,见于肾盂肾炎、重金属中毒、药物中毒等;③混合性蛋白尿,见于肾小球肾炎、肾盂肾炎后期、糖尿病、系统性红斑狼疮等肾小球和肾小管同时受损的疾病;④溢出性蛋白尿,见于多发性骨髓瘤、溶血性贫血等;⑤组织性蛋白尿,由于肾组织破坏或肾小管分泌蛋白增多所致的蛋白尿,多为低分子蛋白质,以 T-H 蛋白为主要成分;⑥假性蛋白尿,由于尿中混有大量血液、脓液、黏液等成分,使尿蛋白定性试验呈阳性,肾脏本身多无损害。

(2)尿糖:正常人尿糖定性检测呈阴性,定量检测为 0.56～5.0mmol/24h。尿糖定性检测呈阳性称为糖尿。

1)血糖增高性糖尿:糖尿病最为常见,还可见于甲状腺功能亢进、库欣综合征、胰腺癌、肝硬化、肢端肥大症等。

2）血糖正常性糖尿：也称肾性糖尿，见于慢性肾炎、肾病综合征、间质性肾炎、家族性肾性糖尿等。

3）暂时性糖尿：摄糖过多、精神紧张等引起的生理性糖尿；颅脑外伤、脑出血、急性心肌梗死导致的应激性糖尿。

4）假性糖尿：尿中含维生素C、葡糖醛酸、尿酸等物质浓度过高时，或使用某些药物如异烟肼、链霉素、阿司匹林等，可造成假性糖尿。

（3）尿胆红素与尿胆原：正常人尿胆红素定性检测呈阴性，定量检测≤2mg/L；尿胆原定性检测呈阴性或弱阳性，定量检测≤10mg/L。尿胆红素增高见于阻塞性黄疸或急性黄疸性肝炎；尿胆原增高见于溶血性黄疸和肝细胞性黄疸，尿胆原降低见于阻塞性黄疸。

（4）尿酮体：酮体是β-羟丁酸、乙酰乙酸和丙酮的总称。正常人尿酮体检测为阴性，尿中出现酮体称为酮尿。糖尿病性酮尿见于糖尿病酮症酸中毒，非糖尿病性酮尿见于高热、严重呕吐、腹泻、禁食、长期饥饿、妊娠剧烈呕吐、酒精性肝炎等。

3. 显微镜检测　是指用显微镜对新鲜尿液标本中的沉渣进行镜检，鉴定细胞、管型和结晶等有形成分。

（1）细胞：正常人尿液离心沉淀物中可有少量上皮细胞和白细胞，无或偶见红细胞。

1）红细胞：尿沉渣镜检红细胞>3个/HP，称为镜下血尿。常见于肾小球肾炎、肾结石、肾盂肾炎及出血性疾病等。

2）白细胞：尿沉渣镜检白细胞>5个/HP，称为镜下脓尿。若有大量白细胞，多为泌尿系统感染，如肾盂肾炎、膀胱炎、尿道炎、肾结核等。

3）上皮细胞：正常尿液中可见少量上皮细胞，主要是扁平上皮细胞和圆大上皮细胞，可由肾、尿路等处细胞脱落而混入。增多见于肾小球肾炎、肾移植后排斥反应期、泌尿系统炎症等。

（2）管型：是蛋白质、细胞或碎片在肾小管、集合管内凝固而成的圆柱形蛋白聚体。正常尿液中无管型或偶见透明管型。

1）透明管型：剧烈运动及体力劳动后可出现一过性增多。病理情况下多见于肾病综合征、慢性肾炎、恶性高血压等。

2）颗粒管型：见于慢性肾炎、肾盂肾炎及急性肾炎后期。

3）细胞管型：肾小管上皮细胞管型见于肾小管的损伤；红细胞管型常与血尿同时存在，两者临床意义相似；白细胞管型见于肾盂肾炎、间质性肾炎等；混合性管型见于各种肾小球疾病。

4）蜡样管型：提示有严重的肾小管变性、坏死，预后差。

（3）结晶：正常人尿中出现少量磷酸盐、尿酸及草酸钙结晶，一般无临床意义。若持续出现并伴有较多红细胞，应怀疑有结石的可能。胆红素结晶仅见于阻塞性黄疸和肝细胞性黄疸；服用磺胺类药物后可出现磺胺结晶。

患者,女性,35岁。近半年间断出现晨起时眼睑水肿,1个月来晨起时眼睑水肿加重,伴乏力。门诊行尿常规检测:外观清亮,淡黄色,尿比重1.020,尿白细胞0个/HP,尿红细胞15个/HP,尿蛋白定性(++);血常规检测:RBC 3.0×10^{12}/L,Hb 80g/L,WBC 6.0×10^{9}/L,Plt 200×10^{9}/L。

请问:

该患者实验室检测的结果有何异常?

二、粪 便 检 测

粪便检测主要用于了解消化系统功能状况,有助于消化系统疾病的诊断。

(一)标本采集

1. 采用自然排出的新鲜粪便。无粪便又必须检测时,可经肛门指诊采集,不可用灌肠后的粪便。必须用干净、不透水的一次性容器,若细菌培养则应使用经灭菌后封口的容器。

2. 一般留取指腹大小的粪便,若做集卵检测需较大标本量。蛲虫虫卵检测应使用透明薄膜拭子,于清晨排便前自肛门周围的皱襞处拭取标本送检。

3. 标本中应尽量含有脓血、黏液,不应混入尿液、消毒剂等,以免影响检测结果。

4. 用化学法做粪便隐血试验,应在检测前3d禁食肉类、动物血、动物肝脏、富含叶绿素的食物、铁剂、维生素C等;用免疫法做粪便隐血试验,无须特殊准备。

5. 粪便标本采集后应尽早送检,一般不应超过1h。

(二)检测内容

1. 一般性状检测

(1)量:正常成人每日排便量100~300g,排便量受饮食种类、进食量、消化器官功能状态的影响。进食大量粗纤维食物,胃、肠、胰腺等功能紊乱或有炎症时,可使排便量增多或伴有异常成分。

(2)颜色与性状:正常成人粪便为黄褐色圆柱形的成形软便,婴儿粪便略呈金黄色或黄色糊状便。常见的异常粪便颜色改变有:

1)鲜血便:见于各种原因所致的下消化道出血,如直肠癌、痔疮、肛裂等。

2)柏油样便:为稀薄、黏稠、漆黑、发亮的黑色粪便,呈柏油样,常见于各种原因引起的上消化道出血,如消化性溃疡、肝硬化等。服用活性炭、铋剂等之后大便也可呈黑色,但无光泽且隐血试验阴性。食用大量动物血、动物肝脏、口服铁剂后粪便也呈黑色,应注意鉴别。

3）黏液、脓性或脓血便：见于肠道下段病变,如细菌性痢疾、溃疡性结肠炎、结肠或直肠癌等。

4）水样便：见于各种原因引起的腹泻,尤其是急性肠炎。绿色稀便见于乳儿消化不良,艾滋病伴有肠道隐孢子虫感染时出现大量稀水便。

5）白陶土样便：见于阻塞性黄疸。

6）米泔水样便：呈白色淘米水样,量多,见于霍乱和副霍乱。

7）细条状便：粪便常呈细条状或扁条状,提示直肠狭窄,多见于直肠癌。

8）乳凝块便：婴儿粪便中可出现,常见于婴儿消化不良、婴儿腹泻。

9）果酱样便：见于阿米巴痢疾。

（3）气味：正常粪便有臭味因含蛋白质分解产物,食素者味轻,食肉者味重。慢性肠炎、直肠癌溃烂时可有恶臭,阿米巴结肠炎时呈血腥臭味,消化吸收不良时有酸臭味。

（4）寄生虫体：正常粪便无寄生虫虫体。病理情况下,肉眼可见蛔虫、蛲虫、绦虫等虫体及片段。

2. 显微镜检测

（1）细胞：正常人粪便中无红细胞,不见或偶见白细胞。当肠道下段有炎症或出血,如息肉、细菌性痢疾、下消化道肿瘤等可见红细胞。肠道炎症时白细胞增多,过敏性肠炎、肠道寄生虫时可见嗜酸性粒细胞增多。大肠癌患者的粪便中可以发现癌细胞。

（2）食物残渣：正常粪便中的食物残渣系已充分消化的无定形细小颗粒。若淀粉颗粒、脂肪颗粒、肌纤维等大量出现,提示消化不良。

（3）寄生虫卵或原虫：粪便中检测到寄生虫卵、原虫是诊断肠道寄生虫、原虫感染最可靠、最直接的依据。

3. 化学检测　粪便的化学检测项目主要是隐血试验（OBT）。肉眼和显微镜不能证实的出血称为隐血,主要是消化道少量出血。正常人 OBT 呈阴性,阳性见于上消化道出血,如消化性溃疡、消化道肿瘤等。胃癌患者隐血试验可持续呈阳性,消化性溃疡患者隐血试验可间断呈阳性,活动期常呈阳性,静止期则呈阴性。

4. 细菌学检测　正常粪便中含有的细菌多属肠道正常菌群,一般无临床意义。肠道致病菌主要通过粪便直接涂片镜检与细菌培养检测,用于肠道感染性疾病的诊断。

三、浆膜腔穿刺液检测

人体的胸腔、腹腔、心包腔统称为浆膜腔。正常状况下,浆膜腔内含有少量液体起润滑作用,正常成人胸腔液 <20ml,腹腔液 <50ml,心包腔液为 10～50ml。病理情况下腔内液体量增多,称为浆膜腔积液。检测浆膜腔积液及区别积液的性质,对疾病的诊断和治疗有重要作用。根据浆膜腔积液产生原因及性质的不同,将其分为漏出液和渗出液两大类。漏出液为非炎症性积液,发生机制为毛细血管流体静压增高、血浆胶体渗透压降低、淋巴

回流受阻、水钠潴留等,常见于慢性充血性心力衰竭、肝硬化、肾病综合征、重度营养不良等;渗出液多为炎症性积液,主要是微生物的毒素、缺氧以及炎性介质刺激所致,也可由恶性肿瘤、风湿性疾病、外伤、化学性刺激等引起。

（一）标本采集

浆膜腔积液需要医生在相应部位行穿刺术抽取 10～20ml,分别注入不同干燥试管进行不同项目的检查,其中一般性状检查、化学检查、细胞学检查各 2ml,厌氧菌培养 1ml,结核杆菌检查 10ml;一般性状检查和细胞学检查加抗凝剂,化学检查不需加抗凝剂。另需采集 1 份不加抗凝剂的标本,用于观察积液的凝固性。

（二）一般性状检测

1. 颜色及透明度　漏出液多为淡黄色透明,渗出液常混浊,混浊程度因所含细胞或细菌的多少而不同,其颜色也随病因不同而有所改变。化脓菌感染时呈黄脓状,结核病急性期、恶性肿瘤、外伤或出血时可呈红色,胸导管或淋巴管阻塞时呈乳白色。

2. 比重　漏出液比重多在1.018以下,渗出液因含大量细胞及蛋白,其比重多在1.018以上。

3. 凝固性　漏出液含纤维蛋白原很少,一般不易自凝。渗出液因含较多纤维蛋白原及组织碎片,易自行凝固。

（三）化学检测

1. 黏蛋白定性测定　漏出液多为阴性,渗出液多为阳性。

2. 蛋白质定量测定　是鉴别渗出液和漏出液最可靠的试验。漏出液蛋白质含量多<25g/L,渗出液蛋白质含量增多,常 >30g/L。

3. 葡萄糖测定　漏出液中葡萄糖含量与血糖相似,渗出液中的葡萄糖因被细菌或细胞酶分解而减少。

4. 乳酸脱氢酶（LDH）测定　漏出液中 LDH 活性正常,渗出液中 LDH 活性增高。

（四）显微镜检测

1. 细胞计数及分类　一般漏出液中主要为淋巴细胞和间皮细胞,常 $<100 \times 10^6$/L;渗出液中细胞数多,常 $>500 \times 10^6$/L。急性炎症以中性粒细胞为主;慢性炎症、肿瘤及结缔组织病以淋巴细胞为主。

2. 脱落细胞学检测　恶性肿瘤引起的积液中可找到癌细胞,是诊断原发性或继发性恶性肿瘤的重要依据。

（五）细菌学检测

渗出液经离心沉淀或进行细菌培养可找到病原体,漏出液找不到病原体。渗出液与漏出液的鉴别要点见表 6-5。

表6-5 渗出液与漏出液的鉴别要点

鉴别项目	渗出液	漏出液
原因	炎症、肿瘤、理化刺激	非炎症
外观	草黄色、红色、乳白色、脓性等	淡黄色,浆液性
透明度	多混浊	透明或微混
凝固性	能自凝	不易自凝
比重	>1.018	<1.018
黏蛋白定性试验	阳性	阴性
蛋白质定量	>30g/L	<25g/L
葡萄糖定量	低于血糖	与血糖相近
细胞计数	常 $>500×10^6/L$	常 $<100×10^6/L$
细胞分类	急性炎症以中性粒细胞为主,慢性炎症、恶性肿瘤以淋巴细胞为主	淋巴细胞、间皮细胞为主
细菌学检验	可找到病原体	找不到病原体
LDH测定	>200U/L	<200U/L
积液/血清LDH比值	>0.6	<0.6

 知识拓展

咽拭子标本采集

通过拭子采集咽部分泌物进行病原体检测,有助于呼吸道感染性等疾病的筛查和诊断。咽拭子有口咽拭子和鼻咽拭子。采集前,采集人员应做好个人防护,准备好相关用物,核对相关信息,向被评估者说明情况并取得配合。被评估者取坐位,头后仰保持不动,嘴张大,发"啊"音,露出两侧咽扁桃体,采集人员将口咽拭子越过被评估者舌根,在两侧咽扁桃体处稍微用力来回擦拭3次,然后在咽后壁上下擦拭至少3次;或先以鼻咽拭子测量被评估者鼻孔到耳根的距离并记住长度,将拭子垂直插入鼻腔内向下延伸,到达咽部后轻轻旋转2圈,快速抽出拭子。操作完毕后,将拭子头置入采集管中,拭子折断点置于管口处折断,拭子头落入采集管的液体中,然后旋紧采样管盖,将标本及时送检,并将拭子折断部分弃入医疗垃圾袋内。每例采集后,采集人员均要洗手消毒。

第三节 常用肾功能检测

肾脏是排泄水分与代谢产物,维持体内水、电解质和酸碱平衡的重要器官。肾功能检测的目的是了解肾脏有无损害,主要分为肾小球及肾小管功能检测。

一、肾小球功能检测

（一）内生肌酐清除率

在严格控制饮食和肌肉活动相对稳定的情况下,肾在单位时间内将若干毫升血浆中的内生肌酐全部清除出去,称为内生肌酐清除率(Ccr)。

1. 标本采集

（1）检测前连续 3d 低蛋白饮食(<40g/d),并禁食肉食,避免剧烈运动。

（2）第 4d 早晨 8 时将尿液排净,收集 24h 尿液,容器内添加甲苯 4～5ml 防腐,第 5d 早晨抽静脉血 2～3ml,与 24h 尿液同时送检。

2. 参考值　成人 80～120ml/min。

3. 临床意义

（1）判断肾小球损害的敏感指标:当 Ccr 降低至正常值的 50% 时,血清尿素氮、肌酐测定仍可在正常范围,因此 Ccr 是能较早反映肾小球滤过功能的敏感指标。Ccr 降低主要见于肾小球肾炎、肾衰竭。

（2）评估肾小球功能损害程度:根据 Ccr 的数值一般可将肾功能损害分为 4 期。①肾衰竭代偿期,Ccr 80～51ml/min;②肾衰竭失代偿期,Ccr 50～20ml/min;③肾衰竭期,Ccr 19～10ml/min;④尿毒症期或终末期肾衰竭,Ccr<10ml/min。另一种分法是:轻度损害,Ccr 70～51ml/min;中度损害,Ccr 50～31ml/min;重度损害,Ccr<30ml/min。

（3）指导治疗及护理:Ccr 30～40ml/min,应限制蛋白质摄入;Ccr<30ml/min 时,提示噻嗪类利尿药无效;Ccr<10ml/min 时,应进行肾替代治疗。也可指导由肾代谢或经肾排出的药物使用。

（二）血尿素氮和肌酐的测定

血尿素氮(blood urea nitrogen,BUN)是蛋白质代谢产物,肌酐(Cr)是肌酸代谢产物,两者主要经肾小球滤过,随尿排出。当肾小球功能受损、滤过率降低时,血尿素氮和肌酐从尿中排出减少而在血中升高。

1. 标本采集　抽取静脉血 1ml,注入抗凝试管里,充分混匀。

2. 参考值　BUN:成人 3.2～7.1mmol/L, 婴儿、儿童 1.8～6.5mmol/L。全血 Cr:88.4～176.8μmol/L;血清或血浆 Cr:男性 53～106μmol/L,女性 44～97μmol/L。

3. 临床意义

（1）BUN 和 Cr 增高:见于肾小球滤过功能减退的疾病,如肾小球肾炎、严重肾盂肾炎、肾结核、肾肿瘤等;蛋白质分解过多的疾病,如消化道出血;引起显著少尿或无尿的疾病,如脱水、休克、尿路梗阻等。

（2）可根据 Cr 数值对肾功能损害进行分期:肾衰竭代偿期,Cr<178μmol/L;肾衰竭

失代偿期,Cr 178～445μmol/L;肾衰竭期,Cr 445～707μmol/L;尿毒症期,Cr>707μmol/L。

 知识扩展

肾小球滤过功能与肾小管重吸收功能

在尿液形成过程中,肾小球滤过功能和肾小管重吸收功能起重要作用,两者维持一定的比例关系,称为肾小球－肾小管平衡,使每天排出的尿量保持在正常范围。肾小球滤过功能取决于肾血流量、肾小球滤过膜的通透性及面积、肾小球囊内压力、血浆胶体渗透压等因素;肾小管重吸收功能主要取决于肾小管功能的完整性,尤其是抗利尿激素对远曲小管和集合管的作用。

二、肾小管功能检测

(一)近端肾小管功能检测

1. α_1 微球蛋白测定(α_1MG)　血浆中游离 α_1MG 可自由通过肾小球,但原尿中 α_1MG 约 99% 被近端肾小管上皮细胞重吸收并分解,仅微量从尿中排泄。

(1)参考值:血清游离 α_1MG 10～30mg/L;尿 α_1MG<15mg/24h。

(2)临床意义:尿 α_1MG 增高提示近端肾小管功能受损;血清游离 α_1MG 增高提示肾小球滤过率降低;尿 α_1MG 和血清游离 α_1MG 都增高,提示肾小球滤过功能和肾小管重吸收功能均受损。

2. β_2 微球蛋白测定(β_2MG)　正常人 β_2MG 生成量较恒定,分子量很小,可自由经肾小球滤入原尿,其中 99.9% 的 β_2MG 在近端肾小管被重吸收,并在肾小管上皮细胞中分解破坏,仅微量随尿排出。肾小管重吸收 β_2MG 阈值为 5mg/L,超过阈值时出现非重吸收功能受损的大量 β_2MG 随尿排出。

(1)参考值:成人尿 β_2MG<0.3mg/L,血 β_2MG 1～2mg/L。

(2)临床意义:尿 β_2MG 升高,提示近曲小管受损,见于肾小管－间质性疾病、药物或毒物所致早期肾小管损伤,以及肾移植后早期急性排斥反应,可用于上述疾病的监测和预后判断。血 β_2MG 升高,提示肾小球滤过功能受损,比 Cr 更灵敏;但肺癌、肝癌、鼻咽癌、白血病等恶性肿瘤时,血 β_2MG 升高,若生成超过肾小管重吸收阈值,可见尿 β_2MG 升高。

(二)远端肾小管功能检测

1. 昼夜尿比重试验　通过观察昼夜尿量和尿比重的变化来判断肾浓缩与稀释功能的方法称为昼夜尿比重试验(又称浓缩稀释试验、莫氏试验)。

(1)标本采集:被评估者三餐如常进食,每餐进水量不超过 500ml,此外不再进任何液体。晨 8 时排尿弃去,上午 10、12 时、下午 2、4、6、8 时及次晨 8 时各留尿 1 次,分别测定尿量和尿比重。

（2）参考值：24h 尿总量 1 000～2 000ml，晚 8 时至晨 8 时夜尿量 <750ml，日尿量与夜尿量之比是（3～4）：1，至少 1 次尿比重 >1.018（多为夜尿），1 次低于 1.003，最高比重与最低比重之差不应小于 0.009。

（3）临床意义：多尿、夜尿增多、低比重尿或尿比重固定在 1.010，表明肾小管浓缩功能下降，见于慢性肾炎、慢性肾盂肾炎、慢性肾衰竭等。少尿伴高比重尿，见于血容量不足，如休克等。明显多尿伴低比重尿，见于尿崩症。

2. 尿渗量（尿渗透压）测定　是指尿内具有渗透活性的全部溶质微粒的总数，是评价肾脏浓缩功能较好的指标。

（1）参考值：禁饮水尿渗量 600～1 000mOsm/（kg•H_2O），平均 800mOsm/（kg•H_2O）；血浆渗量 275～305mOsm/（kg•H_2O），平均 300mOsm/（kg•H_2O）。尿/血浆渗量比值为（3～4.5）：1。

（2）临床意义

1）判断肾浓缩功能：若尿渗量小于 300mOsm/（kg•H_2O），称为低渗尿，提示肾浓缩功能丧失而稀释功能仍存在，见于尿崩症；正常人禁饮 8h 后尿渗量小于 600mOsm/（kg•H_2O），且尿/血浆渗量比值等于或小于 1，表明肾浓缩功能障碍。

2）鉴别肾前性和肾性少尿：肾前性少尿时尿渗量大于 450mOsm/（kg•H_2O），肾性少尿时尿渗量小于 350mOsm/（kg•H_2O）。

三、血尿酸检测

尿酸（uric acid，UA）为体内核酸中嘌呤代谢的终末产物。血中尿酸除小部分被肝脏破坏外，大部分通过肾小球进入原尿，然后 90% 左右被肾小管重吸收回到血液中。因此，血尿酸浓度受肾小球滤过功能和肾小管重吸收功能的影响。

1. 标本采集　抽取空腹静脉血 2～3ml，注入干燥试管里，勿溶血。

2. 参考值　成年男性 150～416μmol/L；成年女性 89～357μmol/L。

3. 临床意义　UA 增高见于痛风及肾小球滤过功能损伤、体内尿酸生成异常增多。UA 减低见于暴发性肝衰竭、肝豆状核变性、慢性铬中毒等。

第四节　常用肝功能检测

肝脏最基本的功能是物质代谢功能，包括蛋白质、糖、脂类等物质代谢，同时还有分泌、排泄、生物转化及胆红素、胆汁酸代谢等功能。当肝细胞发生变性及坏死等损伤后，可导致血清酶学指标的变化；当肝细胞大量损伤后，可导致肝脏代谢功能的明显变化。通过检测血清中某些酶及同工酶活性或量的变化，可早期发现肝脏的急性损伤；检测肝脏的代谢功能变化,主要用于诊断慢性肝脏疾病及评价肝脏功能状态。

一、蛋白质代谢功能检测

(一)血清总蛋白和清蛋白与球蛋白比值测定

90%以上的血清总蛋白(serum total protein,STP)和全部的清蛋白(albumin,A)是由肝脏合成,因此血清总蛋白和清蛋白含量是反映肝脏合成功能的重要指标。总蛋白含量减去清蛋白含量即为球蛋白(globulin,G)含量,球蛋白与机体免疫功能、血浆黏度密切相关。

1. 参考值　正常成人血清总蛋白 60～80g/L;清蛋白 40～55g/L;球蛋白 20～30g/L; A/G 为(1.5～2.5):1。

2. 临床意义　血清总蛋白降低,一般与清蛋白减少相平行,总蛋白升高同时有球蛋白升高。由于肝脏有很强的代偿能力,且清蛋白半衰期较长,因此血清总蛋白常用于检测慢性肝损伤,并可反映肝实质细胞储备功能。

(1)血清总蛋白与清蛋白增高:见于严重脱水、休克等引起的血液浓缩及肾上腺皮质功能减退等。

(2)血清总蛋白及白蛋白降低:STP<60g/L 或 A<25g/L 称为低蛋白血症。主要见于:①肝细胞损害,影响蛋白质合成,如慢性肝炎、肝硬化、肝癌等常见肝脏疾病;②营养不良,如蛋白质摄入不足或消化吸收不良;③蛋白质丢失过多,如肝肾综合征、蛋白质丢失性肠病、严重烧伤、急性大失血等;④消耗增加,如重症结核、甲状腺功能亢进、恶性肿瘤等;⑤血清水分增加,如水钠潴留或静脉补充过多的晶体溶液。

(3)血清总蛋白与球蛋白增高:STP>80g/L 或 G>35g/L,称为高蛋白血症或高球蛋白血症,总蛋白增高主要是因球蛋白增高。常见于慢性肝脏疾病,如慢性肝炎、肝硬化、酒精性肝病等。球蛋白增高程度与肝脏病严重性相关。

(4)A/G 倒置:见于严重肝功能损伤,如慢性中度以上持续性肝炎、肝硬化、原发性肝癌以及多发性骨髓瘤、原发性巨球蛋白血症。

 知识扩展

清蛋白与球蛋白

清蛋白是正常人体血清中的主要蛋白质成分,在维持血液胶体渗透压、体内代谢物质转运及营养等方面起着重要作用。球蛋白是多种蛋白质的混合物,其中包括含量较多的免疫球蛋白和补体、多种糖蛋白、金属结合蛋白、多种脂蛋白及酶类。球蛋白与机体免疫功能及血浆黏度密切相关。

（二）血清蛋白电泳

因血清中各种蛋白质的质量以及所带负电荷多少不同，它们在电场中泳动速度也不同，从而分离出五种蛋白。

1. 参考值　醋酸纤维膜电泳法：清蛋白 $0.62 \sim 0.71$（$62\% \sim 71\%$）；α_1 球蛋白 $0.03 \sim 0.04$（$3\% \sim 4\%$）；α_2 球蛋白 $0.06 \sim 0.10$（$6\% \sim 10\%$）；β 球蛋白 $0.07 \sim 0.11$（$7\% \sim 11\%$）；γ 球蛋白 $0.09 \sim 0.18$（$9\% \sim 18\%$）。

2. 临床意义　常见疾病血清蛋白电泳的变化及临床意义见表6-6。

表6-6　常见疾病血清蛋白电泳变化及临床意义

常见疾病	清蛋白	α_1 球蛋白	α_2 球蛋白	β 球蛋白	γ 球蛋白
急性肝炎	↓	↓	↓	↓	↑
慢性肝炎、肝硬化	↓				↑
原发性肝癌	↓	↑	↑		
多发性骨髓瘤	↓				↑
肾病综合征	↓		↑	↑	↓
系统性红斑狼疮	↓				↑

二、胆红素代谢检测

胆红素是血液循环中衰老红细胞在肝、脾及骨髓的单核吞噬细胞系统中分解和破坏的产物。血清总胆红素（STB）包括结合胆红素（CB）和非结合胆红素（UCB）。临床上通过检测胆红素来判断黄疸类型及黄疸病因。

1. 参考值　血清总胆红素 $3.4 \sim 17.1\mu mol/L$；结合胆红素 $0 \sim 6.8\mu mol/L$；非结合胆红素 $1.7 \sim 10.2\mu mol/L$。

2. 临床意义

（1）判断有无黄疸及黄疸的程度：STB $17.1 \sim 34.2\mu mol/L$，提示隐性黄疸；STB $34.2 \sim 171\mu mol/L$ 为轻度黄疸；STB $171 \sim 342\mu mol/L$ 为中度黄疸；STB$>342\mu mol/L$ 为重度黄疸。

（2）推断黄疸病因：完全性梗阻性黄疸，STB$>342\mu mol/L$；不完全性梗阻性黄疸，STB 为 $171 \sim 265\mu mol/L$；肝细胞性黄疸，STB 为 $17.1 \sim 171\mu mol/L$，CB/STB 为 $20\% \sim 50\%$；溶血性黄疸，STB 很少超过 $85.5\mu mol/L$，CB/STB$<20\%$。

（3）判断黄疸类型：梗阻性黄疸，STB 和 CB 升高；溶血性黄疸，STB 和 UCB 升高；肝细胞性黄疸，STB、CB 和 UCB 都增高。

三、血清酶学检测

（一）血清转氨酶

血清转氨酶用于肝功能检查的主要是丙氨酸转氨酶（alanine aminotransferase，ALT）和天门冬氨酸转氨酶（aspartate aminotransferase，AST）。ALT 主要分布在肝脏，其次是骨骼肌、肾脏、心肌等组织；AST 主要分布在心肌，其次是在肝脏、骨骼肌和肾脏组织中。当肝细胞损伤时，细胞内的酶释放入血，使血清中酶的活性升高。ALT 测定反映肝细胞损伤的灵敏度较 AST 高，但严重肝细胞损伤时血清中 AST/ALT 比值升高。

1. 参考值　ALT 速率法（37℃）5～40U/L，终点法（赖氏法）5～25 卡门氏单位；AST 速率法（37℃）8～40U/L，终点法（赖氏法）8～28 卡门氏单位；ALT/AST≈1.15。

2. 临床意义

（1）急性病毒性肝炎：ALT、AST 均可升高，可达正常上限的 20～50 倍，甚至 100 倍，但 ALT 升高更明显。ALT>300U/L、AST>200U/L、ALT/AST<1 是诊断急性病毒性肝炎的重要检测指标。急性重症肝炎病程初期转氨酶升高，以 ALT 升高更明显；若在症状恶化时，黄疸进行性加重，ALT 反而降低，即"酶胆分离"现象，提示大量肝细胞坏死，预后差。急性肝炎恢复期，如 ALT 不能恢复正常或再上升，提示肝炎转为慢性。

（2）慢性病毒性肝炎：ALT、AST 轻度升高或正常，ALT/AST>1。若 AST 升高较 ALT 显著，ALT/AST<1，提示慢性肝炎进入活动期。

（3）酒精性肝病、药物性肝炎、脂肪肝、肝癌等非病毒性肝病：转氨酶轻度升高或正常，且 ALT/AST>1，其中肝癌 ALT/AST≥3。

（4）肝硬化：转氨酶活性取决于肝细胞进行性坏死程度，ALT/AST≥2，终末期肝硬化转氨酶活性正常或降低。

（5）急性心肌梗死：6～8h AST 升高，18～24h 达高峰，4～5d 后恢复。若再升高，提示梗死范围扩大或新发。

（6）胆汁淤积：ALT、AST 轻度升高或正常。

（二）碱性磷酸酶

碱性磷酸酶（alkaline phosphatase，ALP）主要分布在肝脏、骨骼、肾、小肠及胎盘中。血清中大部分 ALP 来源于肝脏与骨骼，胆道疾病时产生过多而排泄减少，引起血清中 ALP 升高。

1. 参考值　磷酸对硝基苯酚速率法（30℃），成人男性 45～125U/L；女性 20～49 岁 30～100U/L，50～79 岁 50～135U/L；儿童 <250U/L。

2. 临床意义　生理情况下，ALP 活性增高主要与骨骼生长、妊娠、成长、成熟和脂肪餐后分泌等相关。病理情况下，常用于肝脏和骨骼疾病的临床诊断和鉴别诊断，尤其是黄疸的鉴别诊断。

（1）肝胆疾病：各种肝内外胆管梗阻性疾病，如胰头癌、胆道结石引起的胆管阻塞、原发性胆汁性肝硬化、胆内胆汁淤积等，ALP 明显升高；肝炎、肝硬化等，ALP 轻度升高。

（2）黄疸的鉴别：见表 6-7。

表 6-7　不同黄疸血清 ALP、胆红素和转氨酶的变化

常见疾病	ALP	血清胆红素	转氨酶
梗阻性黄疸	↑↑↑	↑↑↑	↑
肝细胞性黄疸	↑ / 正常	↑↑	↑↑↑
肝内局限性胆道阻塞	↑↑↑	多正常	无明显增高

（3）骨骼疾病：如纤维性骨炎、佝偻病、骨软化症、成骨细胞瘤及骨折愈合期，血清 ALP 活性增高。

（三）γ- 谷氨酰转移酶

γ- 谷氨酰转移酶（γ-glutamyl transferase，GGT）在肾脏、肝脏和胰腺含量丰富，但血清中主要来自肝胆系统。

1. 参考值　γ- 谷氨酰 -3- 羧基 – 对硝基苯胺法（37℃）男性 11～50U/L，女性 7～32U/L。

2. 临床意义　慢性胆汁淤积性疾病、肝癌、酒精性肝病时 GGT 会明显升高；急性肝炎 GGT 中度升高；慢性肝炎、肝硬化非活动期 GGT 可正常，如持续升高，提示病变活动或者病情恶化。

第五节　临床常用生物化学检测

临床生物化学检测是实验室检测的重要组成部分，包括以物质分类为主探讨患病时的生物化学变化、以器官和组织损伤为主探讨患病时的生物化学变化以及临床酶学和临床治疗药物检测等。

一、血清电解质测定

血清电解质测定主要检测血清钾、钠、氯、钙、磷的含量。

1. 标本采集　抽取空腹静脉血 3ml，注入干燥试管内，勿使溶血。

2. 参考值　血钾 3.5～5.5mmol/L；血钠 135～145mmol/L；血氯 95～105mmol/L；血钙 2.25～2.58mmol/L；血磷 0.97～1.61mmol/L。

3. 临床意义　测定血电解质，了解体内电解质含量，为补充电解质、维持体内渗透压及酸碱平衡提供依据。

（1）血钾异常

1）血钾增高：血清钾 >5.5mmol/L 为高钾血症。见于食入或注入大量钾盐，急、慢性肾衰竭，肾上腺皮质功能减退，缺氧，酸中毒，溶血及严重烧伤等。

2）血钾降低：血清钾 <3.5mmol/L 为低钾血症。见于呕吐、腹泻、胃肠引流或胃肠功能紊乱导致失钾过多；服用排钾利尿剂以及醛固酮增多症所致的肾脏排钾增多；补钾不足、胰岛素注射过量、心功能不全、肾性水肿等。

（2）血钠和氯异常

1）血钠和氯增高：见于水丢失过多，如脱水、大面积烧伤、糖尿病等；水摄入不足，如不能进食及术后禁食而静脉输液量不足等。

2）血钠和氯降低：见于钠丢失过多，如严重呕吐、腹泻、大量出汗、大面积烧伤、穿刺抽液过多等；心肾功能不全、肝硬化、长期使用激素等导致水潴留及补充过量液体亦可致稀释性低钠血症。

（3）血钙异常

1）血钙增高：血清钙 >2.58mmol/L 为高钙血症。见于甲状旁腺功能亢进、骨髓瘤、大量服用维生素 D 或维生素 D 中毒。

2）血钙降低：血清钙 <2.25mmol/L 为低钙血症。临床发生率明显高于高钙血症，尤其多见于婴幼儿。见于甲状旁腺功能减退、维生素 D 缺乏、消化不良、妊娠后期等。

（4）血磷异常

1）血磷增高：血磷 >1.61mmol/L 为升高。见于甲状旁腺功能减退、多发性骨髓瘤、尿毒症并发代谢酸中毒及补充过量维生素 D 等。

2）血磷降低：血磷 <0.97mmol/L 为降低。见于甲状旁腺功能亢进、骨软化症、长期腹泻及妊娠妇女等。

二、血糖测定和糖耐量试验

1. 血糖测定　血糖是指血液中葡萄糖，标本不同，其检测结果也不同。空腹血糖检测是目前诊断糖尿病的主要依据，也是判断糖尿病病情和控制程度的主要指标。

（1）标本采集：抽取空腹静脉血 2～3ml，注入抗凝试管内。

（2）参考值：成人空腹血糖（FBG）3.9～6.1mmol/L。

（3）临床意义

1）血糖增高：生理性见于高热、高糖饮食、剧烈运动、情绪紧张等；病理性见于糖尿病、内分泌疾病（如甲状腺功能亢进）、应激性疾病（如脑出血）及肝硬化等。

2）血糖降低：生理性见于剧烈运动后、妊娠期、饥饿等；病理性见于胰岛素及降糖药使用过量、甲状腺功能减退、营养不良等。

空腹静脉采血

空腹静脉采血是指在禁食8h后采取血液标本,一般是在晨起早餐前采血,常用于临床生化检查。其优点主要是可以避免饮食成分和生理活动对检验结果的影响,而且每次均在固定时间采血也便于前后对照比较。

2. 口服葡萄糖耐量试验(OGTT) 正常人口服或注射一定量的葡萄糖后,血糖会暂时升高,2h后即恢复正常,称为耐糖现象。当糖代谢紊乱时,口服或注射葡萄糖后血糖急剧攀升,短时间内不能降至正常水平,称为糖耐量降低。临床上主要用于诊断症状不明显或血糖升高不明显的可疑糖尿病。

(1)标本采集:试验前3d正常进食及活动,停用影响糖代谢的药物。试验当天将75g葡萄糖(儿童按1.75g/kg计算,总量不超过75g)溶于300ml水中空腹口服,分别在服糖前和服糖后30min、60min、120min、180min各抽取静脉血2ml于生化瓶内,每次抽血后立即送检,在抽血同时收集尿液做尿糖分析。

(2)参考值

空腹:血糖3.9~6.1mmol/L。

服糖后:血糖应在0.5~1.0h达高峰,峰值一般在7.8~9.0mmol/L,<11.1mmol/L;2h血糖<7.8mmol/L;3h血糖恢复至空腹血糖水平。

尿糖:每次均为阴性。

(3)临床意义

1)诊断糖尿病。临床上有以下条件者即可诊断:有糖尿病症状,空腹血糖>7.0mmol/L;或口服葡萄糖后2h血糖≥11.1mmol/L;或随机血糖≥11.1mmol/L,有临床症状和尿糖阳性者。

2)判断糖耐量异常:糖耐量减低或增高称为糖耐量异常。①糖耐量减低:2h血糖在7.8~11.1mmol/L,FBG<7.0mmol/L,峰浓度≥11.1mmol/L,为糖耐量减低,见于空腹血糖过高、2型糖尿病、痛风、肥胖症、甲亢、肢端肥大症及库欣综合征等。②糖耐量增高:是指空腹血糖降低,服糖后血糖上升不明显,2h后仍处于低水平,则可使葡萄糖耐量曲线低平,可见于胰岛β细胞瘤、肾上腺皮质功能亢进症、腺垂体功能减退症等。

糖化血红蛋白

糖化血红蛋白(GHb)是人体血液中红细胞内的血红蛋白与血糖结合的产物,其合成速率取决于血糖浓度及血糖与血红蛋白的接触时间。糖化血红蛋白的糖化反应过程非常缓慢且相对不可逆,不受暂时血糖波动的影响,可反映检测前2～3个月内的平均血糖水平。常用于评定糖尿病的控制程度。糖尿病时,糖化血红蛋白较正常升高2～3倍;病情控制后,糖化血红蛋白下降比血糖和尿糖晚3～4周。故糖化血红蛋白可作为糖尿病长期控制的良好指标,还用于糖尿病性高血糖与应激性高血糖的鉴别,前者糖化血红蛋白升高,而后者则正常。

三、血清心肌酶和心肌蛋白测定

心肌缺血损伤时的生物化学指标变化较多,其中心肌酶和心肌蛋白是反映心肌缺血损伤的理想生化指标。

(一)血清肌酸激酶及同工酶测定

肌酸激酶(creatine kinase,CK)以骨骼肌、心肌含量最多,其次是脑组织和平滑肌。肌酸激酶同工酶有3个亚型:CK-MM主要存在于骨骼肌和心肌中;CK-MB主要存在于心肌中;CK-BB主要存在于脑、前列腺、肺、肠等组织中。正常人血清中以CK-MM为主,CK-MB较少,CK-BB含量极微。

1. 参考值　CK速率法:男性50～310U/L;女性40～200U/L。CK同工酶:CK-MB<5%;CK-MM为94%～96%;CK-BB无或极少。

2. 临床意义

(1)心肌损害:急性心肌梗死(AMI)时,CK在3～8h升高,24h达高峰,3～4d后降至正常;如果CK再次升高,提示再次发生心肌梗死。CK-MB升高早于CK,故对急性心肌梗死的早期诊断灵敏度和特异性明显高于CK。

(2)肌肉疾病:多发性肌炎、骨骼肌损伤等,以CK-MM升高为主。

(3)脑组织受损:脑血管病变、长期昏迷等,以CK-BB升高为主。

同工酶

同工酶是指具有相同催化活性,但分子结构、理化性质及免疫学反应等都不相同的一组酶,又称同工异构酶。这些酶存在于人体不同组织,或在同一组织、同一细胞的不同亚细胞结构内。同工酶测定可提高酶学检查对疾病诊断及鉴别诊断的特异性。

(二)乳酸脱氢酶测定

乳酸脱氢酶(lactate dehydrogenase,LDH)广泛存在于机体的各种组织中,其中以心肌、骨骼肌和肾脏含量最丰富,诊断的灵敏度较高,但特异性较差。

1. 参考值　速率法:120~250U/L。

2. 临床意义　增高见于:

(1)急性心肌梗死(AMI):AMI 时,LDH 增高比 CK、CK−MB 和 AST 出现晚,但持续时间长;如 LDH 持续增高或再次增高,提示心肌梗死面积扩大或出现新的梗死。

(2)肝脏疾病:急性肝炎、慢性活动性肝炎和肝癌时,LDH 升高。

(3)其他疾病:骨骼肌损伤、白血病、淋巴瘤、肺梗死和胰腺炎等也使 LDH 升高。

(三)心肌肌钙蛋白检测

肌钙蛋白(troponin,Tn)是肌肉收缩的调节蛋白,是目前用于急性心肌梗死诊断最特异的生化指标。肌钙蛋白有 3 种亚单位,即肌钙蛋白 C(TnC)、肌钙蛋白 I(TnI)及肌钙蛋白 T(TnT)。肌钙蛋白 C 在骨骼肌和心肌中是相同的,而肌钙蛋白 I 和肌钙蛋白 T 特异性存在于心肌细胞内,且不能透过完整的细胞膜,故健康人血清含量极微。

1. 参考值　TnT:正常 0.02~0.13μg/L,>0.2μg/L 为临界值,>0.5μg/L 可诊断 AMI。TnI:正常 <0.2μg/L,>1.5μg/L 为临界值。

2. 临床意义　诊断 AMI 时,TnT 和 TnI 都明显升高;任何冠状动脉疾病患者,即使心电图或其他检测(如运动试验)阴性,只要肌钙蛋白增高,应视为具有高危险性。

(四)心肌肌红蛋白(Mb)检测

心肌肌红蛋白(myoglobin,Mb)存在于骨骼肌和心肌中,正常人血清中含量极少。当心肌或骨骼肌损伤时,血液中 Mb 水平增高,对诊断急性心肌梗死和骨骼肌损害有一定的价值。

1. 参考值　定性:阴性。定量:酶联免疫吸附试验(ELISA)50~85μg/L;放射免疫分析(RIA)6~85μg/L,>75μg/L 为临界值。

2. 临床意义

(1)诊断 AMI:发病后 0.5~2.0h 即可升高,5~12h 达到高峰,18~30h 恢复正常。因此,Mb 可以作为早期诊断 AMI 的指标,优于 CK−MB 和 LDH。

(2)判断 AMI 病情:AMI 发病 30h 后还见到 Mb 持续增高,提示心肌梗死持续存在。

(3)其他:骨骼肌损伤如急性肌肉损伤、肌病、休克、急性或慢性肾衰竭可升高。

四、血清脂质和脂蛋白测定

（一）血清脂质测定

血清脂质测定可以早期识别动脉粥样硬化的危险性，监测低脂饮食和使用降脂药物治疗。

1. 参考值　总胆固醇（TC）：合适水平 <5.20mmol/L，边缘水平 5.20～6.20mmol/L，升高 >6.20mmol/L。三酰甘油（TAG）：合适水平 0.56～1.69mmol/L，边缘水平 1.70～2.30mmol/L，升高 >2.30mmol/L。

2. 临床意义

（1）TC 和 TAG 增高：见于长期高脂饮食、过度肥胖、冠状动脉粥样硬化性心脏病、甲状腺功能减退、糖尿病、肾病综合征等。

（2）TC 和 TAG 降低：见于严重营养不良、甲状腺功能亢进、严重贫血、严重肝病、肾上腺皮质功能不全等。

（二）血清脂蛋白测定

脂蛋白是血脂在血液中存在、转运及代谢的形式，超高速离心后分为乳糜微粒（CM）、极低密度脂蛋白（VLDL）、低密度脂蛋白（LDL）、高密度脂蛋白（HDL）。HDL 是一种保护因子，有抗动脉粥样硬化的作用；LDL 可促进动脉粥样硬化，是动脉粥样硬化的危险因子之一。

1. 参考值　HDL：正常 1.03～2.07mmol/L；合适水平 >1.04mmol/L；减低 ≤1.0mmol/L。LDL：合适水平 <3.4mmol/L；边缘水平 3.4～4.1mmol/L；升高 >4.1mmol/L。

2. 临床意义

（1）HDL 与冠心病发病呈负相关，HDL 水平高的个体患冠心病的危险性小，反之危险性大。

（2）LDL 与冠心病发病呈正相关，LDL 水平高的个体患冠心病的危险性大。

五、血清淀粉酶和脂肪酶测定

测定血清淀粉酶（AMY）和血清脂肪酶（LPS）主要用于诊断胰腺疾病。

1. 参考值　AMY：血液 35～135U/L；24h 尿液 <1 000U/L。LPS：比色法 <79U/L；滴度法 <1 500U/L。

2. 临床意义　AMY 活性增高常见于急性胰腺炎、胰腺癌早期；AMY 活性减低常见于慢性胰腺炎、胰腺癌压迫时间过久。LPS 活性增高主要见于急性胰腺炎；LPS 活性减低主要见于胰腺癌、胰腺结石。

六、甲状腺激素与促甲状腺激素测定

（一）甲状腺激素测定

甲状腺素是含有四碘的甲状腺原氨酸，即 T_4。T_4 在肝脏和肾脏中经过脱碘后转变为 T_3。甲状腺素依据存在的形式分为结合型 T_4 与游离型 T_4（FT_4）、结合型 T_3 与游离型 T_3（FT_3）。结合型 T_4 与游离型 T_4（FT_4）之和为总 T_4（TT_4），结合型 T_3 与游离型 T_3（FT_3）之和为总 T_3（TT_3）。通过甲状腺素测定，可以判断甲状腺功能状态。

1. 参考值　TT_4 65～155nmol/L；FT_4 10.3～25.7pmol/L；TT_3 1.6～3.0nmol/L；FT_3 6.0～11.4pmol/L。

2. 临床意义　TT_4 是判断甲状腺功能状态最基本的体外筛选指标；FT_4 对诊断甲亢的灵敏度明显优于 TT_4。TT_3 是诊断甲亢最灵敏的指标，还具有判断甲亢有无复发的价值；FT_3 对诊断甲亢非常灵敏。TT_4、FT_4、TT_3、FT_3 增高主要见于甲亢等；减低主要见于甲减等。

（二）促甲状腺激素测定

促甲状腺激素（TSH）是腺垂体分泌的重要激素，可以刺激甲状腺细胞的发育、合成及分泌甲状腺激素。

1. 参考值　2～10mU/L。

2. 临床意义　TSH 是诊断原发性和继发性甲状腺功能减退的最重要的指标。目前认为，TSH、FT_3 和 FT_4 是评估甲状腺功能的首选指标。TSH 增高主要见于原发性甲减，检测 TSH 水平也可以作为甲减患者使用甲状腺素替代治疗疗效的观察指标。TSH 减低常见于甲亢、继发性甲减等。

第六节　常用免疫学检测

一、病毒性肝炎血清标志物检测

肝炎病毒主要有甲型肝炎病毒（HAV）、乙型肝炎病毒（HBV）、丙型肝炎病毒（HCV）、丁型肝炎病毒（HDV）、戊型肝炎病毒（HEV）、庚型肝炎病毒（HGV）和输血传播病毒（TTV）7 种。肝炎病毒感染引起病毒性肝炎。本节重点介绍甲、乙型肝炎病毒标志物检测。

（一）甲型肝炎病毒标志物检测

临床上甲型肝炎病毒标志物主要通过检测 HAV 抗原、抗 HAV-IgM 和抗 HAV-IgG 及 HAV-RNA 来帮助诊断。

1. 标本采集　抽取静脉血 2ml，注入干燥试管内，勿使溶血。

2. 参考值　血清 HAV 抗原阴性；HAV-IgM 阴性，抗 HAV-IgG 阴性或者阳性；HAV-RNA 阴性。

3. 临床意义 　HAV 抗原阳性,见于甲型病毒性肝炎患者;抗 HAV-IgM 阳性,是甲型肝炎早期感染的标志,可以作为急性甲型肝炎确诊依据;抗 HAV-IgG 阳性,表示曾经感染过 HAV 或注射过甲肝疫苗;HAV-RNA 阳性对诊断特别是早期诊断甲型病毒性肝炎有特异性。

（二）乙型肝炎病毒标志物检测

机体感染乙型肝炎病毒后,产生 3 对抗原抗体系统,包括乙型肝炎病毒表面抗原(HBsAg)及表面抗体(抗-HBs)、乙型肝炎病毒核心抗原(HBcAg)及核心抗体(抗-HBc)、乙型肝炎病毒 e 抗原(HBeAg)及 e 抗体(抗-HBe)。其中核心抗原很难直接测定,因此临床上只对其他 5 项标志物进行检测,俗称"乙肝二对半"检测。

1. 参考值 　HBsAg、抗-HBs、HBeAg、抗-HBe、抗-HBc 和 HBV-DNA 均为阴性。

2. 临床意义

（1）HBsAg 阳性:是 HBV 感染的指标,见于乙型肝炎潜伏后期、急性期或慢性 HBV 携带者。

（2）抗-HBs 阳性:是保护性抗体。可因隐性感染 HBV、急性乙型肝炎恢复后以及注射乙型肝炎疫苗后产生,是机体对乙型肝炎病毒产生免疫力的标志,也是乙型肝炎好转康复的指标。一般在发病后 3~6 个月才出现,可持续多年。

（3）HBeAg 阳性:是急性感染的早期标志。表示乙型肝炎病毒正在体内复制,传染性较强,乙型肝炎处于活动期。若 HBeAg 持续阳性,提示肝细胞损害较重并易转变成慢性肝炎、肝硬化。

（4）抗-HBe 阳性:机体 HBV 复制减少,传染性降低。

（5）抗-HBc 阳性:是乙型肝炎感染指标,也是 HBV 在体内复制、传染性强的标志。

（6）HBV-DNA 测定:HBV-DNA 阳性是诊断急性乙型肝炎病毒感染的直接依据,表明病毒有复制,具有传染性。

HBV 血清标志物检测结果分析见表 6-8。

表 6-8　HBV 标志物检测结果临床意义

HBsAg	抗-HBs	HBeAg	抗-HBe	抗-HBc	临床意义
-	-	-	-	-	未感染 HBV
-	+	-	-	-	乙肝恢复期或接种乙肝疫苗后
-	+	-	+	+	HBV 感染恢复期
+	-	+	-	-	急性 HBV 感染早期或 HBV 携带者
+	-	-	-	+	急性 HBV 感染早期,慢性 HBV 携带者
+	-	-	+	+	急性 HBV 感染趋向康复,慢性乙肝

HBsAg	抗–HBs	HBeAg	抗–HBe	抗–HBc	临床意义
+	–	+	–	+	急性或慢性 HBV 感染,病毒多,传染性强
+	–	+	+	+	急性或慢性 HBV 感染
–	–	–	+	–	急性 HBV 感染趋向康复

二、甲胎蛋白测定

甲胎蛋白(AFP)是胎儿早期由肝脏和卵黄囊合成的一种血清糖蛋白,出生后 AFP 的合成很快受到抑制。当肝细胞或生殖腺胚胎组织发生恶变时,已丧失合成 AFP 能力的细胞又重新开始合成,使血 AFP 含量明显升高。

1. 参考值　血清 <25μg/L。

2. 临床意义

(1)原发性肝细胞癌:AFP 明显增高,>500μg/L 时有诊断意义。

(2)病毒性肝炎和肝硬化:AFP 可升高,但多在 300μg/L 以下。

(3)睾丸癌、卵巢癌、畸胎瘤等生殖腺胚胎肿瘤:血中 AFP 的含量也可升高。

(4)其他:妇女妊娠 3～4 个月后 AFP 开始上升,7～8 个月达高峰,但不超过 400μg/L,分娩后 3 周左右恢复正常。

> **本章小结**
>
> 本章学习重点是血液检测、尿液检测、粪便检测、肝功能检测和肾功能检测。学习难点是标本采集前对被评估者的解释和正确地采集标本、及时处理和送检标本。学习过程中要掌握正确采集和处理送检标本的方法,熟悉实验室检测项目的参考范围,掌握常用实验室检测结果的临床意义,并学会根据实验室检测结果观察、判断病情,确立护理诊断,进而为临床护理工作提供帮助。

(张展　聂广馗)

 思考与练习

1. 血液、尿液、粪便标本采集的注意事项各有哪些?

2. 什么叫核左移? 有何临床意义?

3. 什么叫少尿、无尿? 常见于哪些原因?

4. 粪便的性状变化有何临床意义？

5. 判断肾小球功能损害的指标有哪些？

6. 肝硬化失代偿期肝功能检测哪些指标可能异常？

7. 渗出液和漏出液如何区别？

8. 葡萄糖耐量试验有何临床意义？

第七章 | 心电图检查

07章 数字内容

工作情景与任务

情境导入:

某心内科护士值夜班,来了一位老年女性患者,自诉心慌,医生考虑为心律失常。医嘱:心电图检查。

工作任务:

遵医嘱给该患者描记心电图。

第一节 心电图检查基本知识

心电图(electrocardiogram,ECG)是使用心电图机通过导线与被评估者体表相连,记录心脏每一个心动周期电活动变化的曲线图形。心电图检查为反映心脏电活动变化的无创性检查项目,操作方便,价格低廉,广泛应用于各级医疗单位。

一、心电图导联

在人体不同部位放置电极,并通过导线分别与心电图机的正负极相连,这种记录心电图的电路连接方法称为心电图导联。电极放置位置和连接方法不同,可形成不同的导联。在长期临床实践中,目前广泛采用国际通用导联体系,即常规十二导联体系。其中标准肢体导联 3 个,即 Ⅰ、Ⅱ、Ⅲ;加压肢体导联 3 个,即 aVR、aVL、aVF;胸导联 6 个,即 V_1、V_2、V_3、V_4、V_5、V_6。

(一)肢体导联

1. 标准肢体导联　反映两个肢体之间的电位差变化,分别用 Ⅰ、Ⅱ、Ⅲ标记。连接方式是将心电图机的正、负电极分别与两个肢体相连(表 7-1、图 7-1)。

表 7-1　标准肢体导联的电极位置

导联名称	正极(探查电极)	负极
Ⅰ	左上肢	右上肢
Ⅱ	左下肢	右上肢
Ⅲ	左下肢	左上肢

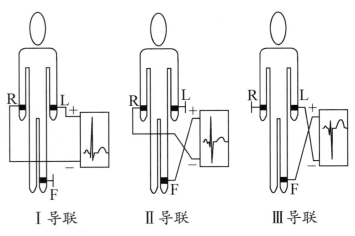

Ⅰ导联　　　　Ⅱ导联　　　　Ⅲ导联

图 7-1　标准肢体导联的连接方式

2. 加压肢体导联　基本上代表探查电极放置部位的电位变化,包括右上肢(aVR)导联、左上肢(aVL)导联、左下肢(aVF)导联。连接方式是将心电图机的正极与某一个肢体相连,负极连接另外两个肢体的电极,各串联一定量的电阻后一并构成的中心电端(表 7-2、图 7-2)。

表 7-2　加压肢体导联的电极位置

导联名称	正极（探查电极）	负极
aVR	右上肢	左上肢＋左下肢
aVL	左上肢	右上肢＋左下肢
aVF	左下肢	右上肢＋左上肢

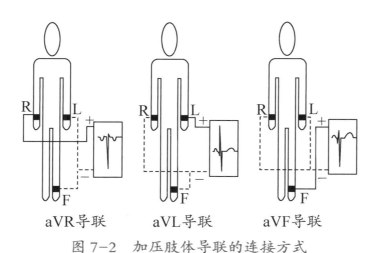

aVR导联　　　　aVL导联　　　　aVF导联

图 7-2　加压肢体导联的连接方式

（二）胸导联

反映探查电极放置胸部体表部位的电位变化，包括 V_1 ~ V_6 导联，又称心前区导联。连接方式是将正极分别放置于胸部体表规定的部位，负极为 3 个肢体导联电极各串联电阻后连接起来构成的中心电端，该中心电端的电位接近零电位且较稳定（表7-3、图7-3）。

表 7-3　胸导联的电极位置

导联名称	正极（探查电极）	负极
V_1	胸骨右缘第 4 肋间	中心电端
V_2	胸骨左缘第 4 肋间	中心电端
V_3	V_2 与 V_4 连线的中点	中心电端
V_4	左锁骨中线与第 5 肋间相交处	中心电端
V_5	左腋前线与 V_4 同一水平	中心电端
V_6	左腋中线与 V_4 同一水平	中心电端

临床上考虑后壁心肌梗死时，常加做 V_7 ~ V_9 导联：V_7 位于左腋后线 V_4 水平处；V_8 位于左肩胛下角线 V_4 水平处；V_9 位于左脊旁线 V_4 水平处。若考虑右室梗死时，常加做 V_{3R} ~ V_{5R} 导联，V_{3R} ~ V_{5R} 导联位于 V_3 ~ V_5 导联右侧对称部位。

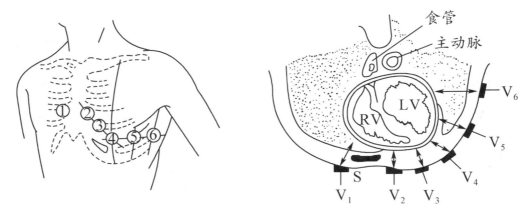

图 7-3　胸导联探查电极的位置及此位置与心室壁部位的关系

二、心电图各波段的组成与命名

（一）心电图各波段的组成

1. 心脏特殊传导系统　由窦房结、结间束（分为前、中、后结间束）、房间束、房室结、房室束（希氏束）、束支（分为左、右束支，左束支又分为前分支和后分支）以及浦肯野（Purkinje）纤维构成。正常心脏激动起源于窦房结，兴奋心房的同时，沿着结间束→房室结→房室束→左、右束支→浦肯野纤维的顺序传导，最后兴奋心室（图 7-4）。心脏激动传导与每一个心动周期顺序出现的电位变化密切相关。

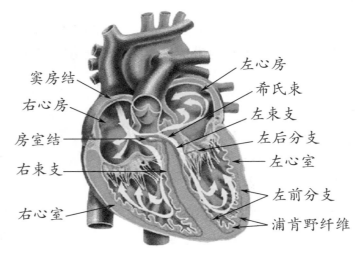

图 7-4　心脏的特殊传导系统示意图

2. 心电图各波段的组成　心脏先后有序的电激动传播引起一系列电位变化，形成心电图上的相应波段（图 7-5）。一个正常完整的心动周期所描记的心电图包括 4 个波，即 P 波、QRS 波群、T 波、U 波；3 个间期（段），即 PR 间期、QT 间期、ST 段。

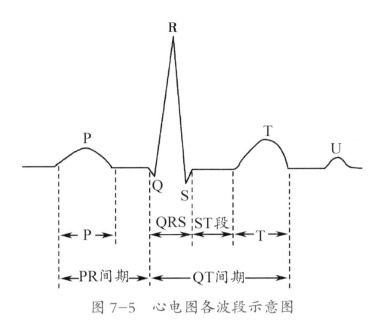

图 7-5　心电图各波段示意图

（二）心电图各波段的命名

1. P 波　是最早出现的幅度较小的波。P 波是心房除极波,反映左、右心房除极过程的电位与时间变化。

2. PR 间期　是从 P 波起点至 QRS 波群起点的时限,实为 PQ 间期,传统称为 PR 间期。反映自心房开始除极到心室开始除极的时间。

3. QRS 波群　为幅度最大的波群。QRS 波群是心室除极波,反映左、右心室除极过程的电位与时间变化。

QRS 波群因探查电极的位置不同而呈多种形态,统一命名为:首次出现的位于等电位线以上的正向波称为 R 波;R 波之前的负向波称为 Q 波;R 波之后的第一个负向波称为 S 波;S 波之后的正向波称为 R′波;R′波之后再出现的负向波称为 S′波;QRS 波群只有一个负向波称为 QS 波。一般用英文字母大小写来体现各波振幅的大小。波幅≥0.5mV 者,用大写字母 Q、R、S 表示;波幅 <0.5mV 者,则用小写字母 q、r、s 表示(图 7-6)。

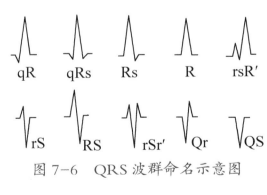

图 7-6　QRS 波群命名示意图

4. ST 段　是从 QRS 波群终点至 T 波起点之间的线段,反映左、右心室缓慢复极过程的电位与时间的变化。

5. T 波　为 ST 段之后圆钝而振幅较大的波,反映左、右心室快速复极过程的电位变化。

6. QT 间期　是从 QRS 波群起点至 T 波终点的水平间距,反映心室开始除极至心室复极完毕全过程的时间。

7. U 波　为 T 波之后 0.02～0.04s 且振幅很低小的波,通常 V_2、V_3 导联较明显。发生机制不明,多认为反映心室后继电位。

三、心电图的描记

（一）描记前准备

1. 环境要求

（1）室内温暖、安静、采光好。

（2）检查床旁应有床帘或屏风,保护被评估者隐私。

2. 物品准备

（1）检查心电图机性能是否正常,使用交流电源的心电图机必须接地线,床旁心电图检查需带好电源线且查看心电图机备用电是否充足。

（2）准备相应规格的心电图纸、导电膏或生理盐水、手消毒液等。

3. 评估者要求

（1）衣着整齐,态度和蔼,动作轻柔。

（2）按申请单核对被评估者姓名或扫码确认被评估者身份信息,严格查对。

（3）对初次被评估者尤其是儿童做好解释,消除其紧张心理。

4. 被评估者要求

（1）被评估者休息片刻,静卧于检查床,解开上衣,取下手表等,暴露胸前及四肢远端,全身放松,平静呼吸。

（2）避免被评估者的皮肤接触检查床、墙壁或地面,避免说话、咳嗽等。

（二）操作方法

1. 皮肤处理

（1）如果放置电极部位的皮肤有污垢或体毛过多,应预先清洁皮肤或剃毛。

（2）在被评估者放置电极部位涂抹导电膏或生理盐水。

2. 放置电极　按常规十二导联心电图连接方式放置电极,连接导联线。

（1）肢体导联电极:上肢电极板固定于两腕关节近端（屈侧）约 3cm 处;下肢电极板固定于两内踝近端约 7cm 处。肢体导联线相对较长,末端连接电极板处有颜色标记或英文缩写,红色（R）接右上肢,黄色（L）接左上肢,绿色（F）接左下肢,黑色（RF）接右下肢。

（2）胸导联电极:胸导联线相对较短,末端电极处有不同颜色标记,分别为红（V_1）、黄（V_2）、绿（V_3）、棕（V_4）、黑（V_5）、紫（V_6）。将胸导联的吸杯电极分别固定于胸部相应位置,避免电极间相接触。

3. 描记心电图

（1）设定心电图机:在连接好地线后接通电源,选择走纸速度 25mm/s、定准电压 10mm/mV。

（2）选择导联：通常要记录Ⅰ、Ⅱ、Ⅲ、aVR、aVL、aVF及$V_1 \sim V_6$共12个导联，必要时加做$V_7 \sim V_9$导联、$V_{3R} \sim V_{5R}$导联。

（3）整理用物：描记结束后，取下电极并清洁，整理导联线，将心电图机面板上的各控制钮复位，最后关闭电源。

4. 标记心电图纸　在描记好的心电图记录纸上标记被评估者姓名、性别、年龄、描记日期、病区及床号等，必要时标记各导联。

（三）注意事项

1. 保持室内温暖（不低于18℃），避免因寒冷而引起肌电干扰。

2. 检查女性被评估者时，若评估者为男性，则应有另外的女性在场。

3. 检查床宽度应大于80cm，以免肢体紧张而引起肌电干扰；检查床旁不能放置大功率电器。

4. 除急症外，检查前避免饱餐、吸烟、饮用刺激性饮品（酒、咖啡等）。

5. 不能将左、右下肢的电极合并在一侧脚踝，否则就取消了右下肢反驱动，不能有效抑制交流电干扰。如果肢体部位无法放置（如截肢、受伤）电极，可将电极放于肢体近躯干处。

6. 胸电极放置时要各自分开，禁止将所有胸电极放置位置一并涂抹生理盐水或导电膏，这样将会造成体表短路，影响波形效果。

7. 女性乳房下垂者，应托起乳房，将V_3、V_4、V_5导联电极安放在乳房下缘胸壁上，而不应该放置在乳房皮肤上。乳房切除术后应在报告中注明。

8. 描记V_7、V_8、V_9导联时，被评估者应仰卧位，不能采取侧卧或俯卧位，背部采用扁平电极或一次性电极片。

9. 特殊情况下采取坐位、半卧位、左侧卧位或右侧卧位等进行心电图描记时，应在报告中注明。

第二节　正常心电图

一、心电图测量

（一）心电图记录纸

心电图多描记在心电图记录纸上，心电图记录纸由纵线和横线交织的小方格组成，小方格的边长均为1mm（图7-7）。

1. 纵向距离　代表电压，用以计算图形振幅的高度或深度。将心电图机定准电压调至1（10mm纵向代表1mV）时，纵线上每小格代表0.1mV。若改变定准电压，则每小格代表的电压值亦相应改变。

2. 横向距离　代表时间，用以计算图形的宽度和各间期所占的时间。常将记录走纸速度调至 25mm/s,横线上每小格代表 0.04s。若改变走纸速度,则每小格代表的时间亦改变。

在实际描记过程中,根据图形宽度及振幅大小情况来调整走纸速度和定准电压参数。

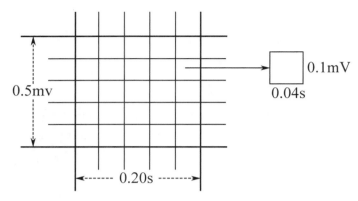

图 7-7　心电图记录纸示意图

(二)各波段振幅的测量

P 波振幅测量的参考水平以 P 波起始前的水平线为准。测量 QRS 波群、T 波、U 波振幅及 ST 段移位,以 QRS 波群起始部水平线为参考水平。如果 QRS 起始部为一斜线,应以 QRS 波群起点作为测量参考点。

1. 测量正向波的高度　自参考水平线的上缘垂直测量至该波的顶点。
2. 测量负向波的深度　自参考水平线的下缘垂直测量至该波的底端。
3. 测量双向波　以上下振幅的绝对值之和为其电压值。

心电图各波段振幅测量方法见图 7-8。

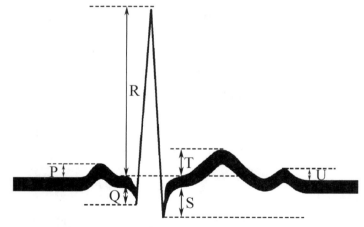

图 7-8　心电图各波段振幅测量方法示意图

(三)各波段时间的测量

一般规定测量各波时间应自该波起点的内缘水平测量至该波终点的内缘(图 7-9)。

1. 单导联心电图机记录心电图
(1)测量 P 波:选择某一导联最宽的 P 波测量。

（2）测量 QRS 波群:选择某一导联最宽的 QRS 波群测量。

（3）测量 PR 间期:选择某一导联 P 波宽大且有 Q 波的导联测量。

（4）测量 QT 间期:选择某一导联最长的 QT 间期测量。

2. 十二导联同步心电图机记录心电图

（1）测量 P 波:从最早的 P 波起点测量至最晚的 P 波终点。

（2）测量 QRS 波群:从最早 QRS 波群起点测量至最晚的 QRS 波群终点。

（3）测量 PR 间期:从最早的 P 波起点测量至最早的 QRS 波群起点。

（4）测量 QT 间期:从最早的 QRS 波群起点测量至最晚的 T 波终点。

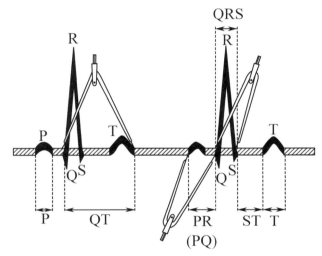

图 7-9　心电图各波段时间测量方法示意图

（四）心率的计算

在进行心率计算前,首先应判断被评估者心律是否规则。

1. 心律规则　测量一个 RR（或 PP）间期的时间（秒）,即一个心动周期时间,然后被 60 除,即可计算出心室（或心房）率。心率计算公式:心率 =60/RR（或 PP）间期（秒）。

例如:RR 间期为 0.8s,则心（室）率为 60/0.8=75 次 /min。

2. 心律不规则,计算平均心率

（1）连续计数 30 个大格（共 6s）内的 QRS 波群或 P 波数,然后乘以 10。

（2）测量同一导联连续 5 个以上 RR（或 PP）间期,取其平均值,代入上述公式,计算出心率。

（五）心电轴的测量

心电轴通常指平均 QRS 心电轴,代表心室除极过程中的平均电势方向和强度。一般采用平均心电轴与 I 导联正侧段之间的角度来表示平均心电轴的偏移方向。

1. 测定方法　常用的方法有目测法、作图法和查表法。目测法简单实用,根据 I 、aVF 导联 QRS 波群的主波方向,估测电轴是否发生偏移（图 7-10）。

（1）电轴不偏:①I 、aVF 导联 QRS 波群主波方向均向上;②I 导联 QRS 波群主波方向向上,aVF 导联 QRS 波群主波方向向下,但Ⅱ导联 QRS 波群主波方向向上。

（2）电轴右偏：Ⅰ导联 QRS 波群主波方向向下,aVF 导联 QRS 波群主波方向向上。

（3）电轴左偏：Ⅰ导联 QRS 波群主波方向向上,aVF 导联 QRS 波群主波方向向下,且Ⅱ导联 QRS 波群主波方向向下。

（4）不确定电轴：Ⅰ、aVF 导联 QRS 波群主波方向均向下。

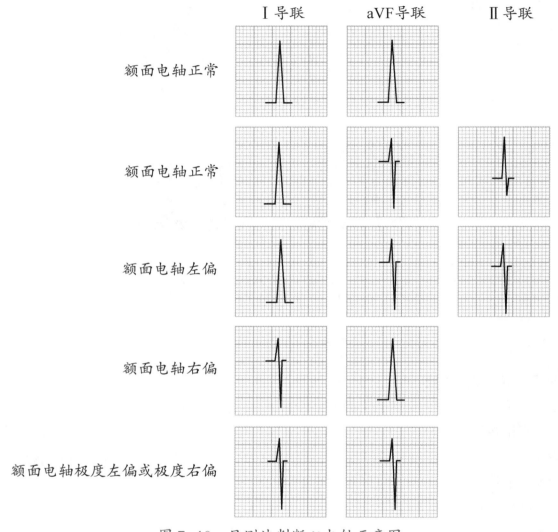

图 7-10　目测法判断心电轴示意图

2. 临床意义　心电轴的正常范围是 −30° ~ +90°。

（1）心电轴左偏：电轴位于 −30° ~ −90°,见于横位心（肥胖、妊娠后期、大量腹水等）及左心室肥厚、完全性左束支阻滞、左前分支阻滞等。

（2）心电轴右偏：电轴位于 +90° ~ +180°,见于正常垂位心、右心室肥厚、完全性右束支阻滞、左后分支阻滞等。

（3）不确定电轴：电轴位于 −90° ~ −180°,见于正常人（正常变异）、肺心病、冠心病、高血压等。

心电轴的正常范围及偏移见图 7-11。

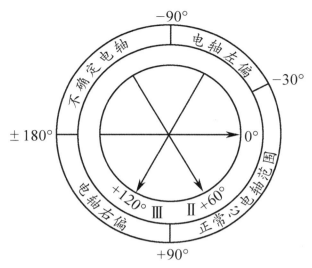

图 7-11　心电轴的正常范围及偏移

二、心电图各波段正常值

正常心电图为窦性心律,节律齐,心率为 60～100 次 /min,各波段的形态和间期均在正常范围内(图 7-12)。

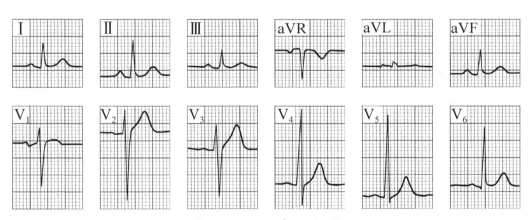

图 7-12　正常心电图

（一）P 波
1. 形态　P 波一般呈钝圆形,可有轻度切迹。P 波方向在 Ⅰ 、Ⅱ 、aVF、V_4～V_6 导联向上,aVR 导联向下,其余导联可呈双向、倒置或低平。

2. 时间　一般 <0.12s。

3. 振幅　肢体导联一般 <0.25mV,胸导联一般 <0.2mV。

（二）PR 间期
PR 间期与心率快慢有关,心率在正常范围时,PR 间期为 0.12～0.20s。幼儿及心动过速者,PR 间期相应缩短。老年人及心动过缓者,PR 间期略延长,但一般不超过 0.22s。

(三) QRS 波群

1. 时间　多数在 0.06～0.10s,一般不超过 0.11s。

2. 形态

(1) 肢体导联:一般 Ⅰ、Ⅱ 导联的 QRS 波群主波向上,aVR 导联 QRS 波群主波向下。

(2) 胸导联:一般 R 波自 V_1～V_5 逐渐增高,S 波自 V_2～V_6 逐渐变浅。其中 V_1、V_2 导联多呈 rS 形,r/S<1;V_5、V_6 导联 QRS 波群呈 qR、qRs、Rs 或 R 形,R/s>1;V_3、V_4 导联多呈 RS 形,R/S ≈ 1。

3. 振幅

(1) 肢体导联:$R_Ⅰ$<1.5mV,R_{aVR}<0.5mV,R_{aVL}<1.2mV,R_{aVF}<2.0mV。

(2) 胸导联:R_{V_1}≤1.0mV,R_{V_5}≤2.5mV,R_{V_1}+S_{V_5}≤1.2mV,R_{V_5}+S_{V_1}≤4.0mV(男)或 3.5mV(女)。

6 个肢体导联的 QRS 波群振幅(正向波与负向波振幅的绝对值之和)一般不应都小于 0.5mV,6 个胸导联的 QRS 波群振幅(正向波与负向波振幅的绝对值之和)一般不应都小于 0.8mV,否则称为低电压。

4. Q 波　除 Ⅲ、aVR 导联外,一般 Q 波时间 <0.04s,深度不超过同导联 R 波振幅的 1/4。V_1、V_2 导联不应出现 Q 波,偶可呈 QS 型。V_5、V_6 导联常有正常 Q 波。

(四) ST 段

ST 段多为一等电位线,可有轻微的向上或向下偏移。

1. ST 段下移　在任何导联中一般不超过 0.05mV。

2. ST 段抬高　在 V_4～V_6 导联和肢体导联均不应超过 0.1mV,在 V_1、V_2 导联一般不超过 0.3mV,在 V_3 导联一般不超过 0.5mV。

(五) T 波

1. 形态　圆钝,双支不对称,前半支斜度较平缓,后半支斜度较陡。

2. 方向　多与 QRS 波群主波方向一致,T 波在 Ⅰ、Ⅱ、V_4～V_6 导联向上,aVR 导联向下,其他导联可向上、向下或双向。

3. 振幅　在以 R 波为主的导联中,T 波振幅一般不低于同导联 R 波的 1/10。胸导联 T 波有时可达 1.2～1.5mV。

(六) QT 间期

QT 间期的长短与心率快慢密切相关。心率越快,则 QT 间期越短;反之则越长。心率在 60～100 次/min 时,QT 间期的正常范围为 0.32～0.44s。

(七) U 波

在 T 波之后 0.02～0.04s 出现,振幅很低小,方向多与 T 波一致。以 V_2～V_3 导联 U 波较明显。

三、心电图的分析方法与临床应用

（一）分析方法

1. 总体浏览 首先总体浏览心电图，查看有无伪差，各导联是否均已正确描记，导联有无接错，基线是否平稳，确认定准电压和走纸速度等。

2. 判断心律 根据P波的有无、形态、方向及与QRS波群的关系，确定主导心律是否为窦性心律。若是异位心律，应分析其类型。

3. 计算心率 测量RR（或PP）间距，代入公式计算心率。

4. 判定心电轴 根据Ⅰ、aVF导联QRS波群的主波方向，判断电轴是否发生偏移。必要时也可用作图法或查表法，确定心电轴度数。

5. 观察和测量 观察P波、QRS波群、T波的形态和方向，并测量其时间及振幅；测量PR间期、QT间期的时间；观察ST段是否移位，并测量移位程度。

6. 得出结论 阅读申请单，根据被评估者年龄、性别、症状及体征，结合心电图资料综合分析，初步得出心电图结论。

（二）临床应用

1. 分析与鉴别各种心律失常。

2. 为诊断心肌梗死的性质、部位和分期提供诊断依据。

3. 能反映心房肥大、心室肥厚的情况。但其他原因也可引起类似的心电图改变，当左、右心室均发生肥厚时，心电图可表现为"正常"。

4. 对心肌受损与心肌缺血、药物作用和电解质紊乱者，可以协助诊断。

5. 广泛应用于手术麻醉及各种危重患者的病情监测。

第三节 常见异常心电图

一、心房肥大与心室肥厚

（一）心房肥大

心房肥大多表现为心房的扩大，而较少表现心房肌肥厚。心电图主要表现在P波振幅、除极时间及形态的变化。

1. 右心房肥大 心电图主要表现为心房除极波振幅增高（图7-13）。

（1）P波高尖，振幅≥0.25mV，以Ⅱ、Ⅲ、aVF导联最为明显，又称"肺性P波"。

（2）V_1导联P波直立时，振幅≥0.15mV，如P波呈双向时，则振幅的算术和≥0.20mV。

（3）P波时间正常。

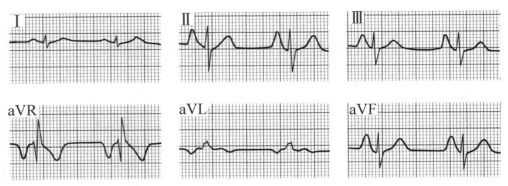

图 7-13　右心房肥大心电图

2. 左心房肥大　心电图主要表现为心房除极时间延长（图 7-14）。

（1）P 波增宽，时间≥0.12s，常呈双峰型，两峰间距≥0.04s，以 Ⅰ、Ⅱ、aVL 导联明显，又称"二尖瓣 P 波"。

（2）V_1 导联 P 波常呈先正后负的双向波，P 波终末电势（Ptf_{V_1}）的绝对值≥0.04mm•s。

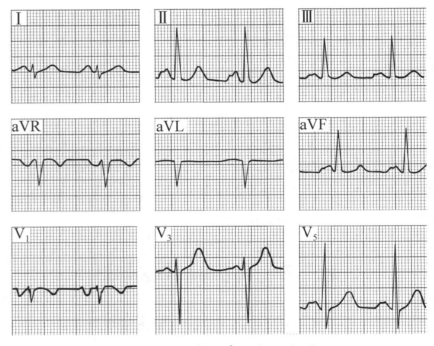

图 7-14　左心房肥大心电图

3. 双侧心房肥大　心电图特征为：

（1）P 波高大、增宽，时间≥0.12s，振幅≥0.25mV。

（2）V_1 导联 P 波高大呈双向，上下振幅均超过正常范围。

需要指出的是，"肺性 P 波"和"二尖瓣 P 波"并非慢性肺源性心脏病及二尖瓣疾病所特有。

（二）心室肥厚

心室肥厚是由于心室舒张期和 / 或收缩期负荷过重所致。当心室肥厚到一定程度时才可引起心电图的变化。

1. 左心室肥厚　心电图特征如下（图7-15）：

（1）QRS波群电压增高

1）胸导联：R_{V_5}或R_{V_6}>2.5mV，或$R_{V_5}+S_{V_1}$>4.0mV（男）或>3.5mV（女）。

2）肢体导联：R_I>1.5mV；R_{aVL}>1.2mV；R_{aVF}>2.0mV；R_I+S_{III}>2.5mV。

（2）心电轴左偏。

（3）QRS波群时间延长：0.10~0.11s，一般<0.12s。

（4）ST-T改变：以R波为主的导联（如V_5、V_6导联）ST段可呈下斜型下移>0.05mV，T波低平、双向或倒置；在以S波为主的导联（如V_1导联）则可见直立的T波。此ST-T改变多为继发性改变，亦可同时伴心肌缺血。

上述标准中，以左心室电压增高意义最大，尤其是反映左胸导联的电压增高。符合上述条件越多、超过正常范围越大，诊断可靠性越大。

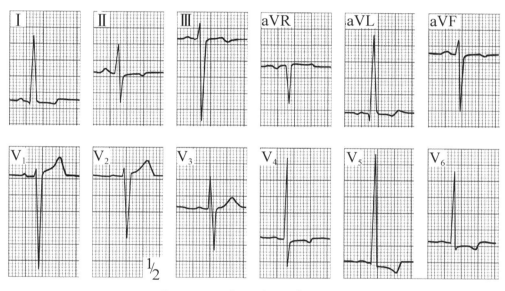

图7-15　左心室肥厚心电图

2. 右心室肥厚　心电图特征如下（图7-16）：

（1）QRS波群形态与振幅改变：V_1导联R/S≥1，V_5导联R/S≤1，或S波比正常加深，aVR导联以R波为主，R/S或R/q≥1。$R_{V_1}+S_{V_5}$>1.05mV（重症>1.2mV）；R_{aVR}>0.5mV。

（2）心电轴右偏≥+90°（重症可≥+110°）。

（3）ST-T改变：右胸导联（V_1、V_2）ST段下移，T波倒置，属于继发性ST-T改变。

上述标准中，阳性指标越多且超过正常范围越大，诊断可靠性越大。但心电图判断右心室肥厚敏感性较低，轻度右心室肥厚不易在心电图中表现出来。

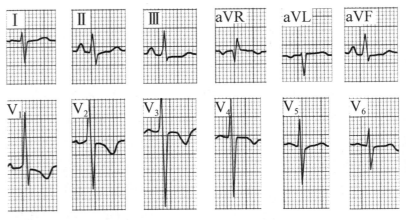

图 7-16　右心室肥厚心电图

二、心律失常

正常心脏起搏点位于窦房结,窦房结按一定的频率发出冲动,并按一定的传导速度和顺序下传,使心脏协调地收缩和舒张,完成泵血功能。由于各种原因引起心脏激动的起源和/或传导异常,称为心律失常(arrhythmia)。在心律失常的各种检查手段中,心电图检查不仅简单、便捷,而且对心律失常的诊断与鉴别具有重要的临床价值。

(一)窦性心律与窦性心律失常

1. 窦性心律　凡起源于窦房结的心律称为窦性心律。其心电图特征为:P 波规律出现,且 P 波形态表明激动来源于窦房结(即 P 波在 Ⅰ 、Ⅱ 、aVF、$V_4 \sim V_6$ 导联直立,在 aVR 导联倒置)。传统上,成人静息状态下心率的正常范围为 $60 \sim 100$ 次 /min。

2. 窦性心动过速　心电图特征为:成人窦性心律的频率 >100 次 /min,PR 间期及 QT 间期缩短,可伴有继发性 ST 段轻度下移和 T 波振幅降低(图 7-17)。

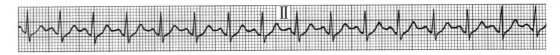

图 7-17　窦性心动过速心电图

3. 窦性心动过缓　心电图特征为:成人窦性心律的频率 <60 次 /min,一般不低于 40 次 /min,PR 间期及 QT 间期可延长(图 7-18)。

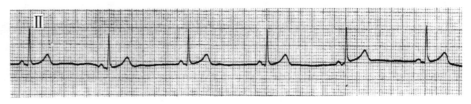

图 7-18　窦性心动过缓心电图

4. 窦性心律不齐 心电图特征为:窦性心律节律不整,在同一导联上 PP 间期相差 >0.12s,窦性心律不齐常与窦性心动过缓同时存在(图 7-19)。

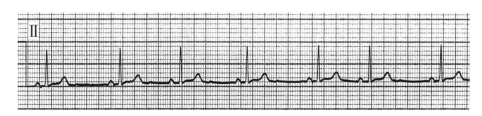

图 7-19 窦性心律不齐心电图

 知识拓展

窦性心律

窦性心律是人体心脏跳动的正常主导心律。通常情况下,心脏的每一次跳动都由位于上腔静脉口与右心房交界处的窦房结来激发。窦房结具有自律性,能够产生激动,并可通过心脏特殊传导系统一级一级地向下传导,引起心房、心室相继搏动,就形成了心脏的一次跳动。窦房结就像心脏的司令部,对整个心脏的跳动发挥统领作用,因此窦房结激动的心脏节律临床上就称之为窦性心律。心电图诊断为窦性心律,说明基础心律是完全正常的。除窦房结以外,其他心脏部位激发而形成节律称为异位心律。

(二)期前收缩

期前收缩是指起源于窦房结以外的异位起搏点提前发出的激动,刺激心肌细胞除极并引起心脏搏动,又称过早搏动,简称早搏,为最常见的心律失常。根据异位起搏点的位置不同,分为房性、交界性及室性期前收缩,其中以室性期前收缩最常见。期前收缩出现的频度 >5 次 /min,称为频发性期前收缩。期前收缩与窦性心搏交替出现,连续 3 次以上,称为二联律;每 2 个窦性心搏后出现 1 次期前收缩,连续 3 次以上,称为三联律。

1. 室性期前收缩 心电图特征为:①提前出现的 QRS-T 波,其前无 P 波或无相关的 P 波;②提前出现的 QRS 波群宽大畸形,时间 >0.12s,T 波方向与 QRS 波群主波方向相反;③多为完全性代偿间歇,即期前收缩前后 2 个窦性 P 波间距等于相邻 2 个窦性 P 波间距的 2 倍(图 7-20)。

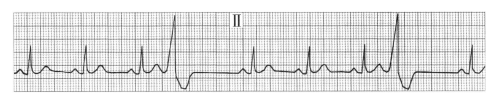

图 7-20 室性期前收缩心电图

2. **房性期前收缩** 心电图特征为:①提前出现的异位 P′ 波,其形态与窦性 P 波略不同;② P′R 间期 >0.12s;③提前出现的 QRS-T 波,其形态基本正常;④多为不完全性代偿间歇,即期前收缩前后 2 个窦性 P 波间距小于相邻 2 个窦性 P 波间距的 2 倍(图 7-21)。

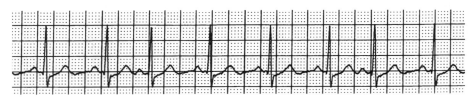

图 7-21 房性期前收缩心电图

3. **交界性期前收缩** 心电图特征为:①期前出现的 QRS-T 波形态基本正常,其前无窦性 P 波;②逆行 P′ 波,可出现于 QRS 波群之前(P′R 间期 <0.12s),或之后(RP′ 间期 <0.20s,RP′ 间期即测量 QRS 波群起点至逆行 P′ 波起点的间期),或与 QRS 波群相重叠(P′ 波不易辨认);③多为完全性代偿间歇(图 7-22)。

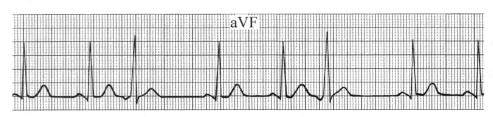

图 7-22 交界性期前收缩心电图

 知识拓展

正确看待期前收缩

期前收缩是临床常见的心律失常,其发生多由于情绪激动、睡眠不足、饱餐、劳累或烟酒过量等因素所致,也可因冠心病、心肌炎或其他心脏疾病所致。由此可以看出,期前收缩的出现并不一定都是心脏疾病。一般来讲,激动心脏的期前收缩部位不同、出现的频数不同,都会不同程度地影响心脏的泵血功能,室性期前收缩、频发的期前收缩、期前收缩成对或多个连续出现等情况应该受到足够重视,并及时到医院进行诊疗。一个人一天心脏要跳动 10 万余次,其中或多或少会出现期前收缩,就像偶尔存在不愉快的心情一样,只是人生经历的一段小的插曲。因此,应该正确看待期前收缩,不要低估或夸大期前收缩。

(三)异位性心动过速

异位性心动过速是连续 3 次或 3 次以上的期前收缩引发的快速异位心律。根据异位节律点发生的部位不同,可分为室上性心动过速和室性心动过速。

1. **阵发性室上性心动过速** 表现为突然发作、突然终止。心电图特征为:①连续 3

个或以上快速匀齐的 QRS 波群,形态及时间正常;②频率一般在 160～250 次/min,节律规则;③P′波不易辨认(图 7-23)。

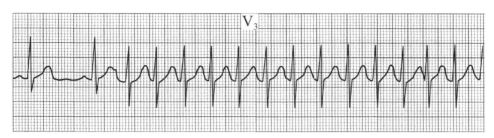

图 7-23　阵发性室上性心动过速心电图

2. 室性心动过速　心电图特征为:①连续 3 个或以上宽大畸形的 QRS 波群,时间>0.12s;②频率多在 140～200 次/min,节律可稍不齐;③不易发现 P 波,如能发现 P 波,其频率慢于 QRS 波群频率,其 P 波与 QRS 波群无固定关系(房室分离),则可明确诊断(图 7-24)。

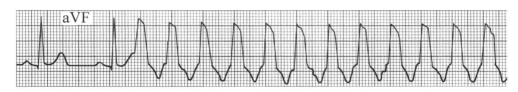

图 7-24　室性心动过速心电图

(四)心房颤动与心室颤动

1. 心房颤动　简称房颤,是临床很常见的心律失常。心电图特征为:①P 波消失,代之以大小、形状、间距均不等的心房颤动波(f波),以 V_1 导联最明显;②房颤波的频率为350～600 次/min;③RR 间期绝对不等;④QRS 波群形态和时间大多正常(图 7-25)。

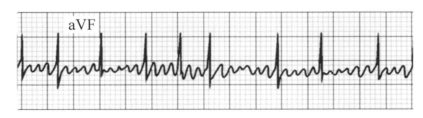

图 7-25　心房颤动心电图

2. 心室颤动　由于心室出现多灶性局部兴奋,以致完全丧失排血功能。为心脏停搏前的短暂征象,是极严重的致死性心律失常。心电图特征为:①QRS 波群与 T 波均完全消失;②出现大小不等、极不匀齐的低小颤动波,频率为 200～500 次/min(图 7-26)。

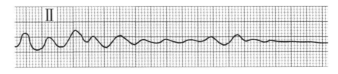

图 7-26　心室颤动心电图

三、心 肌 梗 死

心肌梗死（myocardial infarction，MI）多因冠状动脉粥样硬化而引发冠状动脉完全性或不完全性闭塞，使冠状动脉所分布区域的心肌供血急骤减少或中断，导致相应区域心肌缺血坏死。心电图的特征性改变及演变规律对诊断心肌梗死、判断病情与预后以及确定治疗方案具有重要价值。

（一）心肌梗死的基本图形

冠状动脉发生闭塞后，随着时间的推移，在心电图上可先后出现心肌缺血（T波高耸或倒置）、损伤（ST段抬高，并与高耸的T波相连，形成弓背向上的单向曲线）和坏死（异常Q波或QS波）3种图形（图7-27）。若上述3种图形改变同时存在，则心肌梗死的诊断基本确立。

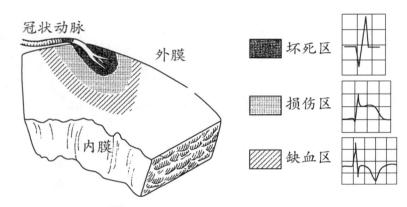

图 7-27　心肌梗死病变的分布及相应的坏死、损伤、缺血综合图形

（二）心肌梗死的图形演变及分期

根据心电图图形的演变过程和时间，心肌梗死分为超急性期、急性期、近期和陈旧期（图7-28）。

1. 超急性期　梗死发生数分钟至数小时。心电图表现为：①首先出现高大的T波；②之后ST段呈上斜型抬高，与高而直立的T波相连；③尚未出现异常Q波。

2. 急性期　梗死后数小时至数周。心电图呈动态演变过程为：①ST段呈弓背向上抬高，常可形成单向曲线，继而逐渐下降；②出现异常Q波或QS波；③T波由直立逐渐演变为对称性倒置，并逐渐加深。坏死型的Q波、损伤型的ST段抬高和缺血型的T波倒置在此期内可同时并存。

3. 近期（亚急性期）　梗死后数周至数月。心电图表现为：①抬高的ST段恢复至基线；②缺血型T波由倒置较深逐渐变浅；③坏死型Q波持续存在。

4. 陈旧期（愈合期）　常出现在急性心肌梗死数月之后。心电图表现为：①ST段和T波恢复正常，或T波持续倒置、低平，恒定不变；②常残留坏死型的Q波。

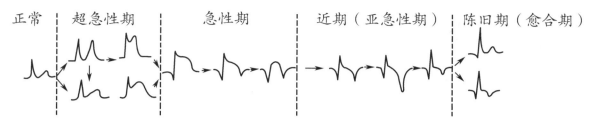

正常　　超急性期　　　急性期　　　　近期（亚急性期）　　陈旧期（愈合期）

图7-28　心肌梗死的演变过程及分期

（三）心肌梗死的定位诊断

根据心电图坏死型图形（异常 Q 波或 QS 波）出现的导联，可判断心肌梗死的部位（表7-4）。

表7-4　心肌梗死的定位诊断

梗死部位	梗死图形出现的导联				
前间壁（图7-29）	V_1	V_2	V_3		
前壁	V_3	V_4	V_5		
侧壁	I	aVL	V_5	V_6	
广泛前壁（图7-30）	V_1	V_2	V_3	V_4	V_5
下壁	II	III	aVF		

当临床上怀疑心肌梗死时，除描记常规十二导联心电图外，还需加做右胸导联（V_{3R} ~ V_{5R}）、后壁导联（V_7 ~ V_9），即十八导联心电图。

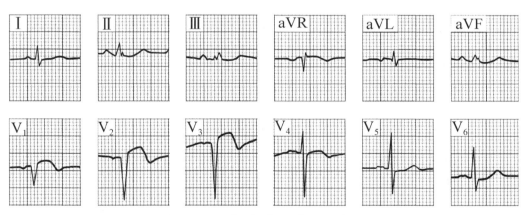

图7-29　急性前间壁心肌梗死

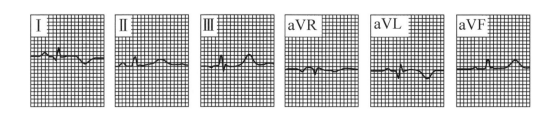

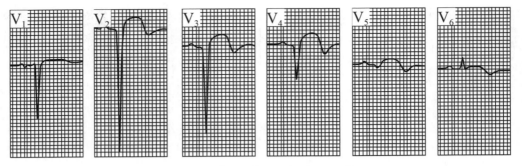

图7-30 急性广泛前壁心肌梗死

第四节 动态心电图与心电监护

一、动态心电图

动态心电图(ambulatory electrocardiogram,AECG)是指通过随身携带的记录器在昼夜不同状态下连续记录24h或更长时间的心电图。动态心电图的发明为临床心脏疾病提供了重要的监测手段。

动态心电图装置由随身携带的小型记录器(盒)及回放分析系统组成,可连续记录被评估者24h及以上不同状态下的心电活动,专业人员利用回放分析系统能在短时间内对记录的全部心电图进行分析、判定并编辑,打印出图文分析报告。

(一)临床应用

动态心电图可记录被评估者在日常生活状态下连续长时间的心电图资料,结合被评估者的生活日志,能了解其症状、服用药物、身体和精神状态等与心电图变化之间的关系,是常规心电图等其他检查不能替代的检测手段,是临床广泛采用的无创性检查方法之一。

1. 不明原因的心悸、胸闷、胸痛、黑矇、晕厥等疑似心脏疾病,但常规心电图不能解释的症状。

2. 心律失常的定性与定量分析,评价抗心律失常药物的疗效。

3. 心肌缺血的诊断与评价,尤其是发现无症状性心肌缺血的重要手段,并对药物治疗心肌缺血疗效进行评价。

4. 评估猝死的潜在危险因素,如室性心动过速,有助于及时救治。

5. 通过心电数据分析,评估心脏疾病患者预后。

6. 评价人工心脏起搏器的功能,检测与起搏器有关的心律失常。

7. 可用于医学科学研究和流行病学调查等。

(二)十二导联动态心电图电极放置位置

RA置于右锁骨中线第2肋,LA置于左锁骨中线第2肋,LL置于左锁骨中线与肋弓交界处,RL为无干电极,可置于胸部任何部位,一般置于右锁骨中线与肋弓交界处,V_1~

V_6导联电极的放置同常规十二导联胸导联电极放置的位置(图7-31)。

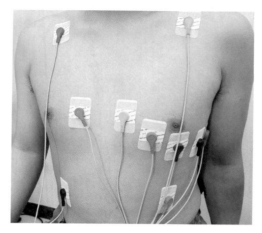

图7-31　十二导联动态心电图电极放置位置

（三）注意事项

动态心电图检查有效记录时间不应少于24h；日常起居应与平时一样，被评估者应做适量运动，避免幅度过大；皮肤宜干燥，不宜潮湿；检查日不能洗澡，避免淋雨；远离电磁场；被评估者记录生活日志，便于分析时参考。

需要强调的是，由于动态心电图导联为模拟导联，通过躯干位置记录的心电图并不等同于常规描记的心电图，动态心电图检查不能替代常规十二导联心电图的描记。

二、心 电 监 护

心电监护(cardiac monitoring)是利用心电监护仪通过显示屏显示连续波形和参数数值，用以评估患者当时的身体状态，能及时发现患者的心电活动及其数值等情况的一种无创监测方法。心电监护为治疗及抢救危重症患者发挥了重要的评估作用。

（一）临床应用

通过心电监护，可以连续实时观察并分析心脏电活动情况，同时进行呼吸监测、血压监测、血氧饱和度监测及体温监测。对多种心血管病、危重症病情监测有重要临床价值。

1. 对危重症患者心电监护，如急性心肌梗死、昏迷、脑血管意外、中毒等。

2. 用于心律失常高危患者，及时发现和识别致命性心律失常，并评价抗心律失常药物的治疗效果。

3. 用于安装人工心脏起搏器术后、心脏术后患者的监测。

4. 用于某些疾病的诊疗操作，如气管插管、心导管检查。

（二）心电监护电极放置位置

五电极放置位置如下(图7-32)：

右上(RA，白色)：右侧锁骨中线第1肋间。

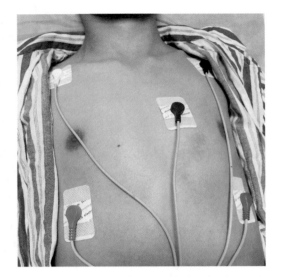

图 7-32　心电监护五电极放置位置

右下(RL,绿色):右锁骨中线剑突水平处。

中间(C,棕色):胸骨左缘第 4 肋间。

左上(LA,黑色):左侧锁骨中线第 1 肋间。

左下(LL,红色):左锁骨中线剑突水平处。

(三)注意事项

对于躁动患者,应当固定好电极和导线,避免电极脱落以及导线打折缠绕。电极片选择皮肤无红肿、无破损处,密切观察患者粘贴电极片处的皮肤。一般情况下,一次性电极片使用 48~72h 需及时更换,婴幼儿、皮肤敏感者可缩短时间并稍调整电极位置,防止皮肤损伤。血氧饱和度监测过程中,血氧探头夹每 1~2h 更换一次部位,防止指(趾)端血液循环障碍,引起青紫、红肿。

> **本章小结**
>
> 　　本章主要介绍了心电图检查基本知识、正常心电图、常见异常心电图、动态心电图与心电监护的理论知识,心电图描记及图形分析实操练习。应重点掌握正常心电图和心电图描记,还应熟知常见异常心电图中的窦性心律失常、期前收缩、心房颤动及心室颤动、心肌梗死图形特征。通过图文对比学习,理论联系实际,结合病史,能够初步分析常见典型心电图。

(孙凤利)

 思考与练习

1. 患者,女性,55 岁。因反复活动后心慌、气促 10 年,加重伴心悸 1d 入院。既往有风湿性心脏瓣膜病史。查体:脉搏 103 次 /min,心率 119 次 /min,心律不齐,第一心音强弱不等,可闻及心脏杂音。

请问:

（1）如果为该患者做心电图检查,V₅ 导联探查电极的放置部位在哪里?

（2）心电图检查:窦性 P 波消失,代之以大小不等、形态各异及节律不齐的 f 波,RR 间隔完全不规整。该患者可能出现了哪种心律失常?

2. 患者,女性,72 岁。心前区压榨性疼痛 0.5h 入院。既往冠心病史。查体:血压下降,心率 160 次 /min。心电图示:QRS 波群宽大畸形,QRS 波群时限 >0.12s,RR 间期略不相等,刺激迷走神经时心率无变化。

请问:

（1）该患者可能出现了哪种心律失常?

（2）该患者突然意识丧失,大动脉搏动消失,心电监护示:完全不规则的波浪状曲线且 QRS 波群与 T 波消失。该患者可能出现了哪种紧急情况?

第八章 | 影像学检查

08章
08 章 数字内容

1. 具有尊重、爱护患者,保护其隐私的职业精神。
2. 熟悉影像学检查的护理。
3. 了解常用影像学检查的临床应用。
4. 初步学会常用影像学检查的护理。

工作情景与任务

导入情境:

某 76 岁患者,近 3 个月进行性吞咽困难,医嘱行上消化道造影检查。患者来到放射科预约检查。

工作任务:

1. 指导该患者做好检查前准备。
2. 给该患者解释上消化道 X 线造影的主要临床适应证。

影像学检查是运用 X 线、计算机体层摄影(CT)、血管造影、磁共振成像(MRI)、超声、核医学等各种成像技术使人体内部结构和器官成像,借以了解人体解剖与生理功能状况和病理变化,以达到健康评估、疾病诊断、辅助治疗、评估预后的目的。了解不同影像学检查方法的成像原理、图像特点、检查技术及临床应用价值,有助于评估者更好地评估被评估者的健康状况,充分做好检查前的准备工作和检查后的必要护理,因此是健康评估必不可少的组成部分。

第一节 X 线 检 查

一、X 线检查的基本原理

（一）X 线的特性

1. 穿透性　是 X 线成像的基础。X 线是波长很短的电磁波，对物质有很强的穿透力，能穿透可见光不能穿透的物体。因而，通过对人体进行透视和摄影，可显示内部组织、器官的结构及变化。

2. 荧光效应　是 X 线透视检查的基础。X 线能激发荧光物质，产生肉眼可见的荧光，借助荧光屏显影，即可观察到身体内结构的动态变化及异常改变。

3. 感光效应　是 X 线摄影检查的基础。涂有溴化银的胶片经 X 线照射后可以感光，经过处理，感光溴化银中的银离子被还原成金属银并沉淀于胶片内，在胶片上呈黑色；未感光的溴化银在定影及冲洗过程中被洗掉，因而显出胶片的透明本色。

4. 电离效应　是 X 线放射治疗和防护的基础，也是对人体产生辐射损害的原因。X 线对机体有电离作用，能使细胞及体液产生生物化学变化，使机体组织、细胞遭受损害，故 X 线检查需要进行防护。

（二）X 线成像基本原理

1. 自然对比　当 X 线穿透人体不同组织结构时，密度高、组织厚的部分吸收的 X 线量多；密度低、组织薄的部分吸收的 X 线量少，从而使到达荧光屏或胶片上的 X 线量出现差异，形成明暗或者黑白对比不同的影像，这种人体本身存在的对比称为自然对比（表 8-1）。

表 8-1　人体组织密度与 X 线检查的关系

组织结构	密度	X 线检查	
		透视	摄影
骨骼、钙化组织	高	暗	白
软组织、液体	中	较暗	灰白
脂肪组织	较低	较亮	灰黑
含气组织	低	亮	黑

2. 人工对比　人体内有些组织或器官如腹腔脏器、肌肉、血管等缺乏自然对比。人为将某些高密度或低密度物质引入组织器官内或其周围，造成密度差异，使之形成明显对比而显影，称为人工对比，也称造影检查。

二、X线检查方法

（一）普通检查

1. 透视　适用于胸部检查及胃肠道的造影检查。

（1）优点：简便、经济、快速、灵活，可多方位观察器官的形态和动态变化。

（2）缺点：影像对比度和清晰度低，细微结构不易显示，检查部位局限，缺乏图像记录保存，不利于复查对比，长时间检查对机体造成损害。

2. X线摄影　主要用于胸部、腹部、头颅、骨盆及脊椎的检查。

（1）优点：影像对比度及清晰度均较好，可作为客观记录留存，便于分析、对比、集体讨论和复查比较。

（2）缺点：检查范围受胶片大小限制，为瞬时影像，难以了解动态功能改变。

3. 数字X射线摄影（DR）　是将普通X线设备与电子计算机结合，由模拟成像变为数字成像的技术。DR成像效果优于传统成像，尚可将图像信息存储或远程传输，以便远程会诊。

（二）造影检查

造影检查是将对比剂引入器官内或其周围，以显示其形态和功能的方法。

1. 对比剂

（1）高密度对比剂：如钡剂、碘剂，多用于消化道造影、心血管造影、胆道造影、静脉造影、尿路造影等。

（2）低密度对比剂：如氧气、空气和二氧化碳，多用于腹腔、脑室、关节腔造影等。

2. 造影方法

（1）直接引入法：①口服进入法，如消化道钡餐检查；②灌入法，如钡灌肠造影、子宫输卵管造影、逆行泌尿道造影、窦道造影、胆道T管造影等；③体表穿刺进入法，将对比剂直接或经导管注入器官或组织内，如心血管造影、关节造影等。

（2）间接引入法：对比剂通过口服或静脉注入体内，通过血液循环，有选择地聚集到需要检查的部位而与周围组织产生对比，使器官显影，如胆囊造影、胆道造影、静脉尿路造影等。

三、X线检查临床应用

（一）呼吸系统的X线表现

1. 正常呼吸系统的X线表现　是胸腔内外各种组织和器官重叠的综合影像。

（1）胸廓：胸片上能够看到的胸壁软组织有胸锁乳突肌及锁骨上皮肤皱褶、胸大肌、乳房及乳头等。构成胸廓的骨性胸廓由胸椎、肋骨、胸骨、锁骨、肩胛骨组成。

（2）肺

1）肺野：为含有空气的肺在胸片上所显示的透明区域，其透明度与肺内含气量成正比。为了便于表明病变的位置，人为地将一侧肺野纵行分为三等份，分别称为内、中、外带；又分别在第2、第4肋骨前端下缘画一水平线，将肺野分为上、中、下三野（图8-1A）。

2）肺门影：主要是肺动脉、肺静脉、支气管及淋巴组织的综合投影。

3）肺纹理：为自肺门向肺野呈放射状分布的树枝状影，主要由肺动脉、肺静脉组成。在正位胸片上，肺纹理自肺门向肺野中、外带向外延伸，逐渐变细，至肺野外围几乎不能辨认。

4）肺叶和肺段：在X线胸片上表现为极低密度，即透明区域。

5）气管、支气管：气管在第5~6胸椎平面分为左、右主支气管，气管分叉角为60°~85°，表现为透明管状影，左、右肺支气管在肺内逐级分支直至不能分辨。

（3）纵隔：位于胸骨之后、胸椎之前，介于两肺之间，上起自胸廓入口，下止于横膈。两侧为纵隔胸膜和肺门。卧位或呼气时短而宽，立位或吸气时长而窄。

（4）横膈：正位胸片上，膈内侧与心脏形成心膈角，外侧与胸壁间形成尖锐的侧肋膈角。侧位胸片上，膈前端与前胸壁形成前肋膈角，后端与后胸壁形成位置低且深的后肋膈角。

（5）胸膜：在胸膜折返处且X线与胸膜走行方向平行时，胸膜可以显示为线状致密影。

2. 呼吸系统常见病变的X线表现

（1）肺气肿：X线表现为两肺透亮度增加、肺纹理稀疏、膈下降、肋间隙增宽、呼吸动度明显减弱和垂位心形等。正常胸部正位片与肺气肿对比见图8-1。

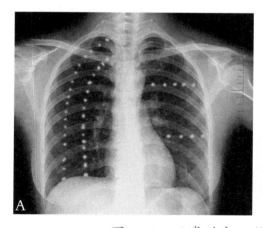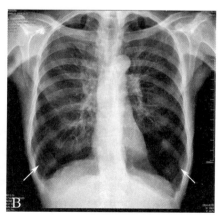

图8-1　正常胸部正位片与肺气肿对比

A. 正常胸部正位片（肺野划分如虚线所示）；B. 肺气肿（两肺下野透明度增加）。

（2）大叶性肺炎：如果连续肺泡实变，X线表现为单一片状致密影；如果实变占据整个肺叶，则形成大叶性致密影（图8-2）。

（3）肺恶性肿瘤：X 线表现为块状高密度影，边缘不规则，呈分叶状或毛刺状（图 8-3）。

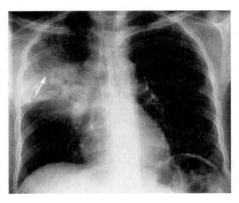

图 8-2　肺实变

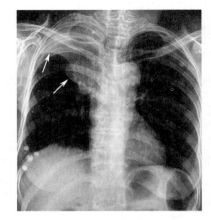

图 8-3　肺中晚期中央型肺癌

（4）游离性胸腔积液：少量积液时（250ml 左右），肋膈角变钝、变浅或变平；中等量积液时，中下肺野呈均匀致密影，呈外高内低的弧形凹面；大量积液时，患侧肺野呈均匀致密影，有时仅在肺尖部可见透明影。常有纵隔向健侧移位，肋间隙增宽及膈肌下移等（图 8-4）。

（5）气胸：X 线表现为肺与胸壁之间出现透亮区，无肺纹理，可见被压缩肺的边缘。当有大量气胸时，纵隔向健侧移位，肋间隙增宽（图 8-5）。

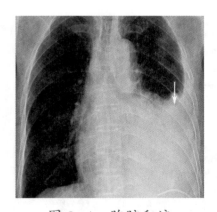

图 8-4　胸腔积液

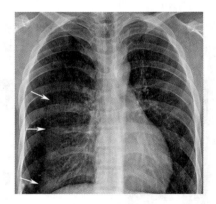

图 8-5　气胸

（二）心脏形态的 X 线表现

1. 正常心脏的 X 线表现　胸部 X 线上能显示心脏和大血管的轮廓，不能显示心内结构和分界。后前位可见心脏左、右两心缘。通过测量心影最大横径与胸廓内壁最大横径之比，即心胸比率，来判断心脏有无增大。正常成人心胸比率≤0.50。测量心胸比率是确定心脏有无增大最简单的方法。

2. 心脏常见病变的 X 线表现

（1）二尖瓣型心：主要由左心房和肺动脉高压所致。X 线表现为心腰部饱满，左心缘及右心缘下段膨隆,肺动脉段凸出,心影状如梨形(图8-6A)。二尖瓣型心常见于二尖瓣狭窄、慢性肺源性心脏病、房间隔缺损、肺动脉瓣狭窄等。

(2)主动脉瓣型心:由左心室长期负荷过重、左心室增大所致。X线表现为心腰部凹陷,心左缘向左、向下增大,心影呈靴形(图8-6B)。主动脉瓣型心常见于主动脉瓣关闭不全、高血压和心肌病等。

(3)普大型心:原发性心肌病时心脏呈球形扩大,四个心腔均扩大,以左心室最明显。X线表现为心影增大,常呈普大型(图8-6C)或主动脉瓣型。

(4)烧瓶形心:由中量以上的心包积液所致。X线表现为心影向两侧增大,呈烧瓶形,重者呈球形。

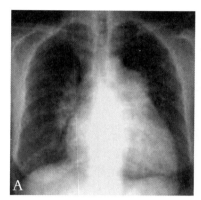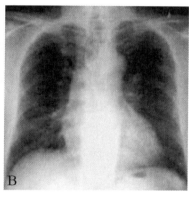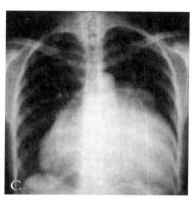

图8-6　心脏形态异常

A. 二尖瓣型;B. 主动脉瓣型;C. 普大型。

(5)冠状动脉病变:冠状动脉造影可以评价冠状动脉血管的走行、数量,病变的有无、严重程度和病变范围。可以根据冠状动脉病变程度和范围进行介入治疗并评价治疗后的效果。

(三)消化系统的X线表现

1. 正常消化系统的X线表现　腹部摄影,即腹部平片,仅用于与食管、胃肠道疾病相关的急症检查,包括食管、胃肠道的金属性异物、穿孔和肠梗阻等。食管和胃肠道属于空腔脏器,影像检查多选择硫酸钡造影检查。

(1)食管:正常情况下口服钡剂后,钡剂通过顺利,形成2~5条纵行排列的黏膜皱襞阴影,可见两处生理性狭窄和三个压迹。第一个生理性狭窄处为咽与食管连接部,即入口处;第二个生理性狭窄处为食管穿过膈裂孔处。三个压迹为主动脉弓、左主支气管和左心房压迹(图8-7)。

(2)胃:胃的入口称贲门,出口称幽门;内上缘称小弯,外下缘称大弯;胃小弯拐角处称胃角切迹。于贲门处做一水平线,水

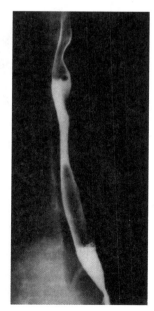

图8-7　正常食管造影

平线以上称为胃底,自胃角切迹至幽门为胃窦,胃窦与胃底之间为胃体。胃体部的黏膜皱襞与胃的长轴平行,而胃底和大弯的黏膜皱襞则比较扭曲不规则,呈锯齿状。

（3）十二指肠:分为球部、降部、水平部和升部,呈 C 形。球部呈三角形,可见 3～4 条纵行的黏膜皱襞;降部和升部黏膜皱襞可纵行及横行,有时呈花纹状。

（4）空肠与回肠:空肠和回肠无明显分界,空肠主要位于左侧腹部,皱襞粗而深,呈横行条纹或羽毛状。回肠位于右中、下腹部及盆腔内,皱襞较空肠细而浅,轮廓较整齐,如带状。

（5）结肠:分盲肠、升结肠、横结肠、降结肠、乙状结肠和直肠六部分。结肠的轮廓有多个对称的圆形膨出,称结肠袋,把结肠分为规则的节段,结肠袋在横结肠明显,至乙状结肠以下逐渐变浅以至消失。黏膜皱襞有纵行、横行和斜行 3 种,互相交错。

2. 消化系统常见病变的 X 线表现

（1）充盈缺损:是指钡剂涂布的轮廓有局限性向内凹陷的影像,为腔壁局限性肿块向腔内突出,造成局部钡剂不能充盈所致。恶性肿瘤造成的充盈缺损常不规则(图 8-8);而息肉造成的充盈缺损边界光滑规整。

（2）龛影:是指钡剂涂布的轮廓有局限性外突的影像,为消化性溃疡及肿瘤坏死性溃疡形成的腔壁凹陷,使钡剂充填滞留其内所致(图 8-9)。

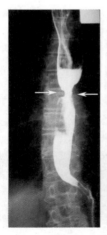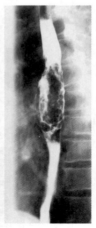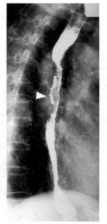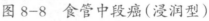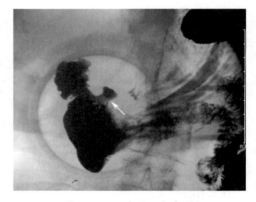

图 8-8　食管中段癌(浸润型)　　　　图 8-9　消化道龛影

（3）憩室:表现为向壁外的囊袋状膨出,有正常黏膜通入,与龛影不同。

四、X 线检查的护理

（一）普通检查

检查前应向检查对象说明检查目的、方法、注意事项,并指导患者检查中需配合的姿势,以便消除患者的紧张、恐惧心理。嘱患者脱去检查部位厚层衣物及影响 X 线穿透的物品,如发卡、金属饰物、膏药、敷料等,以免影像受到干扰。

腹部摄影前应清洁肠道（急腹症除外），以免气体或粪便影响摄影质量；创伤患者摄影时尽量减少搬动；危重患者摄影须有医护人员的监护。

（二）造影检查

除按照常规 X 线检查做好准备，还应根据造影检查方法和目的不同，做好相关护理工作。

1. 碘过敏试验　用 35% 碘对比剂滴入眼球结合膜，15min 后观察有无充血反应；也可用同剂型的碘对比剂 1ml 缓慢静脉注射，于 15min 内观察有无胸闷、心慌、恶心、呕吐、呼吸急促、头晕、头痛、荨麻疹等不良反应，有反应者为阳性，不能使用碘对比剂。出现过敏反应时，应及时处理。如患者出现头痛、头晕、面部潮红、胸闷、气急、恶心、呕吐或皮疹时，给予吸氧和休息，必要时给予肾上腺素 1mg 皮下注射。当患者出现喉头水肿、支气管痉挛、呼吸困难、心律失常、外周循环衰竭等表现时，应立即终止检查，进行抗休克、抗过敏等抢救措施。

2. 造影检查前的准备

（1）了解患者有无造影检查的禁忌证，如严重的心、肝、肾疾病或过敏体质等。甲状腺功能亢进者不宜做碘剂造影检查；糖尿病患者造影前 48h 应停用双胍类药物。

（2）检查前向患者解释有关检查的目的、方法、注意事项及可能出现的不良反应等。

（3）凡需用碘对比剂进行造影检查，应在做碘过敏试验前询问患者有无碘过敏史或不良反应等。签署"碘对比剂使用患者知情同意书"，再做碘过敏试验。过敏试验阴性才能进行造影检查。

（4）检查前准备好抢救药品和器械。在过敏试验或造影过程中出现过敏反应时，应根据反应的轻重及时处理。

（5）常用部位造影检查前的准备

1）上消化道造影：①检查前 3d 禁止服用能影响胃肠蠕动及阻碍 X 线穿透（如钙剂、铁剂、铋剂）的制剂；②前 1d 少渣饮食，禁食、禁水 12h；③无禁忌证者，肌内注射抗胆碱能药物，以便胃肠黏膜皱襞细微结构及微小病变显影更清晰，但是青光眼、前列腺增生者禁用；④为缩短显影时间，可口服多潘立酮或肌内注射新斯的明；⑤有胃肠穿孔或肠梗阻征兆者，禁止检查；⑥胃肠道出血者，应在出血停止和病情稳定数天后方可检查。

2）结肠造影：①检查前 2d 无渣饮食，遵医嘱服用硫酸镁或甘露醇等泻剂将肠道内容物排空，忌用清洁剂；②前 24h 内禁服能影响胃肠蠕动及影响 X 线显影的制剂；③钡剂应加热到与体温接近；④排便失禁者应使用气囊导管，以防钡剂溢出。

3）冠状动脉造影：除造影检查的一般准备外，还应做好一些其他相关工作。①造影前检查出血时间、凝血时间、血小板计数、凝血酶原时间等；②术前 1d 备皮；③禁食 6h 以上；④心电监护；⑤训练深吸气等动作，以配合检查；⑥检查中严密观察病情，保证液体通路通畅，及时用药，配合医生参加抢救工作；⑦检查结束后穿刺部位加压包扎 6h，穿刺侧肢体限制活动 6～12h，注意观察动脉搏动和远端皮肤颜色、温度及穿刺处有无渗血，一般于造影次日即可解除加压包扎并下地行走;⑧插管造影历时较长者,可给予抗生素预防感染。

4)子宫输卵管造影:①造影时间应在月经结束后 3～7d,不宜安排在排卵期,造影前3d 禁止性接触;②前一晚服泻药导泻或进行清洁灌肠;③检查前排空膀胱。

五、X 线检查的防护

接受过多的 X 线照射将对人体造成不同程度的损害。随着 X 线检查的普及,医疗照射和职业照射机会不断上升,特别是 CT 的广泛普及与应用显著增加了人群接受医疗照射的机会。因此,科学合理选择X 线检查、减少非必要照射并做好相关安全防护非常必要。

(一)常规防护方法

1. 屏蔽防护　用铅或含铅的物质作为屏障,如铅墙、铅玻璃、含铅防护服等可以吸收过多的 X 线。医学影像诊断中心的建筑布局要合理,符合相关防护要求,个人配备辐射防护用品,按照操作规程严格控制被评估者受照剂量,对邻近照射部位的敏感器官和组织进行屏蔽防护。

2. 距离防护　X 线量与距离的平方成反比,故可适当增加 X 线源与人体间距。医护人员要告知患者及其家属注意识别电离辐射警示标志等相关标识,非必要不接近辐射区。检查过程中无关人员不得进入机房,如确需陪同,则应采取防辐射措施,并嘱陪同人员尽量远离辐射源。

3. 时间防护　X 线检查前与患者充分沟通,让患者能按要求配合检查,尽量减少患者的照射时间。每次检查的照射次数不宜过多,尽量避免重复检查。

(二)对患者的防护

医生应遵守医疗照射正当化和放射防护最优化的原则,重视辐射防护安全。

1. 合理选择 X 线检查方法　在实施放射诊断检查前,应当对不同检查方法进行利弊分析,在保证诊断效果的前提下,优先采用对人体健康影响较小的影像诊断技术,控制检查次数。准确选择照射部位及范围,尽量保护周围组织和器官,必要时对重要器官(如性腺、甲状腺、眼球等)用铅橡皮遮盖。

2. 充分做好检查前准备　耐心解释注意事项,嘱患者摘下项链、戒指等金属饰品,保证检查顺利进行,缩短检查时间;避免患者因不能配合而延长 X 线辐射时间,或因准备不充分影响检查结果而重复检查。

3. 特殊人群防护　孕妇整个妊娠期都存在辐射相关的风险,特别在妊娠早期风险较大。需行影像检查时,尽量选择无辐射检查,如果必须进行 X 线检查,应在非检查部位特别是腹部穿戴防护衣,在不影响效果的前提下,尽量减少辐射剂量。儿科患者必须做 X线检查时,应特别做好眼部、性腺和甲状腺的防护。注意有效制动,取得配合,防止小儿因乱动暴露敏感部位,增加辐射风险。

第二节 超 声 检 查

超声波是指振动频率在 20 000 赫兹(Hz)以上,超过人耳听觉阈值上限的声波。超声成像是利用超声波的物理特性和人体器官组织声学特性相互作用后产生一系列图形、曲线等数据信息,进行疾病诊断的一种非创伤性的检查方法。超声检查实时、快捷、准确、方便,无损伤、无痛苦、可重复。

一、超声基本知识

(一)超声波的物理特性

1. 指向性　超声波频率极高而波长很短,在介质中呈直线传播,具有良好的指向性。这是超声对人体器官进行定向探测的基础。

2. 反射、折射和散射　超声在介质中传播与介质的声阻抗密切相关。在同一声阻抗的介质中呈直线传播,遇到大于其波长且具有不同声阻抗的界面时,部分声束发生折射进入另一介质,部分声束发生反射,反射声束的多少与两介质间声阻抗差的大小有关。传播途中遇到远小于其声波波长且声阻抗不同的界面时则会发生散射。

3. 超声波的吸收与衰减　超声波在介质中传播时,随传播距离的增加,入射声能逐渐被吸收而减少的现象,称为超声衰减。

4. 多普勒效应　超声束在介质中传播时,当遇到与声源(探头)发生相对运动的活动界面(如心脏)时,其反射波的频率将发生改变,称为多普勒效应。由此可判断血流的方向。

知识拓展

多普勒效应

多普勒是一个专业术语,也是一个物理名词。例如,当一列火车由远到近,又由近到远时,听到火车的鸣笛声音是不一样的。这个例子中声音由远到近、从近到远,声音的频率发生变化,这就是多普勒效应。

所以,多普勒效应就是一个运动的物体相对一个不运动的物体出现的平移。超声就是利用了多普勒效应的原理来诊断血流动力学方面的疾病。比如,血管和心腔里的血液是一个流动的物体,当超声探头对准血管或者心脏时,探头就是一个不动的发射声波的声源,然后血液中的红细胞相对于探头就出现了相对运动,相对运动之后产生平移。利用多普勒效应就可以得到我们想要的医学数据。

（二）超声检查的基本原理

超声探头向人体发射超声,穿透人体多层界面组织进行传播,在每一层界面上均可产生不同程度的反射和散射回波。这些回波被探头接收到后,经过主机处理,在显示器上以不同的形式显示为波形或图像。通过声像图,可对所探测组织器官的结构与功能状态等进行判断。

（三）超声图像的特点

按照人体组织超声回声强度的大小可将人体组织分为六种类型(表 8-2)。

表 8-2　人体组织器官声学类型

二维超声图像特点	组织器官
无回声	胆汁、尿液、血液、羊水等液体
弱回声	肾锥体、淋巴结
低回声	皮下脂肪组织、肾实质
等回声	肝、脾、心肌、心瓣膜等基本均质的实质器官
高回声	血管壁、心外膜、器官包膜等
强回声	结石、骨骼、肺、胃肠道等含气组织

二、超声检查方法

根据成像技术和显示方式的不同,超声检查主要分为 B 型超声、M 型超声和 D 型超声。

（一）B 型超声

B 型超声又称二维超声,是临床上最常用的超声诊断方法。B 型超声仪图像直观、形象,是采用多声束连续扫描的方式显示脏器的断层切面图像,形成脏器平面图。显示器上以光点的亮度来反映回声强弱,回声强的光点亮,回声弱的光点暗。

（二）M 型超声

M 型超声又称 M 型超声心动图,是获得声束上各反射点运动的轨迹图。可用来观察心脏不同时相运动的规律,全面、直观地显示心脏和大血管的解剖结构、心脏及瓣膜的运动状态。

（三）D 型超声

D 型超声又称多普勒超声心动图、超声多普勒,是利用多普勒效应探测心脏血管内血流方向、速度和状态。临床上分为频谱多普勒和彩色多普勒血流显像。

彩色多普勒血流显像是用相关的技术,迅速地把获得心腔内或血管内的全部频移回声信号进行彩色编码。目前用红色表示血流方向朝向探头,蓝色表示血流方向背离探头,湍流以绿色或多彩显示。血流速度快者,色彩鲜亮;血流速度慢者,色彩暗淡。D型超声不仅能清楚显示心脏大血管的形态结构,而且能直观形象地显示血流的方向、速度、分流范围、有无反流及异常分流等,对心血管疾病的诊断具有重要的临床价值。

三、超声检查的临床应用

超声检查简单、方便、快捷、经济、无创,目前已广泛应用于临床,已成为许多脏器、软组织及血管病变的首选影像学检查方法。

(一)超声心动图

超声心动图是心脏血管病的重要诊断方法之一,临床应用较为广泛。主要用于:①诊断瓣膜病,包括瓣膜狭窄、关闭不全、畸形、脱垂、钙化、赘生物和人工瓣膜等;②探查心脏肿瘤、附壁血栓和心包积液;③诊断心肌病、冠心病、心肌梗死和肺心病;④依据心脏结构和血流改变,诊断各种类型的先天性心脏病(图8-10);⑤测量心脏腔径、心壁厚度、运动幅度,检测心腔及大血管内血流和心脏功能。

(二)腹部超声

目前临床上多应用B型超声检查腹腔器官病变:①肝癌、肝脓肿、肝硬化等肝脏疾病;②胆囊结石、胆囊炎、胆管梗阻等胆道疾病;③肾积水、肾结石、膀胱肿瘤等泌尿系统疾病(图8-11)。

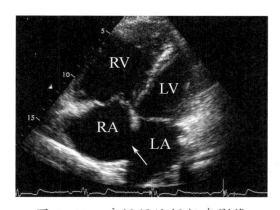

图8-10　房间隔缺损超声影像

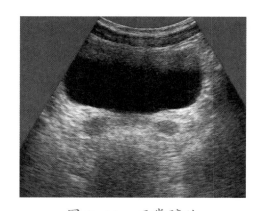

图8-11　正常膀胱

(三)妇产科超声检查

B型超声检查在妇产科主要有以下应用:①判定子宫及附件等器官的位置、形态、大小及有无异常;②鉴别盆腔肿块的性质,判断其来源;③用于妊娠诊断、妊娠期胎儿监测、胎儿及胎盘定位,诊断流产、死胎、葡萄胎、多胎及胎儿畸形,羊膜腔穿刺定位;④宫内节育器检查;⑤盆腔肿块超声引导下穿刺活检。

妇产科超声检查首选B型超声诊断仪,也可采用腔内探头经阴道检查。彩色多普勒超声对了解胎儿脐带血流能提供有价值的信息。

（四）其他临床应用

超声检查在颅脑部位的脑出血和新生儿颅内出血、眼部视网膜脱离、甲状腺的位置大小形态以及超声引导下的器官穿刺等方面都有应用。

四、超声检查前的准备

1. 腹部检查　如肝、胆、胆道、胰腺等须空腹检查，以避免肠道内容物的影响；检查前一晚不能进油腻食物，晚餐后开始禁食；次日上午检查前要排便，如有便秘或肠胀气者，检查前一晚可服缓泻剂。

2. 妇产科检查或盆腔检查　需要充盈膀胱后进行，可于检查前 2h 饮水 400～500ml，以使膀胱充盈。

3. 心脏大血管检查　一般不需要特殊准备。经食管超声心动图检查时，检查前 8h 禁饮、禁食，检查后 2h 禁饮，并嘱被评估者签署知情同意书。

 护理学而思

某 26 岁患者，反复右上腹疼痛 1 年，加重伴恶心、呕吐 2h。1 年来患者间断出现右上腹疼痛，诊断为慢性胆囊炎，经消炎治疗后好转。2h 前患者因进食油腻食物，右上腹痛加重，伴恶心、呕吐，为进一步诊治而入院。查体：生命体征平稳，右上腹压痛，墨菲征阳性。医生考虑"胆囊炎？胆囊结石？"医嘱：上腹部超声检查。

请思考：

1. 该患者检查前需做哪些准备？
2. 超声提示胆囊腔内强回声，应考虑什么疾病？

第三节　其他影像学检查

一、计算机体层摄影检查

（一）检查方法

计算机体层摄影（computed tomography，CT）是利用 X 线穿透人体不同密度和厚度的组织后发生不同程度吸收而产生的影像。其优点是密度分辨力高，定位准确，组织结构影像无重叠，显著扩大了人体的检查范围，提高了病变的检出率和诊断率。

CT 图像在显示屏上以由黑到白的不同灰度表示。黑表示低吸收区，即低密度区，如脑室；白表示高吸收区，即高密度区，如颅骨。

CT 检查分为平扫和对比增强检查。平扫是指不用对比剂的扫描。对比增强检查是经静脉注入水溶性有机碘对比剂后再扫描的方法,简称增强检查。

(二)临床应用

CT临床上主要应用于颅脑(图8-12)、胸部、骨、关节、心脏、血管、腹部、盆腔等病变的诊断。

(三)CT检查的护理

1. 检查前的准备 ①腹部、盆腔、腰骶部检查:扫描前1周不做胃肠道钡剂造影,不服用含金属的药物。②腹部检查前4h禁食,扫描前口服对比剂,使胃肠道充盈。③盆腔检查前晚口服甘露醇等泻剂清洁肠道,若行清洁灌肠更佳;扫描前2h口服对比剂充盈肠道。④增强扫描及血管造影检查前4~6h禁食、禁水,以防止发生过敏反应时出现呕吐或呛咳而将胃内容物误吸入肺;检查前应询问有无过敏史,并做碘过敏试验。⑤检查前去除检查部位的所有金属物品,以防伪影产生。⑥危重患者须在医护人员监护下进行检查。⑦儿童或不合作的患者可口服催眠剂以制动。

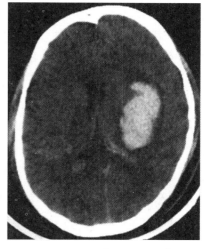

图8-12 脑出血CT表现

2. 检查过程中配合 嘱患者检查过程中不能随意翻动。胸腹部扫描时,要按照语音提示平静呼吸或吸气、屏气;眼球扫描时,眼睛要向前凝视或闭眼不动;喉部扫描时,患者不能做吞咽动作。

二、磁共振成像检查

磁共振成像(magnetic resonance imaging,MRI)是利用氢原子核在磁场中所产生的信号经计算机重建的成像技术。对颅底、后颅窝的病变,神经系统变性疾病,尤其是脊髓神经病变的诊断,优于CT;对心脏、大血管和循环较快的结构不需注射对比剂,病变部位的显示就非常清晰(图8-13)。

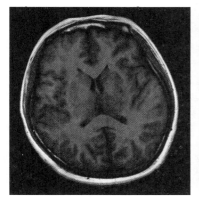 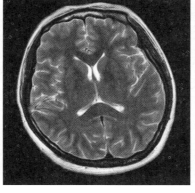 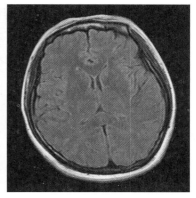

图8-13 正常脑MRI图像

MRI设备产生强磁场,需特别注意患者检查的安全性。MRI检查的禁忌证包括:安装有心脏起搏器;体内有金属性(铁磁性)物体,如手术夹、支架、假体、假关节;妊娠3个月以内等。

患者、家属和医护人员进入MRI检查室时严禁携带任何铁磁性物体,如金属发夹、硬币、别针、金属性医疗器械等,否则不但影响图像质量,且可导致严重的人身伤害。

 知识拓展

X线、CT和MRI检查的区别

X线检查的影像是射线穿过的组织叠加到一起形成的。如果遇到病灶特别小,或者被其他组织遮挡,这时在X线片上就发现不了病灶。CT是围绕着某一个部位逐层做横断层扫描。MRI也是这样,但是原理和CT不同。MRI可以直接作出横断面、矢状面、冠状面等体层图像。

本章小结

　　本章学习的重点是X线、超声、CT、MRI检查前的准备,能指导被评估者做好检查前的准备。学习的难点是X线、超声、CT、MRI检查的基本原理和临床应用。在学习过程中注意结合影像学图像进行理解,注意比较X线、超声、CT、MRI检查的成像原理及优缺点。能针对不同脏器、不同病变选择不同检查方法并给被评估者进行解释。

（赵宇航）

 思考与练习

1. X线、超声、CT和MRI检查的基本原理各是什么?
2. 二尖瓣型心、主动脉瓣型心和烧瓶形心的X线表现分别是什么?
3. 造影检查前的护理准备有哪些?
4. 超声检查前的护理准备有哪些?
5. 磁共振成像检查前的注意事项有哪些?

第九章 │ 护理病历书写

09章 数字内容

　　护理病历是有关护理对象的健康资料,包括护理评估、诊断、计划、实施、评价和健康教育等护理活动的总结与记录。目前,护理病历的书写主要限于住院患者,包括入院护理评估记录(护理病历首页)、护理计划单、护理记录、健康教育计划等,本章主要介绍入院护理评估记录。入院护理评估记录是指护理人员利用健康评估的方法,对新入院患者的健康状况进行全面、系统的评估,将评估获得的健康资料进行分析整理并记录下来,同时形成初步护理诊断,主要包括患者的一般资料、健康史、身体评估、辅助检查和初步护理诊断/问题等,一般要求在患者入院24h内完成。

一、健康资料

(一)资料的收集

　　护士利用健康评估的方法,如问诊、身体评估、参阅辅助检查的结果等,获得有关患者身体健康、功能状况、心理健康和社会适应的情况,并将所收集的健康资料进行归纳整理,使资料真实、全面、系统,为作出护理诊断奠定基础。

(二)资料的整理

　　1. 核实资料的真实性和准确性　在完成资料的收集后,必须对资料的真实性和准确性进行认真核实,注意有无前后叙述矛盾、主观资料与客观检查结果不符、模棱两可、存有疑问等情况。对于相互矛盾或不真实的资料,一定要采取适宜的方式及时予以纠正;若有疑问,则需要进一步问诊、检查,予以核实和确认。

2. 检查资料的完整性　在整理患者的健康资料时,应注意资料的完整性。由于初次收集资料时往往受时间及患者健康状况的限制,很难使资料完整无缺。另外,要考虑患者的个体差异,如不同的患者对相同的健康问题可有不同的表现,在收集资料时不能只注意共性方面的问题,还应关注个性化的反应。因此,在整理资料时如发现资料不完整,应根据情况及时补充完整。

3. 对资料进行分类与综合　完成对资料的真实性、准确性及完整性的核查后,还需要对现有资料进行分类、综合,使资料进一步系统化,以便下一步的分析、推理,进而确立护理诊断。目前国内比较常用的分类与综合的形式有生理 – 心理 – 社会医学模式、功能性健康型态模式、需要层次模式。

(三)资料的分析

对所收集的资料及其相互关系进行解释和推理,以判断患者可能存在的或潜在的对健康问题的反应及可能的原因,为最终确立相应的护理诊断做准备。

二、护理诊断

 工作情景与任务

导入情景:

患者,女性,28岁,因"发热17d,后枕及颈肩痛14d,双上肢麻木10d",以"脊髓炎"入院。患者卧床,神清,胸部双乳头平面以下感觉消失,双上肢肌力4级,双下肢肌力0级。留置导尿管,排成形便每2~3d 1次,近几天食欲差,言语少,时有哭泣。

工作任务:

请列出该患者的主要护理诊断。

护理诊断(nursing diagnosis)是护士将采集的健康资料结合护理理论与实践经验,经过分析、综合、推理,所作出的判断。护理诊断是制订护理计划、实施护理措施的基础和条件。

(一)护理诊断的构成

北美护理诊断协会(NANDA)将护理诊断分为现存性护理诊断、危险性护理诊断、健康促进护理诊断、综合征四种类型。不同类型的护理诊断,其组成也不同。

1. 现存性护理诊断　是护理人员对个人、家庭或社区已经出现的健康问题或生命过程的反应所作出的临床判断,由名称、定义、诊断依据及相关因素四部分组成。

(1)名称:是对患者目前正在出现的健康状态或生命过程反应的概括性的描述,如失眠、急性疼痛、焦虑、母乳喂养无效、知识缺乏等。一般用受损、缺乏、不足、功能障碍等简明的术语来表达此护理诊断的意义。

（2）定义：是对每一个护理诊断名称清晰、精确的描述，以此来确定其特征性，与其他护理诊断相鉴别。如"反射性尿失禁"是指个体膀胱充盈到一定限度时出现不自主的排尿状态；"压力性尿失禁"是指个体腹压增加如咳嗽时，有不自主地少量排尿的状态。两者均为尿失禁，但造成的原因不同，需加以鉴别。

（3）诊断依据：是作出该护理诊断的临床判断标准，来自健康评估所收集的有关患者健康的主客观资料，也可以是危险因素。诊断依据按重要性可分为主要依据和次要依据两种类型。①主要依据：是指作出某一个护理诊断必须具备的依据，如在"新生儿黄疸"的诊断依据中，足月新生儿血清总胆红素超过 12.9mmol/dl 为主要依据。②次要依据：是指对作出该护理诊断有支持作用的依据，但不是必须具备的，如"皮肤、黏膜黄染"对"新生儿黄疸"这一护理诊断而言具有支持作用，但不是决定作用。

（4）相关因素：是促成护理诊断成立和维持的因素。相关因素可以来自以下几个方面：

1）病理生理因素：如与"有休克的危险"这一护理诊断相关的病理生理为"产后出血"。

2）与治疗有关的因素：如与"卫生自理能力缺陷"这一护理诊断相关的治疗因素可能为"前置胎盘出血需卧床休息"。

3）情境因素：是指涉及环境、生活经历、生活习惯、角色改变等方面影响健康的因素。如"高考压力"可能是导致"失眠"这一诊断的相关因素。

4）成熟因素：是指与年龄相关的各个方面，包括生长发育、衰老等带来的生理、心理、认知、情感的状况。如"持家能力障碍"这一护理诊断与成熟有关的因素可能是老年人老化所致的活动、判断能力减退。

护理诊断的相关因素往往是多方面的，一个护理诊断可同时存在多个相关因素。同样的护理诊断，相关因素不同，护理措施也迥然不同。相关因素是制订护理措施的重要依据，因此确定护理诊断的相关因素很重要。

2. 危险性护理诊断　是护理人员对一些易感的个人、家庭、社区的健康状况或生命过程可能出现的反应所作出的临床判断，由名称、定义及危险因素三部分组成。

（1）名称：是对患者可能出现的健康状态或生命过程反应的概括性的描述。常以"有……的危险"的形式来表现，如"有皮肤完整性受损的危险"等。

（2）定义：与现存性护理诊断相同，应清晰、精确地描述某一危险性护理诊断的定义。

（3）危险因素：是确认危险性护理诊断的依据，即导致个人、家庭或社区健康状况发生改变的可能性增加的因素。如"长期卧床"是"有便秘的危险"的危险因素。危险性护理诊断要求护理人员应有一定的预见性，适时提出护理诊断，以便制订相应的护理计划，采取切实可行的护理措施。

3. 健康促进护理诊断　是护理人员对个人、家庭、社区具有达到更高健康水平潜能的动机、愿望作出的临床判断。健康促进护理诊断常在护理人员为社区健康人群提供服务时采用。健康促进护理诊断只有名称而无相关因素，常以"有……的趋势"的形式来表现，如"有营养改善的趋势""有家庭应对增强的趋势"。

4. 综合征　是对一组特定的、同时发生的、最好采用相似护理措施进行干预的现存或有危险的护理诊断，如"创伤后综合征""迁移应激综合征"。

以上护理诊断以现存性护理诊断和危险性护理诊断最为常用。在日常护理工作中，可以通过护理措施预防处理的问题属于护理诊断。护理工作中常处理另一类问题即合作性问题，合作性问题是需要与其他医务人员合作才能解决的。合作性问题的表述有固定格式，即"潜在并发症……"省略的为潜在并发症的名称，如"潜在并发症：早产。"书写合作性问题时，应注意不能漏掉"潜在并发症"，以免与护理诊断相混淆。对于合作性问题，护士应将病情观察、监测作为重点，及时发现问题，并与医生合作，共同处理。需要注意的是，不是所有的并发症都是合作性问题，只有护理人员不能独立预防或处理的并发症才属于合作性问题；通过护理措施预防和处理的并发症属于护理诊断。

（二）护理诊断的陈述

护理诊断的陈述是对患者健康状态的反应及其相关因素或危险因素的描述，分为三部分陈述、两部分陈述和一部分陈述。

1. 三部分表述　即 PSE 公式陈述法，多用于现存性护理诊断，由 P、S、E 三部分组成。P 代表健康问题，即护理诊断的名称；S 代表症状体征，即诊断依据；E 代表相关因素，表述为"与……有关"。

如：$\underset{P}{\underline{体温过高}}$: $\underset{S}{\underline{腋温\ 39℃}}$ $\underset{E}{\underline{与肺炎有关}}$。

2. 两部分陈述　即 PE 公式陈述法，包含护理诊断名称和相关因素。常用于"危险性护理诊断"的陈述。

如：$\underset{P}{\underline{有出血的危险}}$ $\underset{E}{\underline{与子宫收缩乏力有关}}$。

3. 一部分陈述　即 P 陈述法，仅包含护理诊断名称，常用于"健康促进护理诊断"的陈述。

如：$\underset{P}{\underline{有睡眠改善的趋势}}$。

在护理诊断表述的过程中，应注意：①护理诊断的名称应尽量使用 NANDA 认可的名称，不可随意编造。②一项护理诊断应针对一个健康问题。③诊断依据在表述中应以收集到的症状、体征为主要依据。④相关因素的表述应使用"与……有关"的方式，且相关因素应具体、直接才能保证制订的护理措施更具有针对性，注意不能将医疗诊断直接作为相关因素；"知识缺乏"的诊断表述方式为"知识缺乏：缺乏……方面的知识。"⑤护理诊断既要包含生理、心理、社会方面的问题,体现整体护理的原则,关注现存的护理问题,也要关注有危险的和健康促进方面的护理问题。

(三)护理诊断的排序

在临床实践过程中,同一个患者同时存在多种健康问题,出现多个护理诊断或合作性问题,护理人员需按照一定的原则进行排序,分清主次,决定优先解决哪些问题、采取哪些护理措施。护理诊断的排序如下:

1. 首优诊断　是指威胁被评估者生命安全的、需要护理人员立即采取行动解决的护理诊断或合作性问题。这些诊断往往与呼吸、循环或与生命体征异常有关。如"体液不足""清理呼吸道无效""潜在并发症:子痫"等。

2. 次优诊断　是指虽然不直接威胁患者的生命,但导致其身体严重不适或情绪变化,需要及早采取护理措施,避免病情进一步恶化的护理诊断或合作性问题。如"急性疼痛""意识障碍""有出血的危险"等。

3. 其他诊断　是指在安排首优诊断及次优诊断后可以稍后考虑的护理诊断。这些诊断所需护理措施并不那么及时和必要,在护理工作中可晚些进行。如"知识缺乏""活动无耐力"等。

护理诊断的排序不是固定不变的,随着患者病情的发展变化、治疗及护理的进展,其顺序也会发生改变。如威胁生命的首优诊断得到解决后,次优诊断也可以上升为首优诊断。

三、入院护理评估记录

临床上,入院护理评估记录常采用表格式记录,也称入院护理评估单(表),即入院护理病历首页。各医疗单位有自己固定格式的入院护理评估单,护理人员按照既定表格收集患者的健康资料,可有效地避免遗漏,提高临床护理工作的效率,减少不必要的文字书写。

各医疗单位在设计入院护理评估单时,常以一定的理论框架为指导,如戈登的功能性健康型态模式、生理－心理－社会医学模式等,其中参照生理－心理－社会医学模式设计的入院护理评估单在临床上较为常用(表9-1)。

表9-1　入院护理评估单

姓名_____　科别_____　病室_____　床号_____　住院号_____

一般资料

姓名_____　性别____　年龄____　职业____　民族____　婚姻____　籍贯____

文化程度_____　现住址_____　电话_____

联系人_____　联系电话_____

入院日期和时间＿＿＿＿＿＿ 入院医疗诊断＿＿＿＿＿＿

入院方式:□步行 □扶行 □轮椅 □平车 □担架 □其他＿＿＿＿＿

病史叙述人:□患者本人 □家属 □其他＿＿＿＿＿

评估日期＿＿＿＿＿＿ 可靠程度＿＿＿＿＿＿

健康史

主诉＿＿＿＿＿＿＿＿＿＿＿＿＿＿＿＿＿＿＿＿＿＿＿＿＿＿＿＿＿＿

现病史＿＿＿＿＿＿＿＿＿＿＿＿＿＿＿＿＿＿＿＿＿＿＿＿＿＿＿＿＿

＿＿＿＿＿＿＿＿＿＿＿＿＿＿＿＿＿＿＿＿＿＿＿＿＿＿＿＿＿＿＿

＿＿＿＿＿＿＿＿＿＿＿＿＿＿＿＿＿＿＿＿＿＿＿＿＿＿＿＿＿＿＿

日常生活状况

膳食种类:□普食 □软食 □半流质 □流质 □禁食

进食方式:□正常 □鼻饲 □空肠造口 □全静脉营养 □其他＿＿＿＿

食欲:□正常 □增加 □亢进＿＿＿天/周/月 □下降/厌食＿＿＿天/周/月

排尿:□正常 □失禁 □潴留 □留置导尿管

颜色＿＿＿＿性状＿＿＿＿量＿＿＿＿ml/24h

排便:习惯＿＿＿次/d 性状:□正常 □便秘 □腹泻 □失禁 □造口

活动能力:□正常 □他人帮助 □轮椅活动 □卧床(自行翻身:□是 □否)

自理能力:□全部 □障碍(进食 沐浴/卫生 穿着/修饰 如厕)

睡眠:□正常 □失眠(描述:＿＿＿＿＿＿＿＿＿＿＿＿＿＿＿＿＿＿)

吸烟:□无 □偶尔吸烟 □经常吸烟＿＿＿年＿＿＿支/d □已戒＿＿＿年

饮酒:□无 □偶尔饮酒 □经常饮酒＿＿＿年＿＿＿ml/d □已戒＿＿＿年

药物依赖:□无 □有(药名/剂量＿＿＿＿＿＿＿＿＿＿＿＿＿＿＿＿＿)

既往史

既往健康状况:□良好 □一般 □较差

既往患病/住院史:□无 □有(描述:＿＿＿＿＿＿＿＿＿＿＿＿＿＿)

传染病史:□无 □有(描述:＿＿＿＿＿＿＿＿＿＿＿＿＿＿＿＿＿＿)

预防接种史:□无 □有(描述:＿＿＿＿＿＿＿＿＿＿＿＿＿＿＿＿＿)

手术外伤史:□无 □有(描述:＿＿＿＿＿＿＿＿＿＿＿＿＿＿＿＿＿)

输血史:□无 □有 □血型:＿＿＿＿＿＿＿＿＿＿＿＿＿＿＿＿＿＿

过敏史:□无 □有(药物＿＿＿＿食物＿＿＿＿其他＿＿＿＿)

婚姻史:结婚年龄＿＿＿＿＿＿ 配偶健康状况:□健在 □患病 □已故(死因:＿＿＿＿＿＿)

生育史:妊娠＿＿＿次 顺产＿＿＿胎 流产＿＿＿胎 死产＿＿＿胎

月经史:初潮年龄_____岁　周期_____天　行经期_____天

　　　　　末次月经日期_____或绝经年龄_____

家庭健康史

　　父:□健在　　□患病_____　　□已故(死因:_____)

　　母:□健在　　□患病_____　　□已故(死因:_____)

　　子女:□健在　□患病_____　　□已故(死因:_____)

　　兄弟姐妹:□健在　□患病_____　□已故(死因:_____)

心理评估

　　对自我的看法:□满意　□不满意　□其他_____

　　情绪:□镇静　□易激动　□焦虑　□恐惧　□悲哀　□其他_____

　　对疾病的认识:□完全　□部分　□不认识　□未被告知

　　过去1年内重要生活事件:□无　□有(_____)

　　遇到困难最愿意倾诉的对象:□父母　□子女　□其他_____

　　宗教信仰:□无　□有(_____)

社会评估

　　家庭关系:□和睦　□冷淡　□紧张

　　婚姻状况:□未婚　□已婚　□离婚　□丧偶　□其他_____

　　居住情况:□独居　□与家人同住　□与亲友同住　□老人院　□其他_____

　　职业情况:□在岗　□退休　□下岗　□务农　□无业　□个体经营
　　　　　　　□丧失劳动力

　　文化程度:□文盲　□小学　□初中　□高中/中专　□大专　□大学及以上

　　社会交往情况:□正常　□较少　□回避

　　医疗费支付形式:□自费　□公费　□医疗保险　□其他_____

　　住院顾虑:□无　□经济负担　□自立能力　□预后　□其他_____

身体评估

　　体温:____℃　脉搏:____次/min　呼吸:____次/min　血压:____mmHg

　　身高:____cm　体重:____kg

一般状态

　　意识状况:□清晰　□嗜睡　□意识模糊　□昏睡　□谵妄　□轻昏迷
　　　　　　　□中昏迷　□深昏迷

　　营养:□良好　□中等　□不良　□肥胖　□消瘦　□恶病质

　　面容:□正常　□病容(类型:_____)

　　体位:□自主体位　□被动体位　□强迫体位(类型:_____)

　　步态:□正常　□异常(类型:_____)

皮肤黏膜

    颜色：□正常　□发红　□苍白　□发绀　□黄染　□色素沉着　□色素脱失

    湿度：□正常　□潮红　□干燥

    温度：□正常　□发热　□发冷

    弹性：□正常　□降低

    完整性：□完整　□皮疹　□皮下出血（部位及分布：_____）

    压疮：□无　□有（描述：_____）

    水肿：□无　□有（描述：_____）

    瘙痒：□无　□有（描述：_____）

淋巴结

    □正常　□肿大（描述：_____）

头部

    眼睑：□正常　□水肿

    结膜：□正常　□水肿　□出血　□充血

    巩膜：□正常　□黄染

    瞳孔：□正常　□异常（描述：_____）

    对光反射：□正常　□迟钝　□消失

    口唇：□红润　□发绀　□苍白　□疱疹　□唇裂

    口唇黏膜：□正常　□出血点　□溃疡　□其他（_____）

    牙齿：□完好　□缺失（_____）　□义齿（_____）

颈部

    颈强直：□无　□有

    颈静脉：□正常　□怒张

    气管：□居中　□偏移（描述：_____）

    肝颈静脉反流征：□阴性　□阳性

胸部

    呼吸方式：□自主呼吸　□机械呼吸　□简易呼吸器辅助呼吸

    呼吸节律：□规则　□不规则（描述：_____）

    呼吸困难：□无　□轻度　□中度　□重度　□极重度

    呼吸音：□正常　□异常（描述：_____）

    啰音：□无　□有（描述：_____）

    心率：____次/min　心律：□齐　□不齐（描述：_____）

    杂音：□无　□有（描述：_____）

腹部

外形:□正常　□膨隆　□凹陷　□胃型　□肠型

腹肌紧张:□无　□有(描述:＿＿＿＿＿＿＿＿＿＿＿＿＿＿＿＿＿＿＿＿)

压痛:□无　□有(描述:＿＿＿＿＿＿＿＿＿＿＿＿＿＿＿＿＿＿＿＿＿＿)

反跳痛:□无　□有(描述:＿＿＿＿＿＿＿＿＿＿＿＿＿＿＿＿＿＿＿＿)

肝大:□无　□有(描述:＿＿＿＿＿＿＿＿＿＿＿＿＿＿＿＿＿＿＿＿＿＿)

移动性浊音:□阴性　□阳性

肠鸣音:□正常　□亢进　□减弱　□消失

肛门、直肠

□未查　□正常　□异常(描述:＿＿＿＿＿＿＿＿＿＿＿＿＿＿＿＿)

生殖器官

□未查　□正常　□异常(描述:＿＿＿＿＿＿＿＿＿＿＿＿＿＿＿＿)

脊柱四肢

脊柱:□正常　□畸形(描述:＿＿＿＿＿＿＿＿＿＿＿)活动:□正常　□受限

四肢:□正常　□畸形(描述:＿＿＿＿＿＿＿＿＿＿＿)活动:□正常　□受限

神经系统

疼痛:□无　□有(部位＿＿＿＿＿＿＿＿＿＿＿＿＿＿＿＿＿＿＿＿)

疼痛程度:□无痛　□轻微疼痛　□比较痛　□非常痛　□剧痛

肌张力:□正常　□增强　□减弱

肢体瘫痪:□无　□有(描述:＿＿＿＿＿＿＿＿＿＿)　肌力:＿＿＿＿＿级

病理反射:□无　□有(描述:＿＿＿＿＿＿＿＿＿＿＿＿＿＿＿＿＿)

脑膜刺激征:□无　□有(描述:＿＿＿＿＿＿＿＿＿＿＿＿＿＿＿)

专科评估

＿＿＿＿＿＿＿＿＿＿＿＿＿＿＿＿＿＿＿＿＿＿＿＿＿＿＿＿＿＿＿＿＿

＿＿＿＿＿＿＿＿＿＿＿＿＿＿＿＿＿＿＿＿＿＿＿＿＿＿＿＿＿＿＿＿＿

＿＿＿＿＿＿＿＿＿＿＿＿＿＿＿＿＿＿＿＿＿＿＿＿＿＿＿＿＿＿＿＿＿

辅助检查

初步护理诊断/问题

护士签名：

年 月 日

本章小结 　　本章学习的重点是护理诊断表述及排序、入院护理评估单的书写。学习的难点是根据健康资料全面准确地确定潜在或现存的护理诊断/问题。本章可以采用"理实一体"的教学方法，利用收集到的临床病例健康资料进行整理、分析与归纳，形成护理诊断/问题，按照入院护理评估单的格式要求，完成入院护理评估单的书写。

（郭丹）

思考与练习

　　患者，女性，29 岁。关节疼痛 1 周、颜面红斑 3d 入院。患者 2 周前感冒后出现腕、膝关节疼痛，3d 前外出经日晒后出现面部红斑，即来就诊。门诊行相关检查后拟诊系统性红斑狼疮（SLE），入院治疗。既往有对日光过敏史，未服用过敏药物，2 周前患感冒。家族中无 SLE 患者。已婚未育，采用安全套避孕。生活自理，有饮用咖啡的习惯。收入高。结婚 3 年，未生育，丈夫在国外学习，现住娘家。因面部红斑影响外表，羞于见同事。对 SLE 的治疗、预后和对生育、工作的影响较关心，希望了解详细情况。身体评估：体温 37℃，脉搏 68/min，呼吸 22 次/min，血压 115/75mmHg，体重 60kg。神志清，面部双颊及鼻梁部分呈蝶形红斑，口腔黏膜无溃疡。腕、膝关节有压痛，无关节畸形，心肺无异常发现。辅助检查：抗核抗体（＋），抗双链 DNA（＋），补体 C3 含量降低，血沉增快，白细胞计数和血小板减少。诊断：系统性红斑狼疮。目前治疗：泼尼松 60mg，每日一次，口服；氯喹软膏外涂抹。

请思考：

根据提供的健康资料完成该患者入院护理评估单的书写。

附　录

实　践　指　导

实践一　健康史评估

【知识准备】

1. 健康史评估的基本方法和程序。

2. 健康史评估的主要内容。

3. 健康史评估的注意事项。

【实践目标】

1. 具有尊重被评估者、保护被评估者隐私的职业素养。

2. 熟练掌握健康史评估。

3. 具有善于与被评估者有效沟通的能力。

【实践学时】 2学时。

【实践准备】

1. 评估者准备　穿戴整洁,举止端庄,明确评估目的及内容。

2. 被评估者准备　选取"模拟患者"(指经过培训、专供教学的患者扮演者,可由教师或学生扮演,下同),或联系医院临床科室病情稳定的住院患者。

3. 用物准备　记录纸、笔、需要的评估测量工具等。

4. 环境准备　安静、整洁,光线、温度、湿度适宜,必要时关闭门窗、屏风遮挡。

【实践步骤】

1. 教师示教　教师进行健康史采集操作示范,或观看教学视频。

2. 学生练习　学生每5~6人为一组,选1名学生代表为主进行问诊,其余学生观察并记录,对未评估到的资料进行补充。

3. 小结评价　教师任意抽取一组学生进行问诊展示,其他学生观看;问诊结束后,先由学生指出存在的不足,然后教师进行评价;最后教师归纳小结。

【实践内容】 包括被评估者的一般资料、主诉、现病史、日常生活状况、既往史、家庭健康史、心理社会状况等。

实践报告

课程名称：_____ 实践项目：_____ 实践地点：_____

被评估者姓名：_____ 性别：_____ 年龄：_____

一般资料

姓名_____ 性别_____ 年龄_____ 职业_____

民族_____ 婚姻_____ 籍贯_____ 文化程度_____

现住址_____ 电话_____

联系人_____ 电话_____

入院日期和时间_____ 入院医疗诊断_____

入院方式：□步行 □扶行 □轮椅 □平车 □担架 □其他_____

病史叙述人：□患者本人 □家属 □其他_____

评估日期_____ 可靠程度_____

健康史

主诉_____

现病史_____

_____

_____

_____

_____

_____

日常生活状况

　　膳食种类：□普食 □软食 □半流质 □流质 □禁食

　　进食方式：□正常 □鼻饲 □空肠造口 □全静脉营养 □其他_____

　　食欲：□正常 □增加 □亢进____天/周/月 □下降/厌食____天/周/月

　　排尿：□正常 □失禁 □潴留 □留置导尿管

　　　　　颜色_____ 性状_____ 量_____ml/24h

　　排便：习惯_____次/d 性状：□正常 □便秘 □腹泻 □失禁 □造口

　　活动能力：□正常 □他人帮助 □轮椅活动 □卧床(自行翻身：□是 □否)

　　自理能力：□全部 □障碍(进食 沐浴/卫生 穿着/修饰 如厕)

　　睡眠：□正常 □失眠(描述：_____)

　　吸烟：□无 □偶尔吸烟 □经常吸烟____年____支/d □已戒____年

　　饮酒：□无 □偶尔饮酒 □经常饮酒____年____ml/d □已戒____年

　　药物依赖：□无 □有(药名/剂量_____)

既往史

　　既往健康状况：□良好 □一般 □较差

　　既往患病/住院史：□无 □有(描述：_____)

传染病史:□无　□有(描述:_____)

预防接种史:□无　□有(描述:_____)

手术外伤史:□无　□有(描述:_____)

输血史:□无　□有　□血型:_____

过敏史:□无　□有(药物_____食物_____其他_____)

婚姻史:结婚年龄_____配偶健康状况:□健在　□患病　□已故(死因:_____)

生育史:妊娠_____次　顺产_____胎　流产_____胎　死产_____胎

月经史:初潮年龄_____岁　周期_____天　行经期_____天

　　　末次月经日期_____或绝经年龄_____

家庭健康史

父:□健在　□患病_____　□已故(死因:_____)

母:□健在　□患病_____　□已故(死因:_____)

子女:□健在　□患病_____　□已故(死因:_____)

兄弟姐妹:□健在　□患病_____　□已故(死因:_____)

心理评估

对自我的看法:□满意　□不满意　□其他_____

情绪:□镇静　□易激动　□焦虑　□恐惧　□悲哀　□其他_____

对疾病的认识:□完全　□部分　□不认识　□未被告知

过去1年内重要生活事件:□无　□有(_____)

遇到困难最愿意倾诉的对象:□父母　□子女　□其他_____

宗教信仰:□无　□有(_____)

社会评估

家庭关系:□和睦　□冷淡　□紧张

婚姻状况:□未婚　□已婚　□离婚　□丧偶　□其他_____

居住情况:□独居　□与家人同住　□与亲友同住　□养老院　□其他_____

职业情况:□在岗　□退休　□下岗　□务农　□无业　□个体经营　□丧失劳动力

文化程度:□文盲　□小学　□初中　□高中/中专　□大专　□大学及以上

社会交往情况:□正常　□较少　□回避

医疗费支付形式:□自费　□公费　□医疗保险　□其他_____

住院顾虑:□无　□经济负担　□自立能力　□预后　□其他_____

带教老师:_____评估者_____　　　_____年_____月_____日

实践二　一般状态及头颈部评估

【知识准备】

1. 视诊、触诊、叩诊、听诊、嗅诊的基本方法。

2. 一般状态及头颈部的主要内容。

【实践目标】

1. 能掌握一般状态及头颈部的评估内容、评估方法、正常表现。

2. 能识别常见一般状态及头颈部的异常体征的临床意义。

3. 善于沟通,注意保护被评估者的隐私。

【实践学时】 2 学时。

【实践准备】

1. 评估者准备　衣帽整洁,举止端庄,剪短指甲,洗手,戴口罩。

2. 被评估者准备　向被评估者说明事由,取得理解和支持。

3. 用物准备　床单元、时钟(表)、体温计、听诊器、血压计、手电筒、压舌板、体重计、软尺、棉签、直尺、笔、记录纸等。

4. 环境准备　安静、整洁,光线、温度、湿度适宜,酌情关闭门窗、屏风遮挡。

【实践步骤】

1. 分组示教　男女生分到不同实训室,每 8～10 人一组,选取一名学生为被评估者,教师边讲解边操作示范。

2. 学生练习　学生每 2 人一组,互为被评估者进行操作练习。

3. 小结评价　教师任意抽取一组学生进行操作展示,其他学生观看;操作完后,先由学生指出存在的不足,然后教师进行评价;最后,教师归纳小结。

【实践内容】

1. 生命体征　测量体温、脉搏、呼吸、血压。

2. 全身状态　观察意识状态、发育与体型、营养状态、面容与表情、体位、步态。

3. 皮肤黏膜　评估颜色、温度、弹性、水肿、皮疹、皮下出血。

4. 淋巴结　按顺序触诊浅表淋巴结。

5. 头部　测量头颅大小;观察眼睑、眼球、角膜、巩膜,观察瞳孔大小,检查对光反射;观察外耳,触诊乳突;观察鼻外形、鼻腔,触诊鼻窦;观察口唇、口腔黏膜、牙齿牙龈、舌、咽后壁及扁桃体。

6. 颈部　观察颈部血管,触诊甲状腺大小和气管位置。

【实践报告】

实践报告

课程名称:＿＿＿＿＿＿＿＿　　实践项目:＿＿＿＿＿＿＿　　实践地点:＿＿＿＿＿＿＿

被评估者姓名:＿＿＿＿＿＿　　性别:＿＿＿＿＿＿　　年龄:＿＿＿＿＿

生命体征:T＿＿＿℃　P＿＿＿次/min　R＿＿＿次/min　BP＿＿＿＿mmHg　身高＿＿＿cm　体重＿＿＿kg

一般状态:

意识:□清楚　□嗜睡　□意识模糊　□昏睡　□浅昏迷　□深昏迷　□谵妄

发育:□正常　□异常(描述:＿＿＿＿＿＿＿＿＿＿＿＿＿＿＿＿＿＿)

营养:□良好　□中等　□不良

面容:□正常　□病容(类型:＿＿＿＿＿＿＿＿＿)

体位:□自动体位　□被动体位　□强迫体位(类型:＿＿＿＿＿＿＿＿)

步态:□正常　□异常(类型:＿＿＿＿＿＿＿＿)

皮肤黏膜:

颜色:□正常　□发红　□苍白　□发绀　□黄染　□色素沉着/脱失　□其他＿＿＿＿＿＿

湿度:□正常　□潮湿　□干燥

温度:□正常　□热　□冷

弹性:□正常　□减退

水肿:□无　□有(部位/程度:＿＿＿＿＿＿＿＿＿＿＿＿＿＿)

肝掌:□无　□有(部位/程度:＿＿＿＿＿＿＿＿＿＿＿＿＿＿)

蜘蛛痣:□无　□有(部位/数量:＿＿＿＿＿＿＿＿＿＿＿＿＿)

完整性:□完整　□皮疹　□皮下出血(部位/范围:＿＿＿＿＿＿)　□其他＿＿＿＿＿＿

淋巴结:□正常　□肿大(部位/大小/数量/质地/活动度:＿＿＿＿＿＿＿＿)

头部:

眼睑:□正常　□水肿

结膜:□正常　□水肿　□出血

巩膜:□正常　□黄染

瞳孔:□正常　□异常(大小/形状:＿＿＿＿＿＿)　对光反射:□正常　□迟钝　□消失

耳:乳突压痛□无　□有

鼻:鼻窦压痛□无　□有(部位:＿＿＿＿＿＿＿)

口唇:□红润　□发绀　□红肿　□苍白　□疱疹　□歪斜

口腔黏膜:□正常　□充血　□糜烂溃疡　□其他(描述:＿＿＿＿＿＿)

扁桃体:□正常　□肿大(□Ⅰ度　□Ⅱ度　□Ⅲ度)

牙齿:□完好　□缺齿　□龋齿　□义齿

颈部:

颈静脉:□正常　□充盈

甲状腺:□正常　□肿大(□Ⅰ度　□Ⅱ度　□Ⅲ度)　听诊:血管杂音□有　□无

气管:□居中　□偏移

带教老师:＿＿＿＿＿＿　评估者:＿＿＿＿＿　＿＿＿＿年＿＿＿月＿＿＿日

实践三　胸廓及肺部评估

【知识准备】

1. 胸部的解剖生理概要。

2. 肺的体表投影。

3. 视诊、触诊、叩诊、听诊的基本方法。

4. 五种叩诊音的鉴别。

【实践目标】

1. 熟练掌握肺部评估,并对评估结果作出正确判断。

2. 学会胸廓、胸壁和乳房的评估。

【实践学时】 2学时。

【实践准备】

1. 评估者准备　衣帽整洁,举止端庄,剪短指甲,洗手,戴口罩。

2. 被评估者准备　向被评估者说明事由,取得理解和支持。

3. 用物准备　床单元、时钟(表)、听诊器、直尺、三角尺(大)、记号笔、记录纸、笔等。

4. 环境准备　安静、整洁,光线、温度、湿度适宜,酌情关闭门窗、屏风遮挡。

【实践步骤】

1. 分组示教　男女生分到不同实训室,每8～10人一组,选取一名学生为被评估者,教师边讲解边操作示范。

2. 学生练习　学生每2人一组,互为被评估者进行操作练习。

3. 小结评价　教师任意抽取一组学生进行操作展示,其他学生观看;操作完后,先由学生指出存在的不足,然后教师进行评价;最后,教师归纳小结。

【实践内容】

1. 胸廓胸壁　观察胸部体表标志;观察胸廓的形状。

2. 肺和胸膜评估　观察呼吸运动,呼吸频率、节律、深度;触诊胸廓扩张度、语音震颤;叩诊胸部叩诊音、肺下界及移动范围;听诊呼吸音。

【实践报告】

实践报告

课程名称:＿＿＿＿＿＿＿＿　实践项目:＿＿＿＿＿＿＿　实践地点:＿＿＿＿＿＿＿

被评估者姓名:＿＿＿＿＿＿　性别:＿＿＿＿＿　年龄:＿＿＿＿＿

胸廓评估:

外形:前后径与左右径之比＿＿＿＿　□正常　□桶状胸　□扁平胸　□鸡胸　□其他＿＿＿＿

胸壁静脉:□未见　□充盈　□曲张　血流方向＿＿＿＿＿

皮下气肿:□无　□有(部位＿＿＿＿＿＿＿＿＿)

胸壁压痛:□无　□有(部位＿＿＿＿＿＿＿＿＿)

肺部评估:

视诊:呼吸运动:类型:□胸式呼吸　□腹式呼吸

　　　　　　　　强度:□正常　□增强　□减弱(部位＿＿＿＿＿＿＿＿＿＿＿)

　　　呼吸困难:□无　□有(特点＿＿＿＿＿＿＿＿＿＿＿＿＿＿＿)

　　　呼吸频率:＿＿＿＿＿＿＿次/min

　　　呼吸深度:□适宜　□变浅　□变深(特点＿＿＿＿＿＿＿＿＿)

　　　呼吸节律:□规则　□不规则(□潮式呼吸　□间停呼吸　□呼吸停止)

触诊:胸廓扩张度:□左右一致　□不一致　□增强　□减弱(部位＿＿＿＿＿＿＿＿)

语音震颤:□正常　□增强　□减弱(部位＿＿＿＿＿＿＿)

胸膜摩擦感:□无　□有(部位＿＿＿＿＿＿＿)

叩诊:叩诊音:□正常　□异常(呈＿＿＿＿音　部位＿＿＿＿＿)

肺下界:锁骨中线左＿＿＿右＿＿＿　腋中线左＿＿＿右＿＿＿

肩胛角线左＿＿＿右＿＿＿

肺下界移动度:＿＿＿＿cm

听诊:呼吸音:□正常　□增强　□减弱　□增粗　□管状呼吸音

(部位＿＿＿＿＿＿　特点＿＿＿＿＿＿)

干啰音:□无　□有(部位＿＿＿＿＿　特点＿＿＿＿＿＿＿＿＿)

湿啰音:□无　□有(部位＿＿＿＿＿　特点＿＿＿＿＿＿＿＿＿)

语音共振:□正常　□增强　□减弱(部位＿＿＿＿＿＿＿)

胸膜摩擦音:□无　□有(部位＿＿＿＿＿＿＿)

带教老师:＿＿＿＿＿＿　　评估者:＿＿＿＿＿＿　　＿＿＿年＿＿＿月＿＿＿日

实践四　心脏及血管评估

【知识准备】

1. 心脏及血管的解剖生理概要。

2. 心脏的体表投影。

3. 心脏评估的基本方法及内容。

【实践目标】

1. 熟练掌握心脏的评估,并对评估结果作出正确判断。

2. 学会血管的评估。

【实践学时】 2学时。

【实践准备】

1. 评估者准备　衣帽整洁,举止端庄,剪短指甲,洗手,戴口罩。

2. 被评估者准备　向被评估者说明事由,取得理解和支持。

3. 用物准备　床单元、时钟(表)、听诊器、直尺、三角尺(大)、记号笔、记录纸、笔等。

4. 环境准备　安静、整洁,光线、温度、湿度适宜,酌情关闭门窗、屏风遮挡。

【实践步骤】

1. 分组示教　男女生分到不同实训室,每8~10人一组,选取一名学生为被评估者,教师边讲解边操作示范。

2. 学生练习　学生每2人一组,互为被评估者进行操作练习。

3. 小结评价　教师任意抽取一组学生进行操作展示,其他学生观看;操作完后,先由学生指出存在的不足,然后教师进行评价;最后,教师归纳小结。

【实践内容】

1. 观察心前区外形、心尖冲动。
2. 触诊心尖冲动、心前区震颤、心包摩擦感。
3. 叩诊心脏浊音界。
4. 按顺序听诊心音及杂音。
5. 评估周围血管。

【实践报告】

实践报告

课程名称：_____ 实践项目：_____ 实践地点：_____

被评估者姓名：_____ 性别：_____ 年龄：_____

心脏评估

   视诊：心前区外形：□与右胸相应部位对称　□心前区隆起

       心尖冲动：□无　□有（位置和范围_____）

       位置改变：□无　□有（特点_____）

   触诊：心尖冲动：□无　□有（位置和范围_____）

       位置改变：□无　□有（特点_____）

       震颤：□无　□有（部位及特点_____）

       心包摩擦感：□无　□有（部位及特点_____）

   叩诊：心脏相对浊音界：□正常　□浊音界改变（特点_____）

       左锁骨中线距前正中线距离_____cm

右界 /cm	肋间	左界 /cm
	II	
	III	
	IV	
	V	

   听诊：心率：_____次 /min

       心律：□规则　□心律不齐（特点_____）

         期前收缩：□无　□有

         心房颤动：□无　□有

       心音：第一心音：□强度正常　□增强　□减弱

         第二心音：□强度正常　□增强　□减弱

         舒张早期奔马律：□无　□有（部位及特点_____）

         心脏杂音：□无　□有（部位及特点_____）

         心包摩擦音：□无　□有

血管评估

周围血管征:水冲脉:□无　□有

枪击音:□无　□有

杜柔双重杂音:□无　□有

毛细血管搏动征:□无　□有

带教老师:_____　评估者:_____　_____年_____月_____日

实践五　腹部评估

【知识准备】

1. 腹部的解剖生理概要。

2. 腹部的体表标志和分区。

3. 腹部评估的方法、内容。

【实践目标】 熟练掌握腹部评估内容和方法,并能正确判断评估结果。

【实践学时】 2学时。

【实践准备】

1. **评估者准备** 衣帽整洁,举止端庄,剪短指甲,洗手,戴口罩。

2. **被评估者准备** 向被评估者说明事由,取得理解和支持。

3. **用物准备** 床单元、时钟(表)、听诊器、皮尺、棉签、记录纸、笔等。

4. **环境准备** 安静、整洁,光线、温度、湿度适宜,酌情关闭门窗、屏风遮挡。

【实践步骤】

1. **分组示教** 男女生分到不同实训室,每8~10人一组,选取一名学生为被评估者,教师边讲解边操作示范。

2. **学生练习** 学生每2人一组,互为被评估者进行操作练习。

3. **小结评价** 教师任意抽取一组学生进行操作展示,其他学生观看;操作完后,先由学生指出存在的不足,然后教师进行评价;最后,教师归纳小结。

【实践内容】

1. 观察腹部体表标志、分区。

2. 观察腹部外形、呼吸运动、腹壁静脉、胃肠型及蠕动波;触诊腹壁紧张度、压痛及反跳痛,肝、脾、胆囊;腹部叩诊音、肝界、移动浊音,肝肾区叩击痛。听肠鸣音、振水音。

3. 评估顺序按照视诊、听诊、触诊、叩诊顺序进行。

腹部评估实践报告

课程名称：_____　　实践项目：_____　　实践地点：_____

被评估者姓名：_____　　性别：_____　　年龄：_____

腹部

　　视诊：腹部外形：□正常　□凹陷　□膨隆

　　　　　胃／肠型：□无　□有

　　　　　腹壁静脉曲张：□未见　□充盈　□曲张　血流方向_____

　　　　　呼吸运动：类型：□胸式呼吸　□腹式呼吸

　　触诊：腹肌紧张：□无　□有　强度：□正常　□增强　□减弱（部位_____）

　　　　　压痛：□无　□有　　反跳痛：□无　□有

　　　　　肝大：□无　□有（肋下_____cm，剑下_____cm）

　　　　　脾大：□无　□有_____

　　　　　腹部肿块：□无　□有　部位_____，大小_____cm

　　　　　墨菲征：□阴性　□阳性

　　叩诊：叩诊音：□正常　□异常（呈_____音）部位_____

　　　　　肝上下径：_____cm

　　　　　移动性浊音：□阴性　□阳性

　　　　　肝叩击痛：□无　□有　　　肾叩击痛：□无　□有

　　听诊：肠鸣音_____次／min，□增强　□减弱

　　　　　振水音：□无　□有

带教老师：_____　　评估者：_____　　_____年_____月_____日

实践六　脊柱、四肢及神经系统评估

【知识准备】 脊柱与四肢、神经系统评估的方法、内容。

【实践目标】

1. 学会脊柱、四肢和神经系统评估的评估方法。

2. 能正确判断病理反射和脑膜刺激征阳性。

【实践学时】 2学时。

【实践准备】

1. 评估者准备　衣帽整洁，举止端庄，剪短指甲，洗手，戴口罩。

2. 被评估对象准备　向被评估对象说明事由，取得理解和支持。

3. 用物准备　床单元、叩诊锤、棉签、大头针、记录纸、笔等。

4. 环境准备　安静、整洁，光线、温度、湿度适宜，酌情关闭门窗、屏风遮挡。

【实践步骤】

1. 分组示教　每8～10人一组，选取一名学生为被评估者，教师边讲解边操作示范。

2. 学生练习　学生每2人一组,互为被评估者进行操作练习。

3. 小结评价　教师任意抽取一组学生进行操作展示,其他学生观看;操作完后,先由学生指出存在的不足,然后教师进行评价;最后,教师归纳小结。

【实践内容】

1. 观察脊柱弯曲度、活动度,检查脊柱压痛、叩击痛。

2. 观察四肢和关节的形态和运动功能。

3. 检查四肢的肌力、肌张力、触觉、痛觉,注意两侧对比。

4. 检查角膜反射、腹壁反射、肱二头肌反射、肱三头肌反射、膝腱反射、跟腱反射;检查巴宾斯基征、查多克征、奥本海姆征、戈登征;检查颈项强直、克尼格征、布鲁津斯基征。

实践报告

课程名称:＿＿＿＿＿＿＿＿　实践项目:＿＿＿＿＿＿＿　实践地点:＿＿＿＿＿＿＿

被评估者姓名:＿＿＿＿＿＿　性别:＿＿＿＿＿＿＿　年龄:＿＿＿＿＿＿

脊柱四肢

脊柱:弯曲度:□正常　□畸形(描述:＿＿＿＿＿＿＿＿＿＿＿＿＿＿＿＿＿)

活动:□正常　□受限(描述:＿＿＿＿＿＿＿＿＿＿＿＿＿＿＿＿＿)

压痛:□无　□有(描述:＿＿＿＿＿＿＿＿＿＿＿＿＿＿＿＿＿)

叩击痛:□无　□有(描述:＿＿＿＿＿＿＿＿＿＿＿＿＿＿＿＿)

四肢:形态:□正常　□畸形(描述:＿＿＿＿＿＿＿＿＿＿＿＿＿＿＿＿)

运动:□正常　□受限(描述:＿＿＿＿＿＿＿＿＿＿＿＿＿＿＿＿)

神经系统

疼痛:□无　□有(部位＿＿＿＿＿＿＿＿＿＿＿＿＿＿＿)

疼痛程度:□无痛　□轻微疼痛　□比较痛　□非常痛　□剧痛

肌张力:□正常　□增强　□减弱

肢体瘫痪:□无　□有(描述:＿＿＿＿＿＿＿＿＿)肌力:＿＿＿＿级

浅反射:角膜反射:□正常　□异常(描述:＿＿＿＿＿＿＿＿＿＿＿＿＿＿)

腹壁反射:□正常　□异常(描述:＿＿＿＿＿＿＿＿＿＿＿＿＿＿)

深反射:肱二头肌反射:□正常　□异常(描述:＿＿＿＿＿＿＿＿＿＿＿＿)

肱三头肌反射:□正常　□异常(描述:＿＿＿＿＿＿＿＿＿＿＿＿)

膝腱反射:□正常　□异常(描述:＿＿＿＿＿＿＿＿＿＿＿＿＿＿)

跟腱反射:□正常　□异常(描述:＿＿＿＿＿＿＿＿＿＿＿＿＿＿)

病理反射:巴宾斯基征:□阴性　□阳性(描述:□左侧　□右侧)

查多克征:□阴性　□阳性(描述:□左侧　□右侧)

奥本海姆征:□阴性　□阳性(描述:□左侧　□右侧)

戈登征:□阴性　□阳性(描述:□左侧　□右侧)

脑膜刺激征:□无＿＿＿＿＿＿＿□有(描述:＿＿＿＿＿＿＿＿＿＿＿)

带教老师:＿＿＿＿＿＿　评估者:＿＿＿＿＿　＿＿＿年＿＿＿月＿＿＿日

实践七　实验室检测见习及报告单阅读

【知识准备】

1. 实验室检测的标本采集方法。

2. 实验室检测项目正常参考值及异常结果的临床意义。

【实践目标】

1. 具有无菌操作的职业观念、职业安全意识。

2. 学会常用实验室检测标本采集和报告单的阅读。

【实践学时】　1 学时。

【实践准备】

1. 评估者准备　衣帽整洁,衣着得体,举止端庄,戴好口罩。

2. 教师准备　协调医院检验科;若无条件到医院见习,准备实验室检测相关视频、实验室检测报告单。

【实践步骤】

1. 方法一　医院检验科见习。

(1) 学生每 8～10 人为一组,参观医院检验科。

(2) 带教老师介绍检验仪器设备的使用方法、功能,示教标本采集、检验操作。

(3) 带教老师选取临床检验报告单给学生阅读讨论。

(4) 完成实践报告。

2. 方法二　观看实验室检测相关视频。

(1) 观看实验室检测相关视频。

(2) 学生每 8～10 人为一组,教师出示典型临床检验报告单。

(3) 学生阅读讨论检验报告单。

(4) 完成实践报告。

【实践内容】

1. 实验室检测标本采集。

2. 阅读分析临床检验报告单。

【实践报告】

实践报告

课程名称:_____　实践项目:_____　实践地点:_____

检测报告单

（粘贴处）

检测报告单分析

带教老师：_____　　　评估者：_____　　　_____年_____月_____日

实践八　心电图描记与分析

【知识准备】

1. 心电图各导联的连接方式。

2. 心电图的测量、各波段正常范围。

3. 心电图的分析方法。

【实践目标】

1. 培养尊重、关爱并服务患者的职业态度及行为规范,学习护患有效沟通。

2. 学会测量心电图各波段的时间及振幅,并对照正常范围分析。

3. 通过规范心电图描记操作,获得高质量心电图供分析使用。

【实践学时】　2学时。

【实践准备】

1. 评估者准备　衣帽整洁,举止端庄,沉着镇定。

2. 被评估者准备　理解与配合,短暂休息,放松心情,平卧于床。

3. 用物准备　心电图机、记录纸、中性笔、生理盐水(或导电膏)、棉球(或棉签)、手消毒液等。

4. 环境准备　室内整洁温暖、安静舒适,酌情关闭门窗,屏风(或床帘)遮挡。

【实践步骤】

1. 分组示教　学生每8～10人一组,选取一名学生为被评估者,教师一边讲解操作要点和注意事项,一边示范操作。

2. 学生练习　各组选一名学生为被评估者,进行心电图描记操作练习。

3. 分析报告　学生测量并分析自己的心电图。

4. 小结评价　教师任意抽取一组学生进行心电图描记实操,其他学生观看,再对心电图测量分析提问;先由学生指出存在的不足,然后教师进行评价;最后,教师归纳小结。

【实践内容】

1. 设定心电图机。

2. 正确放置肢体导联和胸导联电极。

3. 描记心电图　依次记录12个导联的心电图,描记结束后整理用物,关闭电源。

4. 标记心电图纸　在描记好的心电图记录纸上标记被评估者姓名、性别、年龄、描记日期等,必要时标记各导联。

5. 初步分析心电图,填写心电图报告单。

【实践报告】

心电图描记实践报告单

课程名称:_____ 实践项目:_____ 实践地点:_____

被评估者姓名:_____ 性别:_____ 年龄:_____

描记图纸

（粘贴处）

测量内容

1. 走纸速度_____mm/s 定准电压_____mV/mm

2. 心率:心房率_____次/min 心室率_____次/min

3. 心电轴:□不偏 □左偏 □右偏 □不确定电轴

4. P波:时间_____s

   电压_____mV(Ⅱ导联)

   方向:Ⅰ导联_____ Ⅱ导联_____ aVR导联_____ aVF导联_____

5. PR间期_____s

6. QRS波群:时间_____s

   电压:R_I_____mV R_{aVR}_____mV R_{aVL}_____mV

   R_{aVF}_____mV R_{V_1}_____mV R_{V_5}_____mV

   波形:aVR呈_____ V_1呈_____ V_5呈_____

7. ST段(各导联抬高、下移数值):_____

8. T波(各导联低平、倒置情况):_____

9. QT间期_____s

心电图初步分析

带教老师:_____ 评估者:_____ ____年____月____日

实践九 影像学检查见习

【知识准备】

1. X线、超声检查的基本原理。

2. X线、超声检查的常用方法。

3. X线、超声检查的临床应用。

【实践目标】

1. 具有 X 线检查防护的意识。

2. 学会影像学检查前的护理。

3. 学会正确指导患者选择适宜的影像学检查方法。

【实践学时】 1 学时。

【实践准备】

1. 学生准备 衣帽整洁,衣着得体,举止端庄。

2. 教师准备 联系医院放射科、超声科。若无条件到医院见习,应准备影像学检查相关视频。

【实践步骤】

1. 方法一 放射科、超声科见习。

(1)学生分为两组,一组到超声科,另一组到放射科。

(2)带教老师介绍影像学检查的基本原理、临床应用和检查前的护理,重点介绍 X 线和超声检查的临床应用;演示基本图像。

(3)两组交换见习科室。

2. 方法二 观看影像学检查相关视频。

【实践内容】

1. 透视、摄影检查前的护理、基本图像。

2. 超声检查前的护理、基本图像。

实践十 健康资料收集与入院护理评估单书写

【知识准备】

1. 健康资料的主要内容。

2. 入院护理评估单的格式和书写要求。

【实践目标】

1. 熟练掌握健康资料的收集。

2. 学会正确、完整填写入院护理评估单。

3. 具有科学的临床思维。

【实践学时】 2 学时。

【实践准备】

1. 教师准备 与医院相关临床科室联系,准备病情稳定、症状和体征明显的患者或准备模拟患者;或教师准备一份病史资料比较详尽的病案。

2. 评估者准备　了解有关患者的信息,结合入院护理评估单明确需要向患者收集的内容。

3. 被评估者准备　妥善安置患者,向患者说明评估的意义,取得理解和配合,必要时需家属或其照顾者陪伴。

4. 用物准备　记录纸、笔、需要的评估测量工具、患者病历等。

5. 环境准备　安静、整洁,光线、温度、湿度适宜,必要时关闭门窗、屏风遮挡。

【实践步骤】

1. 方法一

(1)教师示教:带教老师对患者进行健康史采集、身体评估、心理社会评估,翻阅患者辅助检查阳性结果,对所有资料进行归纳分析。

(2)学生练习:学生每8～10人为一组,选取一名学生为被评估者,在教师或医院带教老师指导下进行健康史采集、身体评估和心理社会评估,并通过病历阅读各种辅助检查报告;最后进行整理、分析,并作出护理诊断。

(3)教师小结:带教老师对健康史采集、身体评估和心理社会评估的方法、内容、护理诊断进行评价。

(4)填写入院护理评估单:根据收集的健康资料,完成入院护理评估单。

2. 方法二

(1)展示病历:带教老师出示准备的病例相关资料。

(2)学生分析、讨论:学生每8～10人为一组,进行分析、讨论,并提出护理诊断。

(3)教师小结:带教老师对各组讨论的护理诊断进行评价。

(4)填写入院护理评估单:根据病例健康资料,完成入院护理评估单。

【实践报告】　详见第九章表9-1入院护理评估单。

附 表

附表一 罗森堡自尊量表

项目	评分			
1. 总的来说我对自己满意	SA	A	D*	SD*
2. 有时我觉得自己一点都不好	SA*	A*	D	SD
3. 我觉得我有不少优点	SA	A	D*	SD*
4. 我和绝大多数人一样能干	SA	A	D*	SD*
5. 我觉得我没有什么值得骄傲的	SA*	A*	D	SD
6. 有时我真觉得自己没有用	SA*	A*	D	SD
7. 我觉得我是个有价值的人	SA	A	D*	SD*
8. 我能多一点自尊就好了	SA*	A*	D	SD
9. 无论如何我都觉得自己是个失败者	SA*	A*	D	SD
10. 我总以积极的态度看待自己	SA	A	D*	SD*

使用说明:该量表包含10个与测评自尊有关的项目,回答方式为:非常同意(SA)、同意(A)、不同意(D)、非常不同意(SD)。标有"*"的答案表示自尊低下。

附表二 Avillo 情绪情感形容词检表

形容词	1	2	3	4	5	6	7	形容词
变化的								稳定的
举棋不定的								自信的
沮丧的								高兴的
孤立的								合群的
混乱的								有条理的
漠不关心的								关切的
冷淡的								热情的
被动的								主动的
冷漠的								有兴趣的
孤僻的								友好的
不适的								舒适的
神经质的								冷静的

使用说明:该表有12对意思相反的形容词,让被评估者从每一组形容词中选出符合目前情绪与情感的词,并给予相应得分。总分在84分以上,提示情绪情感积极;否则,提示情绪情感消极。该表特别适用于不能用语言表达自己情绪情感或对自己情绪情感定位不明者。

附表三　Zung 焦虑状态自评量表

项目	偶尔	有时	经常	持续
1. 我觉得比平常容易紧张和着急	☐	☐	☐	☐
2. 我无缘无故地感到害怕	☐	☐	☐	☐
3. 我容易心里烦乱或觉得惊恐	☐	☐	☐	☐
4. 我觉得我可能将要发疯	☐	☐	☐	☐
5. 我觉得一切都好,也不会发生什么不幸 *	☐	☐	☐	☐
6. 我手脚发抖、打颤	☐	☐	☐	☐
7. 我因为头痛、颈痛和背痛而苦恼	☐	☐	☐	☐
8. 我感觉容易衰弱和疲乏	☐	☐	☐	☐
9. 我觉得心平气和,并且容易安静坐着 *	☐	☐	☐	☐
10. 我觉得心跳得很快	☐	☐	☐	☐
11. 我因为一阵阵头晕而苦恼	☐	☐	☐	☐
12. 我有晕倒发作,或觉得要晕倒似的	☐	☐	☐	☐
13. 我吸气、呼气都感到很容易 *	☐	☐	☐	☐
14. 我的手脚麻木和刺痛	☐	☐	☐	☐
15. 我因为胃痛和消化不良而苦恼	☐	☐	☐	☐
16. 我常常要小便	☐	☐	☐	☐
17. 我的手常常是干燥温暖的 *	☐	☐	☐	☐
18. 我脸红发热	☐	☐	☐	☐
19. 我容易入睡并且一夜睡得很好 *	☐	☐	☐	☐
20. 我经常做噩梦	☐	☐	☐	☐

使用说明:请被评估者仔细阅读每一个项目,读懂后根据最近 1 周的实际情况在相应的方格内打钩。如果患者文化程度太低看不懂问题内容,可由评估者逐项念给患者听,然后由患者自己作出评定。每个条目均按 1、2、3、4(负性陈述),或 4、3、2、1(正性陈述,表中带"*"者)四级评分。评定完后将 20 项评分相加得总分,然后乘以 1.25,取其整数部分,即标准总分。正常人的标准总分在 50 分以下,50～59 分为轻度焦虑,60～69 分为中度焦虑,70～79 分为重度焦虑。

附表四　抑郁状态自评量表

项目	偶尔	有时	经常	持续
1. 我觉得闷闷不乐,情绪低沉	☐	☐	☐	☐
2. 我觉得一天中早晨最好 *	☐	☐	☐	☐
3. 我一阵阵地哭出来或觉得想哭	☐	☐	☐	☐
4. 我晚上睡眠不好	☐	☐	☐	☐

项目	偶尔	有时	经常	持续
5. 我吃得跟平常一样多 *	☐	☐	☐	☐
6. 我与异性密切接触时和以往一样感到愉快 *	☐	☐	☐	☐
7. 我发觉我的体重在下降	☐	☐	☐	☐
8. 我有便秘的苦恼	☐	☐	☐	☐
9. 我心跳比平常快	☐	☐	☐	☐
10. 我无缘无故地感到疲乏	☐	☐	☐	☐
11. 我的头脑跟平常一样清醒 *	☐	☐	☐	☐
12. 我觉得经常做的事情并没有困难 *	☐	☐	☐	☐
13. 我觉得不安而平静不下来	☐	☐	☐	☐
14. 我对将来抱有希望 *	☐	☐	☐	☐
15. 我比平常容易生气、激动	☐	☐	☐	☐
16. 我觉得作出决定是容易的 *	☐	☐	☐	☐
17. 我觉得自己是个有用的人,有人需要我 *	☐	☐	☐	☐
18. 我的生活过得很有意思 *	☐	☐	☐	☐
19. 我认为如果我死了,别人会生活得好些	☐	☐	☐	☐
20. 我平常感兴趣的事我仍然照样感兴趣 *	☐	☐	☐	☐

使用说明:每个项目评分方法按 1、2、3、4(负性陈述)或 4、3、2、1(正性陈述,表中带"*"者)四级评分,记在表格评定栏。评定完后将 20 项评分相加得总分,然后乘以 1.25,取其整数部分,即标准总分。正常人的标准总分在 50 分以下,50～59 分为轻度抑郁,60～69 分为中度抑郁,70～79 分为重度抑郁。

附表五　Smilkstein 家庭功能评定量表

家庭功能	经常	有时	很少

1. 我满意当我遇到困难时可以向家人求助

补充说明:

2. 我满意家人与我讨论各种事情及分担问题的方式

补充说明:

3. 我满意当我从事新的活动或发展方向时家人能接受并给予支持

补充说明:

4. 我很满意家人对我表达感情的方式以及对我的情绪的反应

补充说明:

5. 我很满意家人与我共度时光的方式

补充说明:

评分方法:经常得 3 分,有时得 2 分,很少得 1 分。评价标准:总分在 7～10 分表示家庭功能良好;4～6 分表示家庭功能中度障碍;0～3 分表示家庭功能严重障碍。

附表六　Procidano 和 Heller 家庭支持量表

家庭支持度	是	否
1. 我的家人给予我所需的精神支持		
2. 遇到棘手的事时我的家人帮我出主意		
3. 我的家人愿意倾听我的想法		
4. 我的家人给予我情感支持		
5. 我与家人能开诚布公地交谈		
6. 我与家人分享我的爱好与兴趣		
7. 我的家人能时时察觉到我的需求		
8. 我的家人善于帮助我解决问题		
9. 我与家人感情深厚		

评分方法：是得 1 分，否得 0 分。总分越高，家庭支持度越高。

附表七　住院患者压力评定量表

编号	事件	权重	编号	事件	权重
1	和陌生人同住一室	13.9	26	担心给医护人员增添负担	24.5
2	不得不改变饮食习惯	15.4	27	想到住院后收入会减少	25.9
3	不得不睡在陌生的床上	15.9	28	对药物不能耐受	26.0
4	不得不穿病员服	16.0	29	听不懂医护人员的话	26.4
5	四周有陌生机器	16.8	30	想到将长期用药	26.4
6	夜里被护士叫醒	16.9	31	家人没来探视	26.5
7	生活上不得不依赖别人的帮助	17.0	32	不得不做手术	26.9
8	不能在需要时读报、看电视、听收音机	17.7	33	因住院而不得不离开家	27.1
9	同室病友的探视者太多	18.1	34	毫无准备而突然住院	27.2
10	四周气味难闻	19.1	35	按呼叫器无人应答	27.3
11	不得不整天睡在床上	19.4	36	不能支付医疗费用	27.4
12	同室病友病情严重	21.2	37	有问题得不到解答	27.6
13	排便、排尿需他人帮助	21.5	38	思念家人	28.4
14	同室病友不友好	21.6	39	靠鼻饲进食	29.2
15	没有亲友探视	21.7	40	用止痛药无效	31.2
16	病房色彩太鲜艳、太刺眼	21.7	41	不清楚治疗目的和效果	31.9
17	想到外貌会改变	22.7	42	疼痛时未用止痛药	32.4
18	节日或家庭纪念日住院	22.3	43	对疾病缺乏认识	34.0

编号	事件	权重	编号	事件	权重
19	想到手术或其他治疗可能带来痛苦	22.4	44	不清楚自己的诊断	34.1
20	担心配偶疏远自己	22.7	45	想到自己可能再也不能说话	34.5
21	只能吃不对胃口的食物	23.1	46	想到自己可能失去听力	34.5
22	不能与家人、朋友联系	23.4	47	想到自己患上严重疾病	34.6
23	对医生护士不熟悉	23.4	48	想到自己会失去肾脏或其他器官	39.2
24	因事故住院	23.6	49	想到自己可能得了癌症	39.2
25	不知道接受治疗和护理的时间	24.2	50	想到自己可能失去视力	40.6

评价标准：累计分越高，压力越大。

附表八 Jalowiec 应对方式评定量表

情感式应对方式	从不	偶尔	有时	经常	总是
1. 希望事情会变好					
2. 进食、吸烟、嚼口香糖					
3. 祈祷					
4. 紧张					
5. 担心					
6. 向朋友或家人寻求安慰和帮助					
7. 独处					
8. 一笑了之					
9. 置之不理					
10. 幻想					
11. 做最坏的打算					
12. 疯狂、大喊大叫					
13. 睡一觉，认为第二天事情就会变好					
14. 不担心，车到山前必有路					
15. 回避					
16. 干些体力活					
17. 将注意力转移至他人或他处					
18. 饮酒					
19. 认为事情已经无望而听之任之					
20. 认为自己命该如此而顺从					
21. 埋怨他人					
22. 变得神经质					

情感式应对方式	从不	偶尔	有时	经常	总是
23. 绝望、放弃					
24. 沉思					
25. 用药					
26. 努力控制局面					
27. 进一步分析研究所面临问题					
28. 寻求处理问题的其他办法					
29. 客观地看待问题					
30. 尝试寻找解决问题的最好方法					
31. 回想以往解决问题的办法					
32. 试图从情境中发现新的意义					
33. 将矛盾化解					
34. 设立解决问题的具体目标					
35. 接受现实					
36. 和相同处境的人商议解决问题的方法					
37. 努力改变当前情形					
38. 能做什么就做些什么					
39. 让他人来处理这件事					
40. 准备面对最坏的结果					

附表九　NANDA 护理诊断一览表（2021—2023）

领域 1：健康促进

娱乐活动减少	健康维护行为无效
有健康素养改善的趋势	健康自我管理无效
久坐的生活方式	有健康自我管理改善的趋势
有逃脱的危险	家庭健康自我管理无效
老年综合征	家庭维护行为无效
有老年综合征的危险	有家庭维护行为无效的危险
有体育锻炼增强的趋势	有家庭维护行为改善的趋势
社区保健缺乏	防护无效
有风险的健康行为	

领域 2：营养

营养失调：低于机体需要量	母乳分泌不足
有营养改善的趋势	母乳喂养无效

母乳喂养中断	有血糖不稳的危险
有母乳喂养改善的趋势	新生儿高胆红素血症
青少年进食动力无效	有新生儿高胆红素血症的危险
儿童进食动力无效	有肝功能受损的危险
婴儿喂养动力无效	有代谢综合征的危险
肥胖	有电解质失衡的危险
超重	有体液失衡的危险
有超重的危险	体液不足
婴儿吮吸吞咽反应无效	有体液不足的危险
吞咽障碍	体液过多

领域 3：排泄 / 交换

残疾相关尿失禁	有便秘的危险
排尿障碍	感知性便秘
混合性尿失禁	慢性功能性便秘
压力性尿失禁	有慢性功能性便秘的危险
急迫性尿失禁	排便功能障碍
有急迫性尿失禁的危险	腹泻
尿潴留	胃肠动力失调
有尿潴留的危险	有胃肠动力失调的危险
便秘	气体交换受损

领域 4：活动 / 休息

失眠	能量场失衡
睡眠剥夺	疲乏
有睡眠改善的趋势	漫游
睡眠型态紊乱	低效性呼吸型态
活动耐力下降	心输出量减少
有活动耐力下降的危险	有心输出量减少的危险
有废用综合征的危险	有心血管功能受损的危险
床上移动障碍	淋巴水肿自我管理无效
躯体移动障碍	有淋巴水肿自我管理无效的危险
轮椅移动障碍	自主呼吸障碍
坐位障碍	有血压不稳的危险
站立障碍	有血栓形成的危险
转移能力受损	有心脏组织灌注不足的危险
步行障碍	有脑组织灌注无效的危险

外周组织灌注无效	穿着自理缺陷
有外周组织灌注无效的危险	进食自理缺陷
呼吸机依赖	如厕自理缺陷
成人呼吸机依赖	有自理能力改善的趋势
沐浴自理缺陷	自我忽视

领域 5：感知 / 认知

单侧身体忽视	有知识增进的趋势
急性意识障碍	记忆功能障碍
有急性意识障碍的危险	思维过程紊乱
慢性意识障碍	有沟通增强的趋势
情绪失控	言语沟通障碍
冲动控制无效	无望感
知识缺乏	

领域 6：自我感知

无望感	长期低自尊
有信心增强的趋势	有长期低自尊的危险
有人格尊严受损的危险	情境性低自尊
自我认同紊乱	有情境性低自尊的危险
有自我认同紊乱的危险	体象紊乱
有自我概念改善的趋势	

领域 7：角色关系

养育障碍	家庭运作过程改变
有养育障碍的危险	有家庭运作过程改善的趋势
有养育增强的趋势	关系无效
照顾者角色紧张	有关系无效的危险
有照顾者角色紧张的危险	有关系改善的趋势
有依附关系受损的危险	父母角色冲突
家庭身份认同紊乱综合征	角色行为无效
有家庭身份认同紊乱综合征的危险	社会交往障碍
家庭运作过程失调	

领域 8：性

性功能障碍	有生育进程无效的危险
性生活型态无效	有生育进程改善的趋势
生育进程无效	有孕母与胎儿受干扰的危险

领域9：应对／压力耐受性

有复杂的移民调适危险	应对无效
创伤后综合征	有应对改善的趋势
有创伤后综合征的危险	社区应对无效
强暴创伤综合征	有社区应对改善的趋势
迁徙应激综合征	妥协性家庭应对
有迁徙应激综合征的危险	无能性家庭应对
活动计划无效	有家庭应对改善的趋势
有活动计划无效的危险	对死亡的焦虑
焦虑	无效性否认
防卫性应对	恐惧
适应不良性悲伤	持续性悲伤
有适应不良性悲伤的危险	压力负荷过重
有悲伤加剧的趋势	急性物质戒断综合征
情绪调控受损	有急性物质戒断综合征的危险
无能为力感	自主反射失调
有无能为力感的危险	有自主反射失调的危险
有能力增强的趋势	新生儿戒断综合征
心理弹性受损	婴儿行为紊乱
有心理弹性受损的危险	有婴儿行为紊乱的危险
有心理弹性增强的趋势	有婴儿行为调节改善的趋势

领域10：人生准则

有精神安适增进的趋势	道德困扰
有决策能力增强的趋势	宗教信仰减弱
抉择冲突	有宗教信仰减弱的危险
独立决策能力减弱	有宗教信仰增强的趋势
有独立决策能力减弱的危险	精神困扰
有独立决策能力增强的趋势	有精神困扰的危险

领域11：安全／保护

有感染的危险	有眼干燥症的危险
有术区感染的危险	眼干燥症自我管理无效
清理呼吸道无效	有口干的危险
有误吸的危险	有成人跌倒的危险
有出血的危险	有儿童跌倒的危险
牙齿受损	有受伤的危险

有角膜损伤的危险	组织完整性受损
乳头乳晕复合伤	有组织完整性受损的危险
有乳头乳晕复合伤的危险	有女性割礼的危险
有尿道损伤的危险	有对他人实施暴力的危险
有围手术期体位性损伤的危险	有对自己实施暴力的危险
有热损伤的危险	自残
口腔黏膜完整性受损	有自残的危险
有口腔黏膜完整性受损的危险	有自杀的危险
有周围神经血管功能障碍的危险	受污染
有躯体创伤的危险	有受污染的危险
有血管创伤的危险	有职业性损伤的危险
成人压力性损伤	有中毒的危险
有成人压力性损伤的危险	有碘对比剂不良反应的危险
儿童压力性损伤	有过敏反应的危险
有儿童压力性损伤的危险	有乳胶过敏反应的危险
新生儿压力性损伤	体温过高
有新生儿压力性损伤的危险	体温过低
有休克的危险	有体温过低的危险
皮肤完整性受损	新生儿体温过低
有皮肤完整性受损的危险	有新生儿体温过低的危险
有新生儿猝死的危险	有围手术期体温过低的危险
有窒息的危险	体温失调
术后康复迟缓	有体温失调的危险
有术后康复迟缓的危险	

领域 12：舒适

舒适度减弱	急性疼痛综合征
有舒适度增加的趋势	分娩痛
恶心	有孤独的危险
急性疼痛	社交孤立
慢性疼痛	

领域 13：生长 / 发展

儿童发育迟缓	新生儿运动发育迟缓
有儿童发育迟缓的危险	有新生儿运动发育迟缓的危险

教学大纲（参考）

一、课程性质

健康评估是中等卫生职业教育护理专业的一门重要专业核心课程。本课程的主要内容包括健康史评估、症状评估、身体评估、心理社会评估、常用实验室检测、心电图检查、影像学检查和护理病历书写等。本课程的主要任务是让学生系统掌握并灵活运用健康评估的基本理论、基本知识和基本技能，全面、系统收集被评估者的健康资料，对其生理、心理、社会等各方面的健康状况作出初步的科学判断，并按一定格式书写记录。本课程的先修课程包括解剖学基础、生理学基础、病理学基础、药物学基础等，同步和后续课程包括基础护理、内科护理、外科护理、妇产科护理、儿科护理等。

二、课程目标

（一）职业素养目标

1. 具有敬佑生命、救死扶伤、甘于奉献、大爱无疆的职业精神。

2. 具有良好的医疗护理质量和安全意识，自觉遵守卫生健康的法律法规和医疗护理操作规程。

3. 具有敬业专注、精益求精、传承创新的工匠精神，热爱护理工作，全心全意为患者服务，关心爱护患者，尊重患者人格，保护患者隐私。

4. 具有良好团队意识、协作精神和护理人文精神。

（二）知识目标

1. 掌握健康史评估的主要内容。

2. 熟悉常见症状的病因、评估要点。

3. 掌握身体评估的主要内容、评估方法，常见异常体征的临床意义。

4. 了解心理社会评估的常用方法和主要内容。

5. 熟悉实验室检测标本采集方法，了解常用实验室检测的正常参考值及异常结果的临床意义。

6. 掌握正常心电图，熟悉常见异常心电图。

7. 熟悉影像学检查的护理，了解常用影像学检查的临床应用。

8. 熟悉入院护理评估单的格式和内容，了解护理诊断的表述。

（三）技能目标

1. 学会健康史的采集。

2. 学会运用身体评估的基本方法进行全面系统身体评估。

3. 学会正确描记心电图，能识别正常心电图和常见异常心电图。

4. 学会收集健康资料，通过综合分析提出护理诊断，正确书写入院护理评估单。

三、教学时间分配

教学内容	学时		
	理论	实践	合计
一、绪论	0.5		0.5
二、健康史评估	1.5	2	3.5
三、症状评估	6		6
四、身体评估	12	10	22
五、心理社会评估	2		2
六、常用实验室检测	6	1	7
七、心电图检查	5	2	7
八、影像学检查	2	1	3
九、护理病历书写	1	2	3
合计	36	18	54

四、课程内容和要求

单元	教学内容	教学要求	教学活动参考	参考学时	
				理论	实践
一、绪论	1. 健康评估的发展 2. 健康评估的目的 3. 健康评估的内容 4. 健康评估的学习方法与要求	了解 了解 了解 了解	理论讲授	0.5	
二、健康史评估	（一）健康史评估的方法及注意事项 1. 健康史评估的方法 2. 健康史评估的注意事项 （二）健康史的内容 1. 一般资料 2. 主诉 3. 现病史 4. 日常生活状况 5. 既往史 6. 家族史 7. 心理社会状况	了解 了解 掌握 掌握 掌握 掌握 掌握 掌握 了解	理论讲授 多媒体示教	1.5	
	实践一　健康史评估	学会	角色扮演 技能实践		2

单元	教学内容	教学要求	教学活动参考	参考学时	
				理论	实践
三、症状评估	（一）发热				
	1. 病因	熟悉			
	2. 评估要点	熟悉			
	3. 相关护理诊断／问题	了解			
	（二）疼痛				
	1. 头痛				
	（1）病因	熟悉			
	（2）评估要点	熟悉			
	（3）相关护理诊断／问题	了解			
	2. 胸痛				
	（1）病因	熟悉			
	（2）评估要点	熟悉			
	（3）相关护理诊断／问题	了解			
	3. 腹痛				
	（1）病因	熟悉	理论讲授		
	（2）评估要点	熟悉	多媒体演示		
	（3）相关护理诊断／问题	了解	角色扮演	6	
	（三）咳嗽与咳痰		情景教学		
	1. 病因	熟悉	案例教学		
	2. 评估要点	熟悉			
	3. 相关护理诊断／问题	了解			
	（四）咯血				
	1. 病因	熟悉			
	2. 评估要点	熟悉			
	3. 相关护理诊断／问题	了解			
	（五）呼吸困难				
	1. 病因	熟悉			
	2. 评估要点	熟悉			
	3. 相关护理诊断／问题	了解			
	（六）黄疸				
	1. 病因	熟悉			
	2. 评估要点	熟悉			
	3. 相关护理诊断／问题	了解			

单元	教学内容	教学要求	教学活动参考	参考学时	
				理论	实践
三、症状评估	（七）恶心与呕吐				
	1. 病因	熟悉			
	2. 评估要点	熟悉			
	3. 相关护理诊断／问题	了解			
	（八）呕血				
	1. 病因	熟悉			
	2. 评估要点	熟悉			
	3. 相关护理诊断／问题	了解			
	（九）腹泻与便秘				
	1. 腹泻				
	（1）病因	熟悉			
	（2）评估要点	熟悉			
	（3）相关护理诊断／问题	了解			
	2. 便秘				
	（1）病因	了解			
	（2）评估要点	了解			
	（3）相关护理诊断／问题	了解			
	（十）意识障碍				
	1. 病因	熟悉			
	2. 评估要点	熟悉			
	3. 相关护理诊断／问题	了解			
	（十一）抽搐与惊厥				
	1. 病因	了解			
	2. 评估要点	了解			
	3. 相关护理诊断／问题	了解			
四、身体评估	（一）身体评估基本方法		理论讲授 多媒体演示 角色扮演 情景教学 案例教学 示教	12	
	1. 评估前准备	熟悉			
	2. 基本方法	掌握			
	（二）一般状态评估				
	1. 性别	了解			
	2. 年龄	了解			
	3. 生命体征	掌握			
	4. 意识状态	掌握			
	5. 营养状态	熟悉			

单元	教学内容	教学要求	教学活动参考	参考学时	
				理论	实践
四、身体评估	6. 发育与体型	熟悉			
	7. 面容与表情	熟悉			
	8. 体位	熟悉			
	9. 步态	熟悉			
	（三）皮肤黏膜及浅表淋巴结评估				
	1. 皮肤黏膜评估	熟悉			
	2. 浅表淋巴结评估	掌握			
	（四）头颈部评估				
	1. 头部评估	熟悉			
	2. 颈部评估	熟悉			
	（五）胸部评估				
	1. 胸部体表标志	熟悉			
	2. 胸壁、胸廓及乳房评估	熟悉			
	3. 肺和胸膜评估	掌握			
	4. 心脏评估	掌握			
	5. 血管评估	了解			
	（六）腹部评估				
	1. 腹部的体表标志和分区	了解			
	2. 腹部评估	掌握			
	（七）肛门与直肠评估				
	1. 评估体位	了解			
	2. 评估方法与内容	了解			
	（八）脊柱四肢评估				
	1. 脊柱评估	了解			
	2. 四肢评估	了解			
	（九）神经系统评估				
	1. 感觉功能评估	了解			
	2. 运动功能评估	了解			
	3. 神经反射评估	掌握			
	实践二　一般状态及头颈部评估	学会	角色扮演技能实践		2
	实践三　胸廓及肺部评估	学会			2
	实践四　心脏及血管评估	学会			2
	实践五　腹部评估	学会			2
	实践六　脊柱、四肢及神经系统评估	学会			2

单元	教学内容	教学要求	教学活动参考	参考学时	
				理论	实践
五、心理社会评估	（一）心理社会评估方法	了解	理论讲授 角色扮演 情景教学 自学讨论	2	
	（二）心理评估内容				
	1. 自我概念评估	了解			
	2. 认知评估	了解			
	3. 情绪与情感评估	了解			
	4. 应激评估	了解			
	（三）社会评估内容				
	1. 角色评估	了解			
	2. 文化评估	了解			
	3. 家庭评估	了解			
	4. 环境评估	了解			
六、常用实验室检测	（一）血液检测		理论讲授 多媒体演示 自学讨论	6	
	1. 血液标本采集	熟悉			
	2. 血常规检测	掌握			
	3. 其他常用血液检测	了解			
	（二）排泄物及体液检测				
	1. 尿液检测	熟悉			
	2. 粪便检测	熟悉			
	3. 浆膜腔穿刺液检测	了解			
	（三）常用肾功能检测				
	1. 肾小球功能检测	熟悉			
	2. 肾小管功能检测	熟悉			
	3. 血尿酸检测	了解			
	（四）常用肝功能检测				
	1. 蛋白质代谢功能检测	熟悉			
	2. 胆红素代谢检测	熟悉			
	3. 血清酶学检测	熟悉			
	（五）临床常用生物化学检测				
	1. 血清电解质测定	了解			
	2. 血糖测定和糖耐量试验	了解			
	3. 血清心肌酶和心肌蛋白测定	了解			
	4. 血清脂质和脂蛋白测定	了解			
	5. 血清淀粉酶和脂肪酶测定	了解			
	6. 甲状腺激素与促甲状腺激素测定	了解			

单元	教学内容	教学要求	教学活动参考	参考学时	
				理论	实践
六、常用实验室检测	（六）常用免疫学检测 1. 病毒性肝炎血清标志物检测 2. 甲胎蛋白测定	 了解 了解	理论讲授 多媒体演示 自学讨论	6	
	实践七：实验室检测见习及报告单阅读	了解	临床见习 案例分析		1
七、心电图检查	（一）心电图检查基本知识 1. 心电图导联 2. 心电图各波段的组成与命名 3. 心电图的描记 （二）正常心电图 1. 心电图测量 2. 心电图各波段正常值 3. 心电图的分析方法与临床应用 （三）常见异常心电图 1. 心房肥大与心室肥厚 2. 心律失常 3. 心肌梗死 （四）动态心电图与心电监护 1. 动态心电图 2. 心电监护	 了解 熟悉 掌握 了解 掌握 了解 了解 熟悉 了解 了解 了解	理论讲授 多媒体演示 自学讨论 案例教学 示教	5	
	实践八：心电图描记与分析	学会	技能实践 案例分析		2
八、影像学检查	（一）X线检查 1. X线检查的基本原理 2. X线检查方法 3. X线检查临床应用 4. X线检查的护理 5. X线检查的防护 （二）超声检查 1. 超声基本知识 2. 超声检查方法 3. 超声检查的临床应用 4. 超声检查前的准备	 了解 了解 了解 熟悉 了解 了解 了解 了解 熟悉	理论讲授 自学讨论	2	

单元	教学内容	教学要求	教学活动参考	参考学时 理论	参考学时 实践
八、影像学检查	（三）其他影像学检查 1. 计算机体层摄影检查 2. 磁共振成像检查	了解 了解			
	实践九：影像学检查见习	了解	临床见习		1
九、护理病历书写	1. 健康资料 2. 护理诊断 3. 入院护理评估记录	了解 熟悉 掌握	理实一体 自学讨论	1	
	实践十：健康资料收集与入院护理评估单书写	学会	临床见习 技能实践		2
共计			36	18	54

五、说明

（一）教学安排

本教学大纲主要供中等卫生职业教育护理专业教学使用，第三学期开设，总学时为 54 学时，其中理论教学 36 学时，实践教学 18 学时，有条件的学校建议开展"理实一体"教学，不区分理论学时、实践学时。学分为 3 学分。

（二）教学要求

1. 本课程注重坚持立德树人，以社会主义核心价值观为价值引领，从健康评估的角度，有机渗透社会主义核心价值观内容，培养中职学生家国情怀、科学精神、职业操守和伦理观念。

2. 本课程对理论部分教学要求分为掌握、熟悉、了解 3 个层次。掌握指对基本知识、基本理论有较深刻的认识，并能综合、灵活地运用所学的知识解决实际问题。熟悉指能够领会概念、原理的基本含义，解释护理现象。了解指对基本知识、基本理论能有一定的认识，能够记忆所学的知识要点。

3. 本课程突出以岗位胜任力为导向的教学理念，在实践技能方面分为熟练掌握、学会和了解 3 个层次。熟练掌握指能独立、规范地解决常见的护理问题，完成常见的各项操作。学会指在教师的指导下能初步实施简单的护理操作。了解指对技能操作有初步的印象和概念性的认知。

（三）教学建议

1. 本课程依据临床护理岗位的工作任务、职业能力要求，强化理论实践一体化，突出"做中学、做中教"的职业教育特点，根据培养目标、教学内容和学生的学习特点以及职业资格考核要求，提倡项目教学、案例教学、任务教学、角色扮演、情境教学等方法，利用校内外实践基地，将学生的自主学习、合作学习和教师引导等教学组织形式有机结合。

2. 教师在教学过程中，落实课程思政要求，要注意分解思政目标，挖掘思政元素，有机融入专业知识和技能学习之中，做到"润物无声"，切忌将思政内容与知识技能剥离开。

3. 本门教材有大量数字资源，教师要充分利用好，可以开展线上、线下教学，方便学生，提高教学效果。

4. 教学过程中,可通过测验、观察记录、技能考核和理论考试等多种形式对学生的职业素养、专业知识和技能进行综合考评。应体现评价主体的多元化,评价过程的多元化,评价方式的多元化。评价内容不仅关注学生对知识的理解和技能的掌握,还要关注知识在临床实践中运用与解决实际问题的能力,更要重视护士职业素质的培养。

中英文名词对照索引

主要参考文献

[1] 万学红,卢雪峰. 诊断学 [M]. 9 版. 北京:人民卫生出版社,2018.

[2] 刘成玉. 健康评估 [M]. 4 版. 北京:人民卫生出版社,2018.

[3] 孙玉梅,张立力,张彩虹. 健康评估 [M]. 5 版. 北京:人民卫生出版社,2021.

[4] 徐克,龚启勇,韩萍. 医学影像学 [M]. 8 版. 北京. 人民卫生出版社,2018.

[5] 陈俊雄. 心理学基础知识与咨询技能入门 [M]. 北京:中国轻工业出版社,2020.